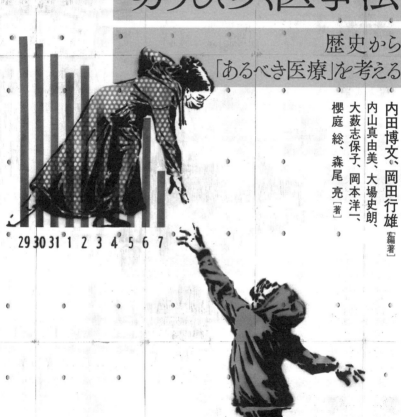

日本の医療を切りひらく医事法

歴史から「あるべき医療」を考える

内田博文、岡田行雄[編著]

内山真由美、大場史朗、
大薮志保子、岡本洋一、
櫻庭 総、森尾 亮[著]

現代人文社

　トラやライオンなど、肉体的には、そして精神的にもかもしれないが、人間よりも強い動物は少なくない。その弱い人間がここまで発展してきたのは、人間が社会生活を営んできたからである。人間が「社会的な動物」と呼ばれるゆえんである。この社会的な動物にとって、個々人に独自の個人的価値観によってではなく、「共通の価値（観）」によって規律される「共通のルール」ないし「共通の尺度」を定め、この「共通のルール」ないし「共通の尺度」を、どの社会構成員であっても守らなければならない社会規範として、すべての社会構成員に順守を求めることは、社会生活を維持し、発展させるための必要不可欠な社会基盤と考えられてきた。

　この「共通のルール」ないし「共通の尺度」とされるのが「法」である。そのため、古来より、法学は、神学、文学、理学、医学と並んで、「文明の幹」とされてきた。近代以降は、近代国家の誕生により、議会などで制定される法律その他の国家制定法が法の中核とされることになった。

　医学も、法学などと並んで、文明の幹とされてきた。人間の歴史は病との闘いの歴史とたとえても決して過言ではないように、病気から防ぎ、人間の命と健康を守るということも、人間にとって最重要の課題と考えられてきたからである。今も、治療を受けることができれば助かった命は少なくない。今、この瞬間にも、助かる命はたくさんある。

　医事法は、この医療等と法が交錯する領域ということになる。医療等における「共通のルール」ないし「共通の尺度」を定め、すべての社会構成員に対し順守を求め、それを通じて、医療等の適正性を担保する。医学の発展に努める。医療等を社会の「公共財」と位置づけ、この公共財の維持・確保を国などに義務づける。これが医事法の役割ということになる。法における最重要

の分野のひとつといってもよい。無関係の人はありえず、すべての人が学ぶべき法ということになる。しかし、現状はそうなっていない。一部の人だけが学ぶ、特殊な法分野とみられている。

医療従事者と患者・家族とでは、医療等についての見方が大きく異なることが稀ではない。専門的な知識の差にもよるが、それだけではない。医療従事者と患者・家族という立場の違いが大きい。医療従事者にとっての「常識」が患者・家族にとっては「常識」でないことが多々ある。その逆も多い。これを放置すると、医療従事者と患者・家族の関係を、信頼と協力の関係とは逆の、不信と対立の関係に陥らせかねない。医療不信を招きかねない。そうさせないために、医療従事者も患者・家族もともに拠るべき「共通のルール」ないし「共通の尺度」を定めるというのが、医事法の役割のひとつということになる。

医療にはリスクが伴う。外科手術で体にメスを入れることも常態化している。しかし、すべての外科手術がうまくいくとは限らない。その場合、結果責任を問われるというのでは、外科手術を担当する外科医は出てこない。たとえ、うまくいかなかった場合でも、免責される場合の基準と免責の手続その他（たとえば、インフォームド・コンセントの内容と手続など）を、医療従事者の側にも、患者・家族の側にもよくわかるように明確に定めておくというのも医事法の役割となる。

医事法は、医療従事者のためだけのものでは決してない。患者・家族のためのものでもある。すべての人が学ぶべき法分野だといった理由である。

医事法のもうひとつの大きな役割は、医療体制の確保にある。医療体制の確保を「私的自治」に委ねた場合、経済的な格差の問題が医療等にも及び、経済的に困窮している人々が医療等を受けられないといった事態が発生するおそれが生じる。アメリカ

などでは普段の光景となっている。日本でも、新自由主義の影響が医療等の分野にも及びつつある。各地で医療「格差」も生じている。このような医療等における不平等の発生を防ぎ、すべての人が安心して医療等を受けられる体制を枠づけるというのも、医事法のもうひとつの役割である。

　しかし、残念ながら、日本の現在の医事法は、このような役割を果たしているとはいいがたい。各地で「医療崩壊」が進んでいる。新型コロナウイルス感染症の拡大の中で、「医療崩壊」という語がメディアでしばしば登場したが、「医療崩壊」はコロナ以前から各地で起こっていたのである。現在の医事法は、これを阻止するどころか、むしろ推し進めているといってもよい。

　1992年に、ヨーロッパで初めての独立した患者の権利法がフィンランドで誕生した。その第3条では、「フィンランドに永続的に居住するすべての者は、差別されることなく、その時点において利用できる保健・医療ケアについては、可能な限りの資源の範囲内で、その者の健康状態に応じた保健・医療ケアを受ける権利を有する」「各患者は、良質な保健・医療ケアを受ける権利を有する。ケアは、患者の人間の尊厳が侵害されることなく、患者の信念及び不可侵性が尊重される方法で患者が取り扱われるように整えられなければならない」などと規定されている。

　このような法律は、日本ではまだ制定されていない。2005年3月に厚生労働大臣に手渡されたハンセン病問題検証会議の「最終報告書」は、その「再発防止のための提言」の中で、患者・被験者の諸権利の法制化も提言した。しかし、この提言は今も生かされていない。そのこともあって、患者の権利についての医学教育は乏しく、患者の権利についての理解は医療従事者側のみならず患者側でも不十分な状態にある。患者の権利が法制化されていたとすれば、コロナ禍も少しは変わったものとなっ

ていたと思われる。

　医療従事者と患者・家族の対立も、むしろ深まっている。現在の医事法は、「共通のルール」ないし「共通の尺度」を提供するという役割を果たしていない。

　医事法が、その求められる役割を果たすためには、医事法の改革が必要となる。もとより、この医事法の改革は、単に法を改革するということにとどまらない。何よりの眼目は、医事法の改革を通じて、日本の医療等を改革していくということにある。国策に奉仕する医療ではなく、人々の命と健康を守れるような医療に改革していくということにある。あわせて、患者・家族のみならず、医療従事者の権利も擁護できるようにしていかなければならない。日本の医療現場は、医療従事者にとって「ブラック職場」といわれて久しい。離職する医療従事者も少なくない。

　私たちがこの教科書を執筆した動機も、この改革にある。改革の道筋を示し、希望の光があることを遠望したいという点にある。この教科書が日本における医事法教育の、そして医学教育の改革の一助にもなり得るとすれば、何よりの幸いである。病気になったのは悲しいことだが、もっと悲しいことは日本で発病し、日本の医療を受けなければならないことだ。こう嘆く患者は稀ではない。誤ったハンセン病強制隔離政策を国全体で採用し、世界からの勧告を無視し続け、90年近くもやめなかった国は日本くらいだともいえる。

　精神科医療における強制入院制度も、世界から廃止を求められている。このような日本の中で、私たちは暮らしている。日本で暮らす外国人の方々も増えている。医療等においても、内外の格差は大きい。国際化がますます進む今や、このような内外の格差を放置し続けることはできない。

　病気になったのは悲しいことだが、せめての救いは日本で発

病し、日本の医療を受けられることだ。こういう人たちを増やしていかなければならない。この「救い」を世界に広げていかなければならない。

　そのためには、私たち、一人ひとりが、「医療改革」の客体ではなく、主体にならなければならない。参加する医療に変えていかなければならない。この主体になるためには、学びが必要である。学ばなければ主体になれない。医療等についてだけではなく、医事法についても学ぶ必要がある。この教科書がめざすのは、そんな学びのための教科書である。

　なお、本書の企画、編集等にあたっては、現代人文社編集部の齋藤拓哉氏に格段のご尽力をいただいた。記して謝意を表したい。

2022年1月

執筆者を代表して
内田　博文

Part III 医療基本法に向けて

凡例

- 註は註番号近くの頁に傍註として示した。
- ［→●頁］とは、「本書の●頁以下を参照」を意味する。
- 判例・裁判例は、たとえば、「最高裁判所令和4年2月28日判決」の場合、「最判令4・2・28」と表記した。
- 初出の年については、原則として、西暦を先に表記し和暦を併記した。
- 本書 Part II「医事法の在り方」Chapter3 は『患者と医療従事者の権利保障に基づ基づく医療制度』（現代人文社、2021年）Chapter5（109〜128頁）を、本書 Part II Chapter6 は同書 Chapter2（46〜64頁）を、本書 Part II Chapter7 は同書 Chapter7（152〜169頁）を、本書 Part II Chapter8 は同書 Chapter8（173〜205頁）を、加筆・修正のうえ転載した。
- 民集は「最高裁判所民事判例集」、下民集は「下級裁判所民事裁判例集」、刑集は「最高裁判所刑事判例集」、判時は「判例時報」、判タは「判例タイムズ」の略である。

Part I では、ハンセン病、水俣病、HIV、C型肝炎、精神科医療、優生保護法の問題を取り上げる。なぜ、最初に取り上げるのか？

これらの問題は、日本の医療、医療制度、医事法が抱え続けてきた構造的な問題点を、抽象的ではなく具体的な形で端的に示しているからである。

そうか、日本の医療、医療制度、医事法はこんな問題を抱えているのか！

問題を具体的にイメージしていただけるのではないか。この認識の上に、Part II以下で問題点の掘り下げに進んでいただければありがたい。

Part I
日本の
医療をめぐる
被害と裁判

Chapter 1

ハンセン病

内田博文（九州大学名誉教授）

はじめに

　日本の国は、ハンセン病について、国際社会からの中止勧告に背を向けて、明治から平成まで、実に90年の長きにわたって、誤った強制隔離政策を採用し続けてきた。そのために公立の、その後は国立の療養所が設置された。入所者の受けた「人生被害」は取り返しのつかないほど、甚大なものであった。家族も社会の迫害にさらされた。**強制隔離政策**を根拠づけるために国・自治体その他が喧伝した「恐ろしい病気だ」という誤った理解が人々に広がり、国民・市民・各界における差別意識を作出し、この迫害をもたらした。特効薬が出現し、治療法が確立した後も、差別意識は根強く残り、元患者・家族の社会生活の大きな妨げとなった。忍従を強いられ続けた。強制隔離政策を推進するために組織された官民一体の「**無らい県運動**」に国民・市民・各界も積極的に参画した。

　しかし、このような事実を多くの国民・市民が知っているかというと、そうではない。これには、学校などで十分な教育を受けていないことが大きい。ハンセン病問題の教訓が生かされていたとすれば、コロナ禍の様相はもっと違ったものになっていたと思われる。

癩予防ニ関スル件

　日露戦争（1904年2月8日〜1905年9月5日）に勝利し、欧米に並ぶ列強と認められた日本では大国意識が生まれた。大和民族の優

秀性が喧伝されるなかで、今に至るマイノリティ差別が形成されることになった。ハンセン病患者も「日の丸のシミ」とみなされ、療養所に「放浪患者」を強制隔離することで、日本にはハンセン病患者はいないかのように取り繕おうとした。根拠法として「癩予防ニ関スル件」(明治40年法律第11号) が制定され、1909年4月1日から施行された。同法には退院規定もなく、隔離されたら生きて出られないという印象がハンセン病への恐怖感を積み上げることになった。

1925 (大正14) 年、内務省は衛生局長の名で通牒「癩患者ノ救護ニ関スル件」を地方長官宛に発出した。「癩予防ニ関スル件」3条1項の「療養ノ途ヲ有セズ」を拡大解釈することとし、すべての患者を強制隔離の対象にした。

癩予防法

1931 (昭和6) 年、癩予防協会が設立され、「癩予防ニ関スル件」が大幅に改正された。題名も「癩予防法」に改められた。この旧法 (昭和6年法律第58号) では条文上「癩患者ニシテ病毒伝播ノ虞アルモノ」が強制隔離の対象とされたが、すべての患者は「病毒伝播ノ虞アルモノ」と解釈運用された。同法の制定を受けて、最初の国立療養所の長島愛生園が岡山県に開設された。この年の9月、柳条湖事件を機に日本は満州事変に突入し、1937年7月には盧溝橋事件を機に日中全面戦争が勃発した。さらに1941年12月、太平洋戦争が勃発した。長期化する戦争のなかで、ハンセン病対策も「**健兵健民**」の創出を目指す保健政策、優生政策の一環に位置づけられていった。

無らい県運動

戦時体制の下、全国津々浦々で官民一体の「無らい県運動」が

展開された。山間へき地の患者をもしらみつぶしに探索するなどの徹底的な強制収容が行われた。1940年7月には、多くのハンセン病患者によって形成されていた熊本県のいわゆる本妙寺部落で強制収容が行われ、157名が検挙された。運動の徹底的な実施は、多くの国民・市民に対し、ハンセン病が恐ろしい伝染病でありハンセン病患者が地域社会に脅威をもたらす危険な存在であるとの認識を強く根づかせた。療養所入所者に対し非合法に実施された優生手術を正当化するために療養所医師らによって提唱された「ハンセン病に罹りやすい体質の遺伝」という説も患者家族に対する差別偏見を助長した。療養所に入所した人たちの子どもも「未感染児童」と呼称されることになった。

戦後の「らい予防法」

1946年、東京帝国大学医学部教授の石館守三はアメリカで開発されたハンセン病治療薬のプロミンの国内合成に成功した。療養所入所者らのプロミン獲得運動により、1949年、療養所への配布等が予算化された。しかし、ハンセン病専門医が占める療養所所長らの反対により強制隔離政策の見直しが実現することはなかった。それどころか、戦前の国民優生法 (昭和15年法律第107号) でも実現しなかった「本人又は配偶者が、癩疾患に罹り、且つ子孫にこれが伝染する虞れのあるもの」に対する優生手術も**優生保護法** (昭和23年法律第156号) で規定されることになった。ハンセン病を理由とする優生手術は1,400件以上、人工妊娠中絶は3,000件以上に上る。

1947年11月、厚生省は各都道府県宛に「無らい方策実施に関する件」を通知し、1949年には、厚生省公衆衛生局長通達により、各都道府県に対し、予防事業を強力かつ徹底的に実施するように求めた。通達を受けた各都道府県は所轄保健所に対し、民衆

の噂にある疑らい患者を調べ上げ報告するように指示した。住民からの通報が奨励され、学校も「容疑者」発見の場にされた。厚生省は、1950年頃、すべてのハンセン病患者を入所させる方針を打ち立て、全患者の収容を前提とした療養所の増床を行い、患者を次々と入所させていった。

　「癩予防法」に代えて「**らい予防法**」(昭和28年法律第214号) が制定された。「この法律は、らいを予防するとともに、らい患者の医療を行い、あわせてその福祉を図り」などと規定されたが、終生隔離は維持され、入所者に対する園長の懲戒検束権は逆に強化された。療養所からの「外出制限」の違反への罰則規定も新設された。戦後廃止された群馬県の栗生楽泉園の「重監房」の後継施設として、「らい専用刑務所」(熊本刑務所菊池医療刑務支所) も、1953年３月に熊本県の菊池恵楓園隣接地に設置された。

　全患者収容に沿うべく、「無らい県運動」が戦前以上に強力に推進された。この「第二次無らい県運動」の下で、多くの悲劇が患者・家族を襲った。各地で発生した患者家族の一家心中事件もそのひとつで、1951年に熊本県菊池郡で発生した、冤罪の疑いの強い爆破事件および殺人事件からなる**菊池事件**も、その背景には「無らい県運動」が伏在していた。殺人事件は菊池刑務支所内の特別法廷等で裁かれ、事件本人は無罪を争っていたにもかかわらず、弁護人は無罪を争わず、裁判所は強制隔離政策に対する「叛逆」等を理由に、当時の量刑基準からも逸脱して死刑を言い渡した。

　「無らい県運動」は「らい予防法」を超えた無法を必然化した。1953年に起こった、菊池恵楓園が入所者の子どもたちの入寮する龍田寮の児童の地元小学校への通学を申し出たところ、PTAなどの強い反対運動にあった龍田寮児童通学拒否事件もそのひとつであった。

国際会議の勧告を無視

　国際会議では、ハンセン病を特別扱いすることの非科学性が論難されていった。1963年にリオデジャネイロで開催された第8回「国際らい会議」でも、1956年のローマ会議以降繰り返されてきたハンセン病特別法の廃止が一層強く提唱された。しかし、日本は、国際会議の勧告を無視し、強制隔離政策を1996年まで続けた。強制隔離政策の廃止は国民の支持を得られず、社会不安を招くことが理由とされた。国の誤った強制隔離政策によって作出・助長されたハンセン病差別偏見を積極的に除去しようとする姿勢は見られなかった。1996年まで続いた結果、入所者の社会復帰が困難になった。**熊本地判平13・5・11**によれば、「らい予防法」は遅くとも1960年以降は憲法違反になっていたと断罪されたゆえんである。

おわりに

　国のハンセン病強制隔離政策がいかに誤ったものであったか、そして、この強制隔離政策を下支えした官民一体の「無らい県」運動がいかに「らい予防法」から逸脱したものであったか、また、国民・市民・各界がこの「無らい県」運動にいかに積極的に参画したかは、上記のような概観によっても容易に理解いただけたのではないか。

　問題は、強制隔離政策が廃止された今も差別偏見が解消されていないという点である。少し古いが、大阪市社会福祉協議会の行った市民意識調査（平成23年）によると、今もハンセン病は恐ろしい病気だと誤解している市民は34％に上っている。ハンセン病患者を療養所に強制的に隔離してきたことはやむを得ない措置だったと考える人も37.7％に上っている。忌避感も強く、子どもも忌避の対象になっている。回復者の子どもが自分の家族と結婚することに抵抗を

感じる人は42.0％にも達している。

　このような状況である。令和になった今も変わっていない。にもかかわらず、加害者意識を多くの国民・市民は持っていない。学んでいないために、加害意識のない加害者のままでいる。そのために、ハンセン病問題は依然として未解決で、元患者・家族等の名誉回復・被害救済は今も実現されていない。この未解決の課題にどのようにして取り組むか。これが現在のハンセン病問題である。

■【本章のふりかえり】

その1▎日本は、医学的な根拠も必要もないのに、国の体面等といった国策に基づいて、憲法違反の誤ったハンセン病強制隔離政策を90年近くにわたって続けた。

その2▎この誤った政策に各界も全面的に協力した。国民・市民も積極的か消極的かは別にしてこれに加担した。

その3▎そのために、今も社会に根強いハンセン病についての差別偏見を作出した。

その4▎誤った政策によって患者・元患者およびその家族は日本国憲法の埒外に置かれ、今も回復されていない深甚な「人生被害」被害を被った。「人間回復」の営みは今も続いている。

水俣病

岡田行雄（熊本大学教授）

はじめに

　水俣病と言えば、熊本県水俣市が面する水俣湾を中心に、チッソが廃液を排出したことから、それに含まれるメチル水銀が蓄積した魚介類を摂取した者に発症したメチル水銀中毒症であって、公害病として知られている。しかし、誰が水俣病患者なのかをめぐって数々の裁判で激しく争われてきた。そこで、以下では、水俣病をめぐる裁判を出発点に、水俣病が私たちに問うていることを考えてみよう。

水俣病と数々の裁判

　ノーモア・ミナマタ第1次訴訟を中心にまとめられた、ノーモア・ミナマタ訴訟記録集編集委員会『ノーモア・ミナマタ訴訟たたかいの軌跡』（日本評論社、2012年）によれば、水俣病とは、「チッソ水俣工場の排水による巨大な環境汚染の結果、食物連鎖を通じて発生したメチル水銀中毒」である。「これほど広範囲かつ長期にわたるメチル水銀汚染による健康被害は、世界に前例がなかった」にもかかわらず、「こうした被害の実態把握に向けて必要な、行政による一斉検診等が実施されたことはない。……このため、水俣病の被害実態は、被害の地域的広がり、あるいは水俣病の症状そのものについても、今日においてもなお、その

詳細が明らかになったとは到底言えない状況である」[1]と問題が提起されている。

　2019年12月10日付熊本日日新聞は、「揺れやまぬ法廷」という連載記事の第1回で、「全国で9件係争中　憤る原告」と見だしをつけ、ノーモア・ミナマタ第2次訴訟をその冒頭から紹介している。

　記事によれば、この訴訟は、水俣病不知火患者会が、国、熊本県、水俣病の原因企業[2]とされるチッソに損害賠償を求めたものである。この患者会は2005年に結成された。当時係争していたノーモア・ミナマタ第1次訴訟の原告が2009年に立法された水俣病被害者の救済及び水俣病問題の解決に関する特別措置法の成立を受けて国と和解したが、この水俣病特措法による救済策の申請窓口が2012年に閉じられたことが提訴のきっかけとなった。特措法で「あたう限りの救済」を謳っておきながら、申請期限を区切ったばかりか、根拠なく救済対象地域を限定したことが提訴の理由として挙げられている。

水俣病患者の被害救済に関する　主な訴訟におけるチッソと国の対応

　そこで、上に挙げた文献に拠りながら、水俣病患者の被害救済に関する主な訴訟を概観してみることにしたい。

　訴訟に至る前提として、1956年に水俣病が公式に確認されたものの、チッソ及び行政は、その原因がチッソ工場からの廃液にあることを隠蔽し続けた。その結果、水俣病の患者は、何の

1　ノーモア・ミナマタ訴訟記録集編集委員会『ノーモア・ミナマタ訴訟たたかいの軌跡』（日本評論社、2012年）1頁。
2　水俣病には、昭和電工を原因企業として、新潟で発生したものも含まれるが、紙幅の制約から、本章では水俣周辺で発生したものに絞って論述する。

補償もなく放置される中、1957年に水俣病患者家庭互助会（以下、「互助会」）が結成され、チッソとの補償交渉を持とうとした。しかし、チッソ側は水俣病の原因と工場廃水との関係は何ら明らかにされていないとして補償交渉の要求を拒否した。そこで、互助会はチッソ水俣工場前で座り込みを始めたところ、熊本県知事らによる水俣病紛争調停委員会が、斡旋案を提示し、これを水俣病患者家族に受け入れるよう要求した。同年末に、生活に困窮した水俣病患者の家族らは、これに基づく死者30万円等の「見舞金契約」を断腸の思いで締結することになった。しかも、この「見舞金」を受け取るには、1958年に厚生省下に発足した水俣病患者診査協議会によって水俣病患者と認定される必要があることも制度化された。こうした行政による水俣病との認定なしに、水俣病にかかる給付は受けられない仕組みは、今に至るも存続し、水俣病患者を苦しめている。

　国が公式に水俣病を公害と認定したのは、公式確認から12年後の1968年9月のことであった。その後のチッソと互助会との補償交渉に厚生省が第三者機関として補償処理委員会を設置し、互助会に対して、補償処理委員会の結論には一切異議なく従うことという確約書を提出するよう求めた。この対応で、互助会は、確約書を提出して早期解決を求める一任派と、これを拒否する自主交渉派に分裂した。この自主交渉派のメンバーが、チッソを被告として、損害賠償を請求し、1969年6月に熊本地方裁判所に提訴したものが水俣病第1次訴訟である。この訴訟で、チッソは、過失を否定する等の主張をしたが、熊本地裁は1973年3月にこの主張を排斥し、原告への損害賠償をチッソに命じる判決を言い渡した。

　この間、1971年に環境庁が設置され、行政機関に水俣病患者を広く認定させようとする新基準を示す環境庁事務次官通知が

出された。ところが、チッソはこの通知に示された新基準で認定される患者らを、「新認定患者」と称し、それ以前の「旧認定患者」と差別し続けた。

　そこで、1973年1月に、この「新認定患者」と、未認定患者及びその家族が、水俣病患者であることの認定と損害賠償をチッソに請求したものが水俣病第2次訴訟である。その後、環境庁は、1977年に、1971年の事務次官通知で示された水俣病認定基準を厳しくする通知を出した結果、水俣病の認定申請がほとんど棄却されていくこととなった。第2次訴訟では、この1977年の認定基準も問われることになり、福岡高等裁判所まで争われた結果、解剖で水俣病を否定された者を除く未認定患者も水俣病と認定され、症状の組み合わせを条件とした1977年の認定基準も誤りであると判示された。しかし、環境庁は、福岡高裁判決を事実上無視し、1977年の認定基準の見直しを拒否する姿勢を採り続けた。

　このように国が水俣病認定基準の見直しを怠り続けたことから、1980年5月に、チッソだけでなく国及び熊本県をも被告とする水俣病第3次訴訟が提起された。この訴訟の提訴は第16陣まで続き、全国各地でも弁護団が作られ、関西、東京、京都、福岡と次々に同様の提訴がなされた。このうち、熊本地裁に提訴されたものについては、1987年3月30日に、チッソのみならず、国・熊本県にも水俣病患者らに対する損害賠償責任を認める判決を下し、感覚障害だけでも水俣病と診断できるとし、未認定患者であった原告ら全員を水俣病と認めた。しかし、被告らは福岡高裁に控訴し、訴訟は長期化した。こうして原告が高齢化し、亡くなる原告も増えた。そこで、原告団は裁判所に早期救済を実現する司法救済システムを提言し、1989年3月に和解勧告を求めた。これに裁判所も応える形で、1990年の東京地裁

を皮切りに裁判所は次々と和解勧告を出し、チッソと熊本県は和解のテーブルに着くことを承諾したものの、国は頑として拒否した。その結果、裁判所は続々と国の責任を否定する判決を下すようになった。

　こうした動きを受けて、国会議員や政党に対して、水俣病患者の救済に向けた働きかけも行われた。それは、1996年12月の閣議決定により政府解決策として結実した。もっとも、それは、国・熊本県の法的責任を不明確なものとし、救済対象者を水俣病とは認めず、短期間で救済の受け付けを締め切ってしまうものでもあった[3]。

　この政府解決策による救済を受け入れた第3次訴訟の原告らは訴えを取り下げたが、それを拒否した原告らは1994年7月11日の大阪地裁判決[4]では敗訴したものの、控訴審の大阪高裁で2001年4月27日に逆転勝訴判決[5]を得た。この判決に被告が上告したが、最高裁は、2004年10月15日に大阪高裁判決を支持する判決[6]を下し、国・熊本県に損害賠償責任があることが認められた。この最高裁判決は、感覚障害だけでも水俣病と診断できることも認め、1977年の認定基準を事実上否定した。

　しかし、最高裁で否定されたこの認定基準を、行政は引き続き使用した。つまり、最高裁から損害賠償を命じられた国は、その認定基準を否定されたにもかかわらず、司法判断に従わない姿勢を採り続けたのである。こうした国の姿勢が、その後も、水俣病をめぐる裁判において問われ続けたと言うべきであろう。

3　この政府解決策に至る経緯とその意義等については、水俣病被害者・弁護団連絡会議『水俣病裁判』（かもがわ出版、1997年）226 〜 288頁参照。

4　大阪地判平6・7・11判時1506号5頁以下参照。

5　大阪高判平13・4・27判時1761号3頁以下参照。

6　最判平16・10・15民集58巻7号1802頁以下参照。

水俣病への医療と被害救済

　そもそも水俣病とはメチル水銀中毒である。ところが、その症状とは何かについては、すでに見たように裁判所と行政との間で判断が異なる。本来、法の番人は裁判所であって、行政は法律の解釈・適用についての争いに裁判所が決着を付けている以上、その判断に従わねばならないはずである。しかし、行政は、1977年の認定基準が裁判所に何度否定されようとも、それを変えなかった。つまり、裁判所の判断には従わなかったのである。

　それでは、なぜ行政は裁判所の判断に従わなかったのか？　これには２つの事情が大きく関わっていると言えよう。１つは、「見舞金」制度以降、患者の申請に基づいて水俣病と認定されることが医療費支給等の救済の前提とされてきたこと。もう１つは、1978年以降、チッソの経営危機を回避するため、水俣病患者への補償金の支払いが、事実上熊本県や国によって担われる仕組みが作られたこと[7]。

　本来、チッソが排出したメチル水銀が水俣病の原因物質である以上、それに汚染された魚介類を摂取した者すべてに、水俣病の被害が及ぶ可能性がある。これまでに水俣病と認定された患者の他にも、多数の水俣病患者や水俣病患者であるのに行政から認定されないまま亡くなった方々が潜在していると考えるべきである。しかし、水俣病患者すべてに医療を保障し、それまで被害を放置してきたことによって生じた損害への賠償等の被害救済を漏れなく行おうとすれば、はてしない公的な負担となる。これを避けるために、水俣病認定基準を厳格化し、容易に水俣病と認定しないことが常態化したと言うほかない。

7　この仕組みについては、ノーモア・ミナマタ訴訟記録集編集委員会・前掲註１書15頁参照。

しかも、水俣病認定には、本人の申請を必要とする制度としたことによって、申請を躊躇させれば水俣病と認定しなくて済むという道も作られたと言ってよい。水俣病患者が水俣病認定申請を躊躇する事情が次のように指摘されているからである。

　　患者の多くは、かなり早い時期から、自分の体の不調に気づいていました。しかし、水俣病問題が大きくなることでまた魚が売れなくなり生活できなくなるのではと考えて、あるいは娘や息子たちの結婚に支障があるのではないかと考えたりして認定申請に踏み切るのがおくれました[8]。

　加えて、申請したとしても、厳しい認定基準で水俣病ではないと切り捨てられる。しかし、1975年から1978年にかけて行われた藤野医師らによる調査結果こそ、水俣病の真相を示すものと言えよう。この調査によって、チッソ水俣工場から南西に約12km離れた不知火海上の小さな島の全住民の94.7％に四肢末梢性の感覚障害が認められたのに、対象群の別の島では、そうした感覚障害は１つも認められなかったことなどが明らかにされた。つまり、この四肢末梢性の感覚障害こそ、水俣病に特徴的で、基本的な症状なのである[9]。

　他方、1977年の認定基準が生み出された原点とも言える、チッソや行政による調査は、典型的な水俣病の症状とされる、四肢のしびれ感と痛み、言語障害、運動失調、難聴、求心性視野狭窄などが揃った患者を対象としたものが中心で、毛髪の水銀量を調べるなどの不定型の症例を明らかにするためのものが欠け

8　水俣病被害者・弁護団連絡会議・前掲註３書114頁。
9　水俣病被害者・弁護団連絡会議・前掲註３書113頁参照。

ていたと指摘されている**10**。

　つまり、行政は、水俣病の実態に関する十分な調査を怠った上で、1977年の認定基準に固執し続け、水俣病認定患者を限定し、そうした限定やそれをもたらした基準が問われた裁判では、原告の主張はそのままでは信用できないと論難し続けることによって、水俣病被害の救済を遅らせた。そして、その結果、水俣病であることを示す証拠を風化・散逸させ、その救済の極小化さえももたらしたと言うべきなのである。

　また、さまざまな形で水俣病との認定を受けた患者に対して、「ニセ患者」などとの攻撃が加えられることもあった。こうした「ニセ患者」との攻撃は、水俣病認定や損害賠償を求めて訴えを起こした原告に対しても加えられた**11**。このように、チッソあっての水俣という企業城下町の下では、水俣病への正当な医療や補償を求めるだけで、チッソ、国、熊本県に逆らう者として攻撃が加えられ続けたのである。こうした攻撃も、水俣病被害救済を遅らせた要因の一つである。その結果、攻撃に加担した者と水俣病患者との間に大きな分断が加えられたと言ってもよい。

　しかも、常に申請に期限を切り、水俣病被害を申告できなかった者がいつでも申請でき、いつでも救済を受けられるような制度設計にはなっていないことは、冒頭で取り上げた2009年のいわゆる水俣病特措法でも同じである。

　したがって、水俣病は、その原因となる物質を排出した企業

10　熊本県の技師が1960年、1961年に不知火海沿岸住民の毛髪水銀量の調査をわずかに行ったが、その結果は10年間発表されず、しかも、極めて高い毛髪水銀値が出た者の追跡調査もなされなかった。水俣病被害者・弁護団連絡会議・前掲註3書118頁参照。

11　2006年9月29日になされた、ノーモア・ミナマタ第1次訴訟の意見陳述においても、このような指摘がなされている。ノーモア・ミナマタ訴訟記録集編集委員会『ノーモア・ミナマタ訴訟関連資料』（日本評論社、2012年）148頁参照。なお、「ニセ患者」との攻撃は、熊本県議会議員などによってもなされている。水俣病被害者・弁護団連絡会議・前掲註3書101頁参照。

は明らかであって、本来、その患者すべての健康被害に対して適切な医療や損害賠償がなされるべきであった。しかし、それが怠られ続け、水俣病患者の中には、損害賠償はおろか、その日の生活にさえ困窮する者も少なくない。つまり、健康で文化的な最低限度の生活を保障する憲法25条に悖る状態が続いているのである。

　しかも、「新認定患者」と「旧認定患者」との間の差別的扱いの他に、本来は同じ水俣病患者である同じ家族の中で、たとえば、「未認定患者」、「認定患者」、「水俣病医療手帳保持者」、「水俣病被害者手帳保持者」といった形で異なる扱いもなされてきた[12]。チッソや行政が、同じ水俣病患者を分断[13]することによって、水俣病被害を訴える声をより小さなものにし、それを通して、なされるべき医療や被害救済を最小限のものにしようとしたこともうかがえる。

おわりに

　以上で概観してきたところから、水俣病が私たちに突き付けている課題を以下のように整理することができよう。

　まず、すべての水俣病患者のそれぞれが望む的確な医療を受けられるようになること。

　次に、水俣病患者への医療提供を阻んできたものが原因企業およ

---

[12]　この他に2005年4月の「今後の水俣病対策」に基づいて保健手帳の給付内容が拡充されたというが、これは認定申請の取り下げ、裁判をしないことを条件としており、場当たり的で不十分なものと批判されている。水俣病訴訟弁護団『水俣病救済における司法の役割』（花伝社、2006年）125頁参照。

[13]　水俣病患者の分断については、鈴木桂樹他「シンポジウム 被害者分断の克服に向けて」熊本法学150号（2020年）66頁以下の川本愛一郎氏の講演も参照。この講演は、以下のウェブサイトからダウンロード可能である〈https://kumadai.repo.nii.ac.jp/?action=pages_view_main&active_action=repository_view_main_item_detail&item_id=31994&item_no=1&page_id=13&block_id=21（最終確認2021年12月6日）〉。

び行政であるならば、的確な医療を受けられなかったことによって生じた損害につき、当該水俣病患者が補償を受けられるようにすること。

　さらに、市民と水俣病患者、そして水俣病被害者どうしを分断させないようにすること。

　そもそも、水俣病患者とは何かについて、司法と行政とが異なる判断をしている場合、医師や医療従事者はどうすべきなのであろうか？　医師や医療従事者が同じ水俣病患者の分断を進めることに加担してよいのであろうか？　水俣病患者が分断されてきた歴史から、私たちが学ぶべきことはあまりにも多いと言わなければならない。

■ **【本章のふりかえり】**

その1 ▌水俣病の治療や水俣病により生じた損害の補償は、患者の間で差別なくなされるべきこと。

その2 ▌水俣病の患者や被害者の間で生じている分断を解消し、こうした分断を今後生じさせないようにするために医療従事者が何をなすべきかを考えること。

HIV

櫻庭 総（山口大学教授）

はじめに

　読者のなかには将来、医師などの医療従事者を目指している人も多いはずだ。

　もしあなたが将来めでたく医療従事者になったとして、病院に受診しにきた患者さんや、職場で一緒に働く看護師さんがHIVに感染していると知ったらどうするだろうか？

　なんとなく怖いから理由をつけて追い返してしまおうと思ったりはしないだろうか？　そもそもHIVとエイズの違いを理解しているだろうか？

HIVとは

1 HIVとエイズ

　HIVとは、Human Immunodeficiency Virus（ヒト免疫不全ウイルス）の略で、ヒトの体をさまざまな病原体から守ってくれる免疫機能を担う細胞に感染するウイルスである。HIVは感染力が非常に弱いウイルスで、空気や水に触れるだけで感染力を失う。感染すると血液、精液、膣分泌液、母乳などに多く分泌されるため、主な感染経路は性的感染、血液感染、母子感染である。汗や唾液では感染しないので日常生活でHIV陽性者と握手したり同じ皿の料理を食べたりしても感染することはない。

　HIVに感染するとその後数週間でウイルスが体内で急激に増

えていく。これを急性感染期といい、ウイルスの増殖を抑え込もうと免疫反応が起こる。発熱やリンパ節の腫れなど、いわゆる「風邪っぽい」症状がでる。

　急性感染期を過ぎると、ウイルスの増殖スピードと免疫がウイルスを排除するスピードが拮抗した状態に落ち着き、特に症状のない無症候期に入る。免疫がまだ機能しているため症状はでないが、体内ではHIV感染症は進行しており、免疫機能の破壊も続いている。この期間には個人差があり、数年から10年程度続く。

　無症候期が続き免疫機能が低下すると、普段は感染しない病原体にも感染しやすくなる（日和見感染症という）。免疫機能の低下により引き起こされる代表的な23の疾患があり、そのうちいずれかを発症した状態を**エイズ**（AIDS：Acquired Immuno-Deficiency Syndrome〔後天性免疫不全症候群〕）といい、その時点からエイズ発症期となる。

2 検出限界未満であれば感染しない

　ここからわかるように、HIVに感染することとエイズを発症することは異なる。HIVに感染しても抗HIV薬によって体内のウイルス増殖を抑えることができ、服薬を続けることで血中のHIV量を検出限界未満（200コピー/mL未満）にまで抑制することができる。HIVを体内から完全に排除する治療法はないが、継続的な服薬によって免疫機能は回復し、エイズを発症することなく通常の生活を送ることができる。

　重要なのは、血中HIV量を検出限界未満に抑制し続けることにより性的パートナーへのHIV感染を防止できることが臨床試験で示されていることである。米国疾病管理予防センター（CDC）はそのような場合の感染リスクは「ゼロである」と宣言してい

る。これは、検出限界未満（Undetectable）であれば感染しない（Untransmittable）ということを意味し、近年は**U=U**（Undetectable=Untransmittable）というメッセージで周知がはかられている[1]。

3 新規感染者の動向

2020年エイズ発生動向年報によれば、年間での新規HIV感染者報告数は750件、新規エイズ患者報告数は345件であり、感染経路としてはいずれも同性間の性的接触によるものが半数以上を占めている。ここ数年で減少傾向にはあるが、前述したように適切な治療を継続していれば感染リスクはゼロのはずなのに、なぜ感染はなくならないのだろうか？

さまざまな要因が考えられるが、その一つに、HIV陽性者やHIV感染リスクが高い同性愛者などの人々への差別・偏見があるため、こうした人々の自発的かつ積極的な感染抑止対策への協力が得られにくいことが指摘されている[2]。自分がHIVだと思いたくない、思われたくないという気持ちが検査・受診をためらわせるということである。これを確かめるため、以下では医療現場におけるHIV差別があるのかを確認してみよう。

医療現場におけるHIV差別

1 受診拒否

現在、日本ではエイズ治療拠点病院が全国に設置されているが、HIV陽性者も非感染者と同様にいろいろな疾患にかかることがあるため拠点病院以外の地域の医療機関も受診する必要が

1　HIV感染症及びその合併症の課題を克服する研究班『抗HIV治療ガイドライン』（2021年3月版）9頁。
2　高久陽介「HIV陽性者のいま」部落解放・人権研究所編『被差別マイノリティのいま』（解放出版社、2017年）133、139頁。

ある。しかし、一般の医療機関を受診することには高いハードルが存在するという[3]。

　たとえば、2016年から2017年に行われたHIV陽性者向けのウェブアンケート調査によれば、半数以上がかかりつけ医にHIV陽性を一部またはまったく伝えておらず、その理由については「伝える必要がないと思ったため」に次いで「受診拒否される心配があったため」という回答が選択されている。また、地域の医療機関でHIV陽性を理由として実際に受診拒否された経験の有無については、「はっきり受診を断られた」「やんわりと・別の理由を出して受診を断られた」経験のある人が全体の約１割も存在した[4]。

　受診拒否の事案は新聞報道でも取り上げられている。2014年には高知県でかかりつけだった歯科診療所にHIV陽性を伝えたところ以後の診療を拒否されたという（朝日新聞2014年５月８日朝刊）。2017年には静岡県沼津市内の歯科診療所が、HIV陽性者に対して虫歯の治療の途中で転院を促していたことがわかり、沼津市歯科医師会は「対応が不適切だった」と話している（朝日新聞2017年７月29日朝刊）。高齢のHIV陽性者に対する介護施設の受け入れ拒否も問題となっている（読売新聞2015年２月26日朝刊）。

　あなたが医師の立場だったら、感染リスクがゼロではないので受診拒否もやむをえないと考えるかもしれない。では、HIV陽性者ではない人が受診したときは、あなたは消毒や手袋など感染対策をなにもせず治療するだろうか。そうではないだろう。現在では、感染症の有無にかかわらずすべての患者に対して感染予防策を行う**スタンダードプリコーション（標準予防策）**という

3　高久・前掲論文142頁。
4　Futures Japan第２回調査結果サマリー〈https://survey.futures-japan.jp/doc/summary_2nd_all.pdf（最終確認2021年９月23日）〉。

考え方が基本となっている。『HIV感染者の歯科治療ガイドブック』も、歯科治療時にHIVのための特別な感染対策は必要なく、すべての患者に対して血液、体液は感染源になりうると判断して対応すべきとしている[5]。スタンダードプリコーションを行っていれば受診拒否をする理由はないはずだ。

2 病院内でのHIV情報の共有

では、同僚の医療従事者がHIV陽性者であることを病院内で情報共有することは許されるだろうか。近年、次のような事件が問題となった。

看護師Xは勤務していたY病院の医師Aの紹介で大学病院の医師Bの診察を受けたところHIV陽性が判明した。そこでBはXに無断でその結果をAに伝え、Aを通じてY病院の副院長や看護師長ら6名がやはりXに無断で情報を共有した。この事件について裁判所は、本件情報共有がXのプライバシーを侵害する不法行為に該当するとしてY病院の損害賠償責任を認めた（福岡高判平27・1・29判時2251号57頁）。

プライベートな情報の中でも病歴などの健康情報は秘匿性が高いが、とりわけHIV情報は偏見を招くおそれが大きいことから、特に配慮を要する情報と位置付けられている[6]。したがって、先の判決ではHIV情報を本人の同意を得ないまま個人情報保護法に違反する目的外使用をした場合には、特段の事情がない限りプライバシー侵害の不法行為が成立するとされたのである。

では、「特段の事情」がある場合とはどのような場合だろうか。それは情報共有をしなければ本人や第三者の生命・身体に対す

---

5 歯科の医療体制整備に関する研究『HIV感染者の歯科治療ガイドブック［01版］』（2016年3月）。
6 厚労省「労働者の健康情報の保護に関する検討会報告書」（2004年9月6日）。

る具体的な危険が発生するような例外的な場合に限られるだろう。ここでも感染リスクをどう評価するかが問題となるが、やはり医療現場での感染はスタンダードプリコーションによって通常は防止できるため、本件のような事案でただちに具体的危険があるとは言いがたいとの見解が説得的である[7]。

3 単に知識不足の問題か

　これまで見てきたように、残念ながら現在も医療現場ではHIV陽性者に対する偏見や、スタンダードプリコーションを徹底すれば防げるはずの感染リスクを理由とした不合理な差別的取扱いが存在する。なぜだろうか？

　HIVに対する正しい知識がないことも考えられるが、一般人はさておき、病気や医療に関する専門的知識があるはずの医療従事者の差別・偏見は知識不足の問題だけでは片づけられないように思われる。正しい知識があってもなお、HIV陽性者に偏見を抱いてしまうほど個々人の意識に影響を与えている根深い問題があるのではないだろうか。これまでHIVに国や世間がどう向き合ってきたかを簡単に振り返ってみよう。

薬害エイズ事件と 2 つの被害

1 薬害エイズ事件と裁判

　日本におけるHIVの問題は薬害エイズ事件とともに始まった。生まれながらにして血液凝固因子が欠乏しているため出血が止まりにくい血友病という病気がある。その治療のために不足している凝固因子を補充する必要があり、1970年代からは米国から輸入された血液凝固因子製剤や、米国の輸入血液を用いて国

7　村中孝史ほか編『労働法判例百選［第 9 版］』(有斐閣、2016年) 29頁〔河野奈月執筆〕。

内で製造された血液凝固因子製剤が治療薬として使われるようになった。そのようななか1980年頃から米国でHIV感染症が流行したため、HIVに感染した血液を原料とする血液製剤が日本でも使用されてしまう。しかもウイルスを不活性化する加熱処理のされた血液製剤が日本で承認されたのは1985年7月であるが、その後も非加熱製剤は回収されることなく1988年まで使われ続けた。その結果、血友病患者のうち約1,400人がHIVに感染し、当初は有効な治療方法がなかったことから約600人が死亡した。これが**薬害エイズ事件**である（前述したように、HIV感染とエイズ発症は異なるので、正確には薬害HIV感染事件と呼んだ方がよいかもしれない）。

この事件については種々の裁判が提起された[8]。

刑事裁判としては、①帝京大学病院で1985年5月から6月までの間に非加熱製剤を投与された患者がHIV感染し1991年にエイズで死亡した事件と、②製薬会社ミドリ十字が加熱製剤の販売開始後に販売した非加熱製剤を1986年4月に投与された患者がHIV感染し1995年にエイズで死亡した事件が問題となった。

①事件については、血友病治療の権威である帝京大教授が業務上過失致死罪で起訴された。しかし、当時の大多数の血友病専門医が非加熱製剤を投与していた事情などから被告人に結果回避義務違反があったとはいえないとして第一審で無罪判決が言い渡され、上訴中に被告人が死亡してそのまま公訴棄却となった（**帝京大ルート判決**：東京地判平13・3・28判時1763号17頁）。もっとも、学説では血友病治療の権威であった被告人を通常の血友

8　薬害エイズに関する裁判を含め、HIVに関する差別事件等の裁判例については、金井塚康弘「HIVにかかわる差別事件等の判例」部落解放・人権研究所編『人権侵害にかかわる差別事例判例集』（解放出版社、2020年）41頁以下参照。

病専門医と同列に扱うべきではないとの批判も多い[9]。

　②事件については、ミドリ十字の幹部および（旧）厚生省生物製剤課長の業務上過失致死罪の成否が問題となった。これは①事件とは異なり、加熱製剤の承認・供給後にもかかわらず非加熱製剤が投与された事件であり、この点などが考慮され、どちらも有罪が言い渡された（**ミドリ十字ルート判決**：大阪高判平14・8・21判時1804号146頁、最決平17・6・22。**厚生省ルート判決**：最決平20・3・3刑集62巻4号567頁。なお厚生省ルートでは①事件の刑事責任も問題となったが、①事件については無罪となっている）[10]。

　民事裁判としては、1989年に大阪・東京で相次いで**薬害エイズ訴訟**（これも薬害HIV訴訟というべきかもしれない）が提訴された。「人間の鎖」という呼びかけのもと約3,500人が厚生省を囲む運動などもあり世間の耳目を集め、当時の菅直人厚生大臣が法的責任を認め原告に謝罪するなどして、1996年3月に厚生省と和解が成立した。国の加害責任を認めるもので極めて意義の大きい訴訟であったといえる[11]。

　ここで注目したいのは、原告が訴訟に向けて立ち上がった理由である。もちろん薬害の被害を受けたことは大きいが、それだけではないという。これを理解するには当時のエイズパニックとエイズ予防法について知る必要がある。

2 エイズパニックとエイズ予防法

　1985年3月、厚生省のエイズ調査検討委員会が米国在住の男

9　山口厚ほか編『刑法判例百選Ⅰ［第7版］』（有斐閣、2014年）113頁〔北川佳世子執筆〕。

10　佐伯仁志ほか編『刑法判例百選Ⅰ［第8版］』（有斐閣、2020年）114頁〔斎藤彰子執筆〕。

11　詳細については東京HIV訴訟弁護団編『薬害エイズ裁判史　第1巻（訴訟編）』（日本評論社、2002年）参照。

性同性愛者を日本人エイズ第1号患者と認定し、5月には血友病患者3人をエイズ患者と認定した。その後、各地でのHIV感染がマスコミを介して報じられ、1986年から1987年にかけていわゆる**エイズパニック**が発生した[12]。

　1986年11月には、「フィリピンから出稼ぎに来ていた女性が帰国後の検査で陽性」という報道を発端に、その女性の働いていた長野県松本市の店や「客」を探し出そうとマスコミが押し寄せ、外国人の銭湯入場が拒否されたり松本ナンバーの車が避けられたりした(松本事件)。1987年1月には、厚生省のエイズ・サーベイランス委員会が「神戸市で日本初の女性エイズ患者を認定」と発表し、マスコミも、この女性が以前外国人船員と同棲しており、その後に多数の日本人男性を相手に売春していた等と報道し、さらには死亡した女性の葬儀やそこで飾られた女性の顔写真まで報道した(神戸事件)。同年2月には高知県でエイズ患者の女性が妊娠したことをマスコミが一斉に取り上げ、「血液製剤により感染した血友病男性と性的交渉を持ったため感染」等と報道し(高知事件)、同性愛者や血友病患者への差別・偏見が深刻化するようになった[13]。

　このような状況のなか厚生省は1987年3月に「エイズ予防法案(仮称)要綱」を公表した。これに対して予防の名の下で感染者を管理し排除しようとするものであるとして血友病患者・家族らが強く反対したため、血友病患者を感染者報告対象から除外する修正案が提出されるなどして国会で可決され、1989年1月

12　エイズパニックから薬害裁判の開始と和解に至る経緯につき、井上洋士ほか編著『健康被害を生きる』(勁草書房、2010年)28頁以下〔井上洋士執筆〕参照。

13　菊池治『つくられたAIDSパニック』(桐書房、1993年)14頁以下参照。神戸事件については、女性の両親が原告となり、複数の出版社を相手に提訴した裁判で損害賠償が認められている(大阪地判平1・12・27判時1341号53頁)。金井塚・前掲註8論文42頁参照。

エイズ予防法（後天性免疫不全症候群の予防に関する法律）が公布された。本法は、患者・感染者に十分な治療を保障しようとする立場からの法律ではなく、むしろ感染者を感染源として危険視することで感染拡大を防止する、**社会防衛**的な発想にあり、感染者に対する差別・偏見をさらに拡大させるものであったとされる[14]。

　このような差別・偏見が横行するなかでの薬害裁判の提訴だったのである。つまり、薬害エイズ裁判は、薬害とエイズ差別という2つの被害を受けた被害者が、法的責任追及なき被害救済は十分なエイズ予防治療にもつながらないとして、これらの加害者に提起したものだということができる[15]。

おわりに

　その後、エイズ予防法は、伝染病予防法および性病予防法とともに感染症法（感染症の予防及び感染症の患者に対する医療に関する法律）に統合されるかたちで1999年に廃止された。では、エイズ予防法の廃止をもって私たちの意識の中から社会防衛的な発想やHIV陽性者に対する偏見は払拭されただろうか。残念ながら、前述した医療現場におけるHIV差別の現状はそうではないことを物語っているように思われる。

　薬害エイズ訴訟の和解から25年を迎える2021年3月、「エイズと人権を考える会」の記念集会で会の立上人であり訴訟の代理人も務めた徳田靖之弁護士は、「患者は理不尽な被害に遭った薬害の被害者でありながら、社会にウイルスをまき散らす加害者として偏見差別にさらされてきた」と述べ、新型コロナウイルスに対する現在の

14　中川重徳「エイズ予防法を読む」北川杏子編『エイズ集中講義』（アーニ出版、1999年）116頁以下、井上洋士ほか編著・前掲註12書28頁参照。
15　森川恭剛『ハンセン病と平等の法論』（法律文化社、2012年）173頁。

社会の在り方が当時と同じであると指摘している（毎日新聞2021年3月29日朝刊）。

　感染症差別を繰り返さないためには、疾病に関する正しい知識とともにエイズパニックやエイズ予防法という負の歴史からも学ぶ必要があるだろう。

■【本章のふりかえり】

その1┃残念ながら現在もHIV陽性者に対する差別・偏見は払拭されていない。

その2┃感染症差別を繰り返さないためには、疾病に対する正しい知識とともに、過去の差別の歴史からも学ぶ必要がある。

C型肝炎薬害被害

岡本洋一（熊本大学准教授）

はじめに

　本章では、血液製剤によるC型肝炎ウイルス（HCV）感染での**肝炎被害**について、訴訟までの事実の概要、その後の特別立法の制定、そして「おわり」に、残された課題と教訓を示す。

　C型肝炎薬害は、多大な被害と長く深い苦しみを生みだした。薬害が発生した後の多大な苦難と差別、被害の深刻さ、裁判の救済の難しさを考えるなら、薬害が発生しないための行動指針と仕組みが必要である。それがC型肝炎薬害被害の教訓と言えよう。基本指針で言えば医事法の原則の一つである「**疑わしきは生命の利益に**」を薬事関連法規に明記し、薬事行政の原則として貫徹させることである。たとえば、厚生労働省、医療機関、製薬業者は、①血液製剤など医薬品の使用中に、②健康被害が発生した場合には、①と②との医学的な因果関係が明らかでない段階でも被害拡大防止のための措置をすべきである。また医薬品に副反応、薬害が皆無と言えないものならば、万が一のための適切な医療を受ける制度保障があるべきだし、**医薬品副作用救済制度**も上記原則を受け、より充実されるべきものと言える[1]。

1　甲斐克則編『医事法事典』（信山社、2018年）49〜50頁の「■医薬品副作用救済制度」（中野亮介執筆部分）。内田博文『医事法と患者・医療従事者の権利』（みすず書房、2021年）333〜334頁。

事実の概要とＣ型肝炎薬害訴訟まで

1 血液製剤とＣ型肝炎ウイルス

　Ｃ型肝炎ウイルスに感染した約70％が肝炎（推定約190〜230万人）となり、最悪、肝がんで死亡する（推定年約3万人）。**フィブリノゲン製剤**（以下、「**血液製剤**」）は、血液を原料に製造され、低フィブリノゲン血症の止血剤として産婦人科・外科などで広く用いられていた[2]。血液製剤は、1964（昭和39）年に日本ブラッド・バンク社が承認され、ミドリ十字社を経て三菱ウェルファーマ株式会社が製造販売した。血液製剤は血液由来のため、肝炎ウイルス等のリスクがあるが、非加熱、加熱などウイルス不活化処理にも限界がある[3]

　血液製剤が非加熱から加熱処理へ転換されたのは、1987年の青森県三沢市での肝炎集団発生後である。1990年代には国内・輸入の原料血漿へのＣ型肝炎ウイルス検査が始まり、原料が国内献血となり、1994年にSD（Solvent/Detergent; 有機溶媒・界面活性剤）処理後は血液製剤使用に肝炎発生の報告はないとされる。日本の医療機関で手術を受けた人には他人事ではなく、血液製剤の製造数は約120万本、約7,000の医療機関に納入された。1994（平成6）年以前に手術中に大量出血をした人は、製剤が使用された可能性がある。

2 旧厚生省「調査報告書」と救済の遅れ

　2002年に旧厚生省は「**フィブリノゲン製剤によるＣ型肝炎ウイ**

---

[2]　国立研究開発法人　国立国際医療研究センター　肝炎情報センタートップページ＞ユーザー別で探す＞一般・患者の方へ＞それぞれの肝臓病について＞Ｃ型肝炎Ｃ型肝炎　掲載日：2016年7月12日/ 改訂日：2020年7月7日〈http://www.kanen.ncgm.go.jp/cont/010/c_gata.html（2021年11月3日最終確認）〉。

[3]　薬害肝炎全国弁護団「薬害肝炎関連年表」〈http://www.hcv.jp/chronology.html（2021年11月3日最終確認）〉。

ルス感染に関する調査報告書」を出した（以下、「調査報告書」）。し
かし、同報告書では旧厚生省の法的責任を認めなかったため、
東京など各裁判所に提訴がなされ、2006年の大阪地裁など国・
旧厚生省の責任を一部認める判断が出された。2008（平成20）年
に国の責任を認めた薬害肝炎被害者救済特別措置法（特定フィブリ
ノゲン製剤及び特定血液凝固第IX因子製剤によるC型肝炎感染被害者を救
済するための給付金の支給に関する特別措置法〔同年法律第2号〕）が制定
施行され、2009（平成21）年には肝炎対策基本法（同年法律第97号）
が成立した。2020年にはC型肝炎ウイルス感染者（推定約1万人）
への検査が終了予定とされる[4]。

　調査報告書を、現時点から読み返せば、非加熱製剤に由来す
るC型肝炎拡大を旧厚生省が防止するチャンスは何度かあり、
後の訴訟の争点ともなった。国外では、1977年のアメリカFDA
（食品医薬品庁）による非加熱製剤の承認取消と販売譲渡禁止のと
きであり、国内では、1987（昭和62）年3月に発生した非加熱製
剤による肝炎集団感染のときである。旧厚生省は知りえたし、
非加熱製剤の承認取消、販売禁止もできたが、何もしなかった。

　そもそも非加熱製剤に由来したC型肝炎ウイルス感染をうか
がわせる知見は、ミドリ十字社内では販売当時の1964（昭和39）
年からあったし、WHO（世界保健機構）も無償献血による国内血
液事業の推進を提言し、旧厚生省内の血液問題研究会も厚生大
臣に同旨の提言をしたが、旧厚生省は、真逆の判断をし、原料
血漿の輸入を決定し、ミドリ十字もアメリカの売血を原料とす
る血漿や製剤の大量輸入を始めた。1977年に上記のようにアメ

4　平成14（2002）年8月29日の厚生労働省「フィブリノゲン製剤によるC型肝
炎ウイルス感染に関する調査報告書」〈https://www.mhlw.go.jp/houdou/2002/08
/h0829-3a.html（2021年11月3日最終確認）〉。甲斐・前掲註1書488〜489頁の「■
薬害C型肝炎事件」（松井菜採執筆部分）。「C型肝炎　汚染血液製剤投与の可能性
ある1万人以上と連絡取れず」NHKニュース2020年8月18日。

リカFDAが肝炎感染の危険性と代替治療の存在を理由として非加熱製剤承認を取消、販売譲渡を禁止し、ミドリ十字も翌年これを認識したが、当時、旧厚生省が認識していたかについて調査報告書は、当時、海外医療情報の収集制度の不存在を理由にして「確認できなかった」とする。が、本当にそれだけだったかは疑わしい。すなわち、国会でも指摘された旧厚生省からミドリ十字への**天下り人事**である。たとえば、1978（昭和53）年３月に松下廉蔵旧厚生省薬務局長は、ミドリ十字副社長に就任している[5]。たとえ旧厚生省が何かを知っていても、天下り先のミドリ十字の不利益となる血液製剤の承認取消をしたかは疑問が残る。最終報告書では1986（昭和61）年以前は、①旧厚生省が把握していた製剤による肝炎発症例は極めて少なかった、②肝炎リスクを勘案しても製剤の有用性は現場で高く評価され、③医学的知見も明らかでなかったとする。これも後の訴訟の争点になった。

　1979（昭和54）年出版の国立予防衛生研究所に当時所属の安田純一『血液製剤』（近代出版）でも上記FDAの承認取消が言及され、1984年にアメリカで加熱製剤への切替えがあり、報告書では、これらをミドリ十字、旧厚生省ともに「認識し得る状況」にあったが、何もしなかった。1987（昭和62）年３月、旧厚生省は青森県三沢市の非加熱製剤による肝炎発生の通報を受け、ミドリ十字社に全国調査を指示し、４月に同社は、非加熱製剤を自主回収し、製造承認を受け、加熱製剤への切り替えが始まった。ところが、９月にミドリ十字は切り替えた加熱製剤にも非Ａ非Ｂ型肝炎が３例発生したことを旧厚生省に報告し、しかも同社は他に30例も把握していた。調査報告書は、このミドリ十字の情報隠しを理由に旧厚生省の措置を「やむを得ない判断」とする。

5　松下局長の退職後の経歴については、『官報（号外）』第134回国会衆議院本会議第18号平成７年12月６日「議長の報告」七参照。

この評価を後の訴訟でも多くの地裁が支持した。

　結局、加熱製剤の使用停止は1988（昭和63）年５月になされた。それは、ミドリ十字社の報告と製剤評価委員会の検討に基づき、旧厚生省の指示でミドリ十字が各医療機関に返品を要請した後である。旧厚生省の被害防止への判断と行動の遅さは否定できない。

3 C型肝炎薬害訴訟と各裁判所の判断

　上記2002（平成14）年の調査報告書で旧厚生省は自身の法的責任を認めなかったため、肝炎被害者たちは同年10月から東京など各地方裁判所にC型肝炎薬害訴訟を起こした。そして大阪地判平18・６・21判例時報1942号23頁（裁判例①）を始め、福岡地判平18・８・30判例時報1953号11頁（裁判例②）、東京地判平19・３・23判例時報1975号２頁（裁判例③）、名古屋地判平19・７・31訟務月報54巻10号2143頁（裁判例④）、そして仙台地判平19・９・７訟務月報54巻11号2571頁（裁判例⑤）の各判断が出された[6]。

　これら５つの訴訟において被害者と弁護団は数多くの訴えを裁判所にしている。そのうち、非加熱製剤と加熱製剤に関連して国・旧厚生大臣との国家賠償法（昭和22年法律第125号、以下、「国賠法」）上の責任を問う訴えをまとめると以下の７つと言える。すなわち、厚生大臣は1964（昭和39）年に非加熱製剤を製造・承認をすべきでなかった（争点ⅰ）、上記承認時に厚生大臣は、非加熱製剤の使用対象から後天性低フィブリノゲン血症を除外すべき

6　手嶋豊『医事法入門［第５版］』（有斐閣、2018年）203 〜 204頁のcolumn⑲、また甲斐克則・手嶋編著『医事法判例百選［第２版］』（有斐閣、2014年）18事件（増田聖子解説）。なお、同時期に全国展開されていた学生による訴訟支援活動を、内田・前掲註１書385頁は、「生きた医事法学を実践する」ものと紹介する。薬害肝炎訴訟を支援する会・東京ニュース第３号（2003年）〈https://www.gaiki.net/yakugai/hc/lib/03c05n03.pdf（2021年11月３日最終確認）〉。

だったし、反対に先天性低フィブリノゲン血症に限定すべき
だった（争点ⅱ、以下、「上記除外と限定措置」）、1978（昭和53）年に厚
生大臣は、同じく非加熱製剤の使用対象から上記除外と限定措
置をすべきだった（争点ⅲ）、以下、1985（昭和60）年8月に（争点
ⅳ）、1987（昭和62）年4月に（争点ⅴ）、同じく非加熱製剤の使用
対象から上記除外と限定措置をすべきだった。また同時期に切
り替えられた加熱製剤についても、厚生大臣は同じく、上記限
定と除外をすべきだった（争点ⅵ）そして厚生大臣は、ミドリ十
字に医師、医療機関に加熱製剤の肝炎感染の危険性等を周知徹
底するよう指導勧告すべきだった（争点ⅶ）である。

　上記の原告の訴えをすべて斥けた仙台地裁（裁判例⑤）も含め、
5つの裁判所の判断には以下3つの共通性がある。すなわち、
第1に、厚生大臣の法的責任を問う前提としての薬事法（昭和35
年法律第145号、昭和54年法律第56号の改正前）の趣旨である。すなわ
ち、同法に定める医薬品の承認・製造・販売等への各種規制は、
医薬品が国民の生命健康を保持する必需品であり、国民の生命、
健康に対する侵害を防止する趣旨から厚生大臣には医薬品の安
全確保義務がある。第2に、この薬事法の趣旨から具体的に厚
生大臣の「すべきことをしなかった」という権限不行使につい
て、国賠法上の賠償責任の理由となる違法性の判断基準として
1995年の**クロロキン事件**最高裁判決（最判平7・6・23民集49巻6号
1600頁）を先例とする[7]。そして第3に、上記クロロキン最高裁判
決から国賠法の違法性の判断基準を2つ導く。すなわち、要件
①では、製造承認時の医学的、薬学的知見を前提に、当該医薬
品の治療上の効能効果と副作用とを比較考量し、医薬品として

---

[7]　甲斐・前掲註1書「■クロロキン事件」179頁（松井菜採執筆部分）は、同判決
を医薬品による副作用被害が生じた事案で国の権限不行使について違法性判断
をしたものとする。

の有用性を評価する。また要件②では、上記①がなく、厚生大臣に職務上の法的義務違反があっても、大臣の規制権限の不行使がその許容される限度を逸脱して著しく合理性を欠くと認められなければならない。

　要件①と②の主張・立証の責任は原告が負う。つまり、裁判所を説得できなければ薬害被害者側の敗訴である。とくに要件①は、医学や薬学の専門家ではない薬害被害者・弁護団には高いハードルと言える。訴訟団は各裁判所の判決文にあるように数多くの証拠を集め、裁判所に提出したが、勝訴には結びつかなかった。すなわち、大阪（裁判例①）、福岡（裁判例②）では争点ⅲまで、東京（裁判例③）・名古屋（裁判例④）では争点ⅵまで、仙台では争点すべてで、要件①を裁判所に認めさせるには至らなかった。とくに後者３つの裁判所は、原告側が非加熱製剤の代替治療の有用性まで主張・立証の負担を負うべきという念の入れようである。ただ、後者３つのうち、東京（裁判例③）と名古屋（裁判例④）は上記争点ⅶについて原告の訴えを認め、東京（裁判例③）では、1987年４月の加熱製剤の製造・販売から翌年まで、名古屋（裁判例④）では、より早く1976年に、それぞれ厚生大臣が非加熱製剤の製造承認時に、製剤の添付文書に指示警告を記載させる措置を怠った違法があると判断した。

　原告たちが、要件①を裁判所に奇跡的に認めさせても、要件②が立ちはだかる。それを乗り越えたのが、上記争点ⅴと争点ⅵを認めさせた大阪（裁判例①）と、争点ⅳから争点ⅵ、正確には厚生労働大臣に1980年11月の段階で、非加熱製剤の使用対象を限定すべきだったと認めさせた福岡（裁判例②）であった。判断を左右したのは、旧厚生省報告書にもあった厚生大臣以下、加熱製剤の危険性と有用性をどれぐらい認識していたのかであった。

　これに限らず、薬害訴訟では、通常の大企業や国（政府など）相

手の訴訟より原告救済への道は険しい。それは裁判の基礎となる**事実認定のための証拠収集**に現れる。判決文を読めばわかるように非常に長文で、かつ国内外の医学・薬学の専門文献が並ぶ。原告である薬害被害者や弁護士や支援者は、被告である製薬企業と政府・旧厚生省との**医学・薬学に関する知識・情報収集力の圧倒的な差**を越えて闘わねばならない。しかも裁判所はあくまで「公平な第三者」たろうとし、両者の実力差を軽視し、原告に高い立証ハードルを求める。二重三重の苦難の中、訴訟を闘い、救済への扉をこじ開けた関係者には、畏敬の念を禁じえない。

訴訟後の特別立法の制定まで

1 訴訟後の2つの特別立法

上記各地裁判決を受けて、議員立法として2008年に薬害肝炎被害者救済特別措置法が成立した。同法前文は、甚大な被害と被害拡大を防止できなかった国の責任を認め、感染被害者と遺族に謝罪する。そして同法制定理由を、上記判決では製薬会社と国の責任の期間など判断が分かれる問題があったためとする。とはいえ、被害救済の給付金制度（4条）など給付金支給請求にＣ型肝炎ウイルス感染者との確定判決、和解、その他同一の効力を有するものが必要となる。これらはなお、認定患者側の負担であった[8]。

さらに2013（平成25）年に肝炎の総合対策をめざす肝炎対策基本法が成立した。同法前文では、血液製剤による肝炎ウイルス感染被害拡大など国の責任を認め、肝炎対策の基本理念（2条）

---

8 第168回衆議院厚生労働委員会13号平成20年1月8日の決議は、患者の負担軽減のため、製剤投与の事実、因果関係などに医療従事者、本人などの証言も考慮すべきとする。

として、肝炎予防、診断、治療等の技術向上と普及（1号）、居住地域に関係のない肝炎の検査（2号）と医療（3号）を受ける機会の提供、肝炎患者等の人権尊重、差別除去（4号）などを挙げる。以上の理念に基づく肝炎対策の策定と実施を国（3条）、地方公共団体（4条）などの責務とする。政府に肝炎対策を実施する法制上、財政上の措置（8条）の義務を定める。厚生労働大臣に肝炎対策推進に関する指針策定を求める（9条）。その内容は、肝炎予防（2項1号）、検査（3号）、医療提供体制（4号）、人材育成（5号）、調査研究（6号）、医薬品の研究開発（7号）そして患者等の人権尊重（8号）などである。同指針策定時には事前に関係行政機関の長と協議し、肝炎対策推進協議会の意見を聴く（3項）。同協議会委員には肝炎患者等と家族、遺族代表者、肝炎医療従事者と学識経験者から厚労大臣が任命する（20条2項）。当事者参加の道が開かれた。患者の人権保障へと一歩踏み出した。

2 その後の法改正

　また肝炎薬害事件を契機に、2013年に薬事法が改正され、医薬品、医療機器等の品質、有効性及び安全性の確保等に関する法律（平成25年法律第145号）が成立した。とはいえ、同法の目的は、医薬品等の品質、有効性及び安全性の確保並びに、これらの使用の保健衛生上の危害発生と拡大防止のための必要な規制などの保健衛生の向上（1条）とされる。そこに「人命優先」や「疑わしきは生命の利益に」はない。不十分ながらも、同法の目的達成のため、国の責務（1条の2）や地方自治体の責務（1条の3）などが定められた[9]。

9　甲斐・前掲註1書47〜48頁の「■医薬品、医療機器等の品質、有効性及び安全性の確保等に関する法律」（中野亮介執筆部分）、124頁の「■肝炎対策基本法」（山口斉昭執筆部分）。

　С型肝炎薬害の過程にも課題は多くある。それでも他の薬害に比べれば、以下の3点は評価できる。すなわち、第1に、薬害被害者が訴えた国家賠償訴訟で一部でも国・旧厚生省の法的責任を認めさせた、第2に、特別立法が作られ、一応の救済の道は開かれた、そして第3に、薬事行政へプラスの影響があった。とはいえ、訴訟への膨大な時間と労力が費やされる前に、旧厚生省の積極的措置により薬害は防げなかったのかという疑念は消えない。

　そもそも旧厚生省は、2002年報告書において自らの過ちと責任を明確にし、薬事行政に「人命優先」「疑わしきは生命の利益に」の原則を導入すべきであった。それがなされないことで将来に禍根を残した。たとえば、特定の医薬品などを使用した患者に薬害が発生したが、因果関係が医学的に明らかではない時点で厚労省は何を行動指針とすべきか。たしかに、厚生労働省設置法（平成11年法律第97号）3・4条は同省の任務に、医薬品などの有効性と安全性の確保（同31号）、医薬品などの使用による保健衛生上の危害発生とその拡大防止（同32号）とはあるが、同条には他に多くの事務もあり、優先順位は明確ではない。

　たしかに、誰もが薬害は避けたいと願う。しかし、人にミスは付きものだし、医薬品に薬害は起こりうるし、近代組織には人事異動がある。薬害という歴史の教訓は忘れ去られてしまうかもしれない。だからこそ、薬事関連法に明確な行動指針として「人命第一」、「疑わしきは生命の利益に」の明記が必要であり、副作用がある医薬品には、副作用救済制度の充実も必要となる。

■【本章のふりかえり】

その1▎薬害発生後の被害者救済は難しく不十分なものとなること。

その2▎「疑わしきは生命の利益に」の原則を薬事関連法規に。

精神科医療

内山真由美（佐賀大学准教授）

はじめに

　本章では、まず、精神科病院における**身体拘束**が何に基づいて実施されているのかについて確認する。次に、身体拘束を違法と判断したひとつの裁判例を取り上げてその判断の特徴を概観する。最後に、身体拘束の人権侵害性に鑑みて、身体拘束を法的に許可するためには、要件のさらなる厳格化が必要であることを論じる。

身体拘束の現状

　国立研究開発法人の「精神保健福祉資料」（いわゆる630調査）によれば、身体拘束をされている患者は、2003年5,109人、2010年8,930人、2020年10,995人と増加傾向にある（いずれも6月30日午前0時時点の人数）[1]。身体拘束の問題に取り組む長谷川利夫らによる各国の2017年のデータを用いた国際共同研究では、精神科病院における身体拘束の人口あたりの実施率が、日本はオーストラリアの約580倍、アメリカの約270倍に上る[2]。

1　以上のデータは、国立研究開発法人　国立精神・神経医療センター　精神保健研究所　精神医療政策研究部「精神保健福祉資料」による〈https://www.ncnp.go.jp/nimh/seisaku/data/（最終確認2021年12月12日）〉。

2　Newton-Howes G, Savage M K, Arnold R, Hasegawa T, Staggs V, Kisely S (2020) The use of mechanical restraint in Pacific Rim countries. Epidemiology and Psychiatric Sciences 29, 1-7.

医学的に見ても身体拘束の弊害は大きく[3]、前述の長谷川は「私の調べた限りでは、2013年から18年の間に10人でしたが、その後数件ご相談があったので、さらにプラスになっています」[4]と身体拘束に起因する死亡事案を報告している。

厚生省告示

精神科病院における処遇は、**精神保健福祉法**36条と37条が定めている。36条は、「精神科病院の管理者は、入院中の者につき、その医療又は保護に欠くことのできない限度において、その行動について必要な制限を行うことができる」（1項）とする。信書の発受の制限や弁護士との面会の制限をすることはできず（2項）、身体拘束などの行動の制限は、「指定医が必要と認める場合でなければ行うことができない」（3項）。37条は、「入院中の処遇について、厚生労働大臣が必要な基準を定めることができる」（1項）とし、精神科病院の管理者にその基準を遵守するよう求めている（2項）。これを受けて**厚生省告示**[5]が身体拘束について定めている。

厚生省告示第129号によると、「身体的拘束」[6]は、「衣類又は綿入り帯等を使用して、一時的に当該患者の身体を拘束し、その運動を抑制する行動の制限をいう」。入院患者の処遇について定める厚生省告示第130号によれば、「入院患者の処遇は、患者の

---

[3]　「筋力低下、褥瘡、深部静脈血栓症から肺塞栓、関節拘縮など」（中島直「拘束と実践」第4次精神医療92号〔2018年〕48頁）。

[4]　長谷川利夫「繰り返される身体拘束　死に至るケースも」週刊金曜日1266号（2019年）28頁。

[5]　昭和63年4月8日厚生省告示第129号（以下、「厚生省告示第129号」）、昭和63年4月8日厚生省告示第130号（以下、「厚生省告示第130号」）。

[6]　身体拘束は、厚生省告示第129号および第130号において、「身体的拘束」といわれる。本章では、厚生省告示、および身体拘束に関する裁判例に言及する際に限り、「身体的拘束」との用語を用いる。

個人としての尊厳を尊重し、その人権に配慮しつつ、適切な精神医療の確保及び社会復帰の促進に資するものでなければならないものとする。また、処遇に当たつて、患者の自由の制限が必要とされる場合においても、その旨を患者にできる限り説明して制限を行うよう努めるとともに、その制限は患者の症状に応じて最も制限の少ない方法により行われなければならないものとする」（厚生省告示第130号「第1　基本理念」）。

　厚生省告示第130号の「第4　身体的拘束について」を確認しよう。まず、「1　基本的な考え方」として、次のことが明記されている。「(1)　制限の程度が強く、また、二次的な身体的障害を生ぜしめる可能性もあるため、代替方法が見出されるまでの間のやむを得ない処置として行われる行動の制限であり、できる限り早期に他の方法に切り替えるよう努めなければならない」。「(2)　当該患者の生命を保護すること及び重大な身体損傷を防ぐことに重点を置いた行動の制限であり、制裁や懲罰あるいは見せしめのために行われるようなことは厳にあつてはならない」。「(3)　身体的拘束を行う目的のために特別に配慮して作られた衣類又は綿入り帯等を使用するものとし、手錠等の刑具類や他の目的に使用される紐、縄その他の物は使用してはならない」。

　続いて、「2　対象となる患者に関する事項」において、「身体的拘束の対象となる患者は、主として次のような場合に該当すると認められる患者であり、身体的拘束以外によい代替方法がない場合において行われるものとする」とされ、3つの場合が示されている。「ア　自殺企図又は自傷行為が著しく切迫している場合」、「イ　多動又は不穏が顕著である場合」、「ウ　ア又はイのほか精神障害のために、そのまま放置すれば患者の生命にまで危険が及ぶおそれがある場合」に該当すると認められる患者

であり、身体的拘束以外によい代替方法がない場合において行われるもの。

　最後に、「3　遵守事項」が次のように定められている。「(1)　身体的拘束に当たつては、当該患者に対して身体的拘束を行う理由を知らせるよう努めるとともに、身体的拘束を行つた旨及びその理由並びに身体的拘束を開始した日時及び解除した日時を診療録に記載するものとする」。「(2)　身体的拘束を行つている間においては、原則として常時の臨床的観察を行い、適切な医療及び保護を確保しなければならないものとする」。「(3)　身体的拘束が漫然と行われることがないように、医師は頻回に診察を行うものとする」。

名古屋高金沢支判令2・12・16[7]

1 事案の概要

　医療保護入院中に受けた身体的拘束により急性肺動脈血栓塞栓症を発症して死亡した亡A（当時40歳）の相続人である原告らが、被告B病院に対し、B病院に勤務するC医師らが、法令上の要件を充たさない違法な身体的拘束を開始・継続し、また、身体的拘束による肺動脈血栓塞栓症の発症を予防するための措置（早期離床及び積極的運動の心がけ、弾性ストッキングの装着、間欠的空気圧迫法の実施、Dダイマー検査の実施、バイタルチェックの徹底、水分量及び体重のチェック、心電図測定、拘束解除の際の監視）を行うべき注意義務に違反したことにより亡Aが死亡したとして、不法行為（使用者責任）に基づく損害賠償金等の支払いを求めた。

　原審[8]は、身体的拘束の開始・継続に違法はないが、日本総合病院精神医学会の指針に記載のある弾性ストッキングの装着に

7　賃金と社会保障1775号（2021年）42頁〜49頁。

8　金沢地判令2・1・31（「賃金と社会保障」1775号〔2021年〕50〜65頁）。

関しては、実質的に精神科単科の被告病院においても当時の医療水準となっていたことから、被告は、亡Aに弾性ストッキングを装着すべき注意義務を負っていたと認められ、それを怠った注意義務違反があるとした。その上で、弾性ストッキングを装着していたとしても、急性肺血栓塞栓症により死亡することを確実に回避することができたとはいえず、被告の注意義務違反と亡Aの死亡との間の相当因果関係を認めることはできないとして、原告らの請求を棄却した。これを不服として原告らは控訴した。

控訴審は、精神科病院の入院患者に対する行動制限に当たっては、精神保健指定医の裁量に委ねられているとしても、身体的拘束は当該患者の生命の保護や重大な身体損傷を防ぐことに重点を置いたものであるから、この選択に当たっては特に慎重な配慮を要するところ、C医師の判断は早きに失し、精神保健指定医に認められた裁量を逸脱するものであり、本件身体的拘束の開始は違法であるというべきとした。その後の診療経過に照らしても、亡Aの生命または身体に対する危険が及ぶおそれが生じていないことから、本件身体的拘束が適法になることはなかったとして、本件身体的拘束の開始・継続は違法であったとした。亡Aは、本件身体的拘束により急性肺血栓塞栓症を発症して死亡したものと認められるため、その他の争点について判断するまでもなく、被控訴人は控訴人らに対して使用者責任に基づく損害賠償義務を負うものというべきであるとして、原判決を変更して原告らの請求を一部認容した。

２ 高裁の判断

高裁が、厚生省告示第130号で定める基準の内容を参考に、本件身体的拘束の開始・継続の違法性について判断した部分を見

てみよう。

　まず、厚生省告示第130号の「多動又は不穏が顕著である場合」（第4の2イ）に当たるかについて[9]次のように判断した。本件身体的拘束の開始を判断した12月14日午後1時45分時点で、亡Aには診察に対する興奮や抵抗はなかったこと、早朝から暴力的言動は一切見られなかったことから、「本件身体的拘束を開始した時点では、告示第130号の『多動又は不穏が顕著である場合』（第4の2イ）に該当するとは認め難い」とした。

　次に、「そのまま放置すれば患者の生命にまで危険が及ぶおそれがある場合」（第4のウ）に当たるかについて。「本件隔離後には亡Aの飲水は制限内に収まっており、亡Aの生命及び身体に対する危険が及ぶおそれがあるような事態が発生した様子は見られない以上、本件身体的拘束を開始した時点では、告示第130号の『そのまま放置すれば患者の生命にまで危険が及ぶおそれがある場合』（第4の2ウ）には直ちに該当しない」とした。

　続いて、告示第130号の「身体的拘束以外によい代替方法がない場合」（第4の2本文）に当たるかについて、次のように判断した。「身体的拘束は入院患者にとっては重大な人権の制限となるものであるから、告示第130号の趣旨に照らすと、患者の生命や身体の安全を図るための必要不可欠な医療行為等を実施するのに十分な人員を確保することができないような限定的な場面においてのみ身体的拘束をすることが許されるものと解される」。このように、人員の確保の困難を理由に身体的拘束が選択されることについて戒めた上で、「必要な診察を問題なくすることができた12月14日午後1時45分の時点では、『身体的拘束以外によ

9　第4の2イとはどのような状態を指すものと解すべきかについて、國宗省吾ほか「精神科における損害賠償請求に係る諸問題」判例タイムズ1465号（2019年）25頁を参照。

い代替方法がない場合』には当たらなかったものというべきである」とした。

最後に、**指定医の判断**について。精神科病院の入院患者に対する行動の制限は、精神保健福祉法36条3項、および厚生省告示第129号が定めるように、精神保健指定医が必要と認める場合でなければ行うことができない。このことを裁判所は指摘した上で、行動の制限が精神保健指定医の裁量に委ねられているとしても、身体的拘束の人権制限の度合いの著しさに鑑みるべきだとした。すなわち、「行動制限の中でも身体的拘束は、身体の隔離よりも更に人権制限の度合いが著しいものであり、当該患者の生命の保護や重大な身体損傷を防ぐことに重点を置いたものであるから、これを選択するに当たっては特に慎重な配慮を要するものといえ」るとした。

その上で、「厚生省告示第130号の『多動又は不穏が顕著である場合』（第4の2イ）又は『精神障害のために、そのまま放置すれば患者の生命にまで危険が及ぶおそれがある場合』（同ウ）に該当するとして、12月14日午後1時45分の時点で身体的拘束を必要と認めたC医師の判断は、早きに失し、精神保健指定医に認められた身体的拘束の必要性の判断についての裁量を逸脱するものであり、本件身体的拘束を開始したことは違法であるというべきである」と述べて、本件身体的拘束の違法性、および継続性を指摘したのであった。

身体拘束の人権侵害性

精神科における身体拘束の違法性が争われたその他の事案[10]のうち、厚生省告示第130号に基づきその違法性を認定した岐阜地

---

10 横浜地判平24・6・28判タ1395号112頁、京都地判平19・11・13LEX/DB文献番号28140192、東京地判平18・8・31LEX/DB文献番号28112163。

判平16・7・28[11]は、大便を周囲にぬりたくる不潔行為を理由とする身体拘束について、「隔離室内で便を壁に塗りたくるなどの原告Aの行動は、精神興奮状態を示す行為の一つとも考えられるが、かかる精神興奮が、自己の負傷につながる可能性が著しく高いといえる程度のものであったと推認するに足りる証拠はなく、行動制限基準にいう身体的拘束の要件のいずれも認められない」、として違法性を認めた。また、精神保健指定医の判断を尊重すべきであるとの被告の主張に対して、「隔離や拘束の要件となる事由の認定は、資格のある医師の判断によらざるを得ないから、その判断に裁量の幅が存在することは当然であるとしても、医師の裁量によって隔離や拘束の要件となる事由を新たに設けることは許されない」とした。

名古屋高金沢支判令2・12・16においても、精神保健指定医の裁量を指摘しつつも、厚生省告示第130号の第4の1が規定する「基本的な考え方」に立ち返って、身体拘束の人権制限の程度の強さ、二次的な身体的障害を生ずる可能性からの検討がなされている。

このように、原告が勝訴した裁判では、厚生省告示という運用基準から見て身体拘束の違法性が判断されており、医師の裁量に終始することなく踏み込んだ判断がなされているといえる。大事なことは、個別の救済にとどまらず、それが全体に波及して身体拘束に関する問題の抜本的な見直しにつながることである。一方で、厚生省告示自体が身体拘束を許可する基準として適当であるかという問題がある。

日本国憲法が保障する人身の自由に鑑みて、実体的要件および手続的要件をさらに厳格化する必要がある[12]。実体的要件につ

11　LEX/DB文献番号28092383。
12　詳細は、内山真由美「刑事法学から精神科病院における身体拘束を考える」

いては、身体拘束が許容される場合を検討する際、刑法学における**緊急避難の法理**、①危難の現在性、②やむを得ずにした行為（補充性）、③法益の権衡という要件すべてを充足するか否かを検討して、違法性阻却の可能性を探る手法が参考になる。手続的要件について、憲法学説において憲法31条は、単なる法定手続の保障（手続が法律で定められることを要求するにとどまる）ではなく、**適正な手続の保障**（法律で定められた手続が適正でなければならないこと）を要求すると解されている。

　身体拘束は、心的外傷を生じさせるほど人権を侵害するものである。身体拘束を体験した患者と家族にインタビューした松本佳子らは、「医原性の精神障害を生み出す危険性があること」、「身体拘束にまつわるそうした（――見捨てられる恐怖など。引用者註）感情的体験は、身体の中に記憶されていく可能性があり、たとえ回復しても、再発した場合に、進んで治療を受けようという気持ちを持ちにくくさせるのではないだろうか」[13]と問う。高齢者に対する身体拘束について看護師の高波澄子は、「身体拘束によって失われるものを、身体拘束によって得られる利益と比較することができるのだろうか」と問い、「一人ひとりに内在する尊厳を基盤とする看護は、身体拘束をしないことを根幹に据えなければならない」[14]と述べる。

おわりに

　このように、身体拘束を経験した患者・家族、身体拘束を実施する医療従事者側の看護師は、身体拘束の問題を突き付けている。身

病院・地域精神医学63巻2号（2020年）71〜75頁を参照。

13　松本佳子ほか「精神科入院患者にとっての身体拘束の体験――患者と家族とのインタビューから」日本精神保健看護学会誌11巻1号（2002年）83頁。

14　高波澄子「身体拘束裁判例から考える個人の尊厳を基盤とする看護」旭川大学保健福祉学部紀要13巻（2021年）21〜22頁。

体拘束が人権に及ぼす影響の甚大さにかんがみると、少なくとも、弁護人依頼権の公費による保障をはじめ[15]、精神科医療における権利擁護制度を整備しなければならない。ハンセン病問題に関する検証会議の提言に基づく再発防止検討会が、適正手続保障を患者の権利擁護のために必要不可欠なものと捉えていることからも、手続保障のさらなる充実が不可欠である。

しかし、冒頭で示したような身体拘束の件数のみが公表されるだけで、単科の精神科病院での件数と総合病院での件数や拘束の期間などの細かいデータは入手できず、厚生省告示が実際に現場で遵守されているのか不明である。身体拘束を含む精神科医療の実態について、検証を可能にする制度の構築が求められる。

■【本章のふりかえり】

その1┃精神科病院における身体拘束は、厚生省告示に基づいて実施されている。

その2┃厚生省告示そのものを日本国憲法が保障する人身の自由の観点から見直す必要がある。

---

15 池原毅和『精神障害法』(三省堂、2011年) 315頁を参照。

Chapter 6

優生保護法

内田博文（九州大学名誉教授）

はじめに

　戦後、日本国憲法が制定された。日本国憲法は、国民主権、平和主義と並んで、基本的人権の尊重を三本柱のひとつに据えた。そのために、人権の尊重については、戦前よりも戦後の方が良くなっていると考える人が圧倒的である。この理解は決して間違っていない。多くの場合、そういってよい。

　しかし、数多くはないが、人権の尊重の面において、戦前よりも戦後の方が悪くなった領域も認められる。当然、それらの領域については、日本国憲法の謳う諸原理に基づいて批判的検討の光を当てて、パラダイムの転換を図ることが必要となる。医事法の分野でも、それが必要となる。

　国の誤ったハンセン病強制隔離政策を下支えした「らい予防法」については、違憲判決が確定し、パラダイムの転換が図られた。本章で取り上げる**優生保護法**についても、確定はしていないが、違憲との判断が各地の裁判所で示されている。

　それでは、なぜ、そのような優生保護法が制定されたのだろうか。その内容とはどのようなものだったのだろうか。優生保護法は、「らい予防法」が廃止された1996年に改正され、名称も「母体保護法」に改められたが、日本国憲法との乖離は完全に解消されたのであろうか。

　過ちを繰り返さないために、ここでも、私たちは歴史から多くの

ことを学び、教訓を引き出す必要がある。

国民優生法の制定

　1933年にナチス・ドイツが遺伝病子孫予防法（断種法）を制定した影響は日本にも及んだ。1930年に設立の日本民族衛生学会は1935年に日本民族衛生協会と名称変更し、啓蒙運動団体としての活動を強めた。1935年に荒川五郎代議士らによって再提出された民族優生保護法案が医学的根拠の乏しさなどから成立しなかったことから、協会理事長の永井潜は、専門家に諮り、理事らと連名で、優生学の考えに基づく断種法の制定を建議した。1937年、八木逸郎代議士はこの断種法案を基礎とした民族優生保護法案を帝国議会に提出したが、廃案に終わった。1938年、厚生省が設置され、省内に予防局優生課が置かれた。優生課は、既存の断種法を引き継ぐ形で、政府案として国民優生法案を帝国議会に提出した。同法案は可決成立し、1940年５月１日に法律第107号として公布され、翌年７月から施行された。

　この法律には２つの側面があった。ひとつは、「悪い遺伝的疾患者の子孫」が増えることを阻止するための断種法だという点であった。もうひとつは、その他方で、「健全な者の子孫」が増えることを推進するために、その中絶を規制する中絶規制法だという点であった。1938年に人口増強策が一挙に推進され、国民優生法の立案過程で「健全ナル素質ヲ有スル者ノ増加」という要素が加えられたことによる。

優生保護法の制定

　1947年に社会党が優生保護法案を国会に提出したが、審議未了で廃案になった。参議院議員の谷口弥三郎（熊本県立医学専門学校〔現熊本大学〕教授、久留米大学長、日本医師会会長、日本母性保護医協

会参議院社会労働委員会委員長等を歴任）は、衆議院議員の福田昌子、加藤シズエ、太田典禮とともに優生保護法の第１次案を1947年８月に国会に提出した。さらに、第２次案を、参議院議員の竹中七朗、中山壽彦、藤森眞治及び衆議院議員の福田昌子、太田典禮、大原博夫、榊原亨、加藤シズエ、武田キヨとともに、1948年６月に議会に提出した。

第２次案は、自民党の前身である自由党と民主党、社民党の前身である社会党、そして共産党を含めて全会一致で成立した（昭和23年法律第156号）。これには、「母性の健康迄も度外視して出生増加に専念し、国力の増加を計らんとしたような従来の無謀の態度を改め、母性保護の立場から或程度の**人工妊娠中絶**を認め、以て人口の自然増加を抑制せんとするのが本案作成の一眼目である」とされたために、戦後誕生した女性国会議員が法案成立に尽力したことが大きかった。

しかし、人口抑制政策が法制定の主眼とされたために、同法では優生手術の対象が著しく拡大された。治療薬のプロミンの国内合成に成功し、ハンセン病が治癒し得る病気になっていたにもかかわらず、戦前の国民優生法でも実現しなかった「本人又は配偶者が、癩疾患に罹り、且つ子孫にこれが伝染する虞れのあるもの」に対する優生手術も規定されることになった。

優生保護法の改正

優生保護法はその後、度重なる一部改正が行われた。1949年の第１次改正では、人工妊娠中絶（法第13条）の対象者を拡大し、「妊娠の継続又は分娩が身体的又は経済的理由により母体の健康を著しく害する虞れのあるもの」（新第２号）、いわゆる**経済条項**が加えられた。共産党も、優生政策自体には違和感を表明したものの、母性保護の立場から法案に賛成した。

1952年の第２次改正では、本人が精神病者、精神薄弱者である場合、本人保護のため必要があるときは、保護義務者の同意と都道府県優生保護審査会の審査を条件として優生手術を行えるようにするほか、婦人が妊娠又は分娩のためにその生命に危険を及ぼすようなものであって、しかも本人に手術を行うことができない場合には、その配偶者に優生手術をすることができるように改正された。

　優生手術推進の国会議員らは、優生手術の実施増を図ろうとし、さまざまなルートで政府に働きかけた。政府もこれに積極的に応えた。1980年12月９日の衆議院予算委員会では、福田昌子議員からの「遺伝的な犯罪者への断種」の提案に対し、牧野良三法務大臣から善処したい旨の答弁がなされた。1957年４月には、厚生省から都道府県宛に優生手術の実施増が要請された。

　1972年５月、国は「経済条項」を削除し、障がいのある胎児の中絶を認める胎児条項の新設を提案したが、障害者・女性団体などの反対で見送りになった。1983年５月にも経済条項の削除が再び見送りになった。

優生保護法の廃止

　「らい予防法の廃止に関する法律」（平成８年法律第28号）が成立したのを受けて、優生保護法も1996年６月に改正された。優生思想に基づく規定が削除され、名称も母体保護法（平成８年法律第105号）に改められ、９月から施行された。母体保護法でも、一定の人工妊娠中絶が合法化されている。適応は２つで、「妊娠の継続又は分娩が身体的又は経済的理由により母体の健康を著しく害するおそれのあるもの」に対してがそのひとつ。もうひとつは「暴行若しくは脅迫によって又は抵抗若しくは拒絶することができない間に姦淫されて妊娠したもの」に対してである。99.9％近

くが前者の事由で行われている。

不妊手術救済法の制定と違憲国賠訴訟

　1998年7月に国際刑事裁判所で、断種や強制不妊は「人道に対する罪」に当たるとされたのを受けて、同年11月、国連規約委員会は、日本政府に対し、「補償を受ける権利」を法律で規定するように勧告した。日本弁護士連合会も、2017年2月22日、補償を求める決議をあげた。政府内では「当時全会一致で成立した法律を、今になって違憲だったとはいえない」など、合憲と主張するべきだとの声が根強かった。ただし、自民・公明両党の与党ワーキングチーム（WT）と超党派議連が救済・支援法案の作成に向け動き出した点を重視し、最終的に「違憲かどうかを判断するのは司法であり、行政が憲法判断する理由はない」（政府高官）とした。不妊手術の被害者への「おわび」と一時金320万円の支給を盛り込んだ議員立法の「旧優生保護法に基づく優生手術等を受けた者に対する一時金の支給に関する法律」は、旧法成立から71年後の2019年4月に成立した。

　憲法違反かどうかは曖昧とされ、国の責任も棚上げにされたために、優生保護法違憲国賠訴訟が2018年1月30日、仙台地裁に提訴された。判決は2019年5月28日に言い渡された。当該施術が生殖に関する自己決定権（リプロダクティブ権）を保障する憲法13条等に違反するとしながらも、国家賠償法1条1項に基づく国に対する賠償請求は認められなかった。「少なくとも現時点では、その権利行使の機会を確保するために所要の立法措置を執ることが必要不可欠であることが明白であったとはいえない」などと判示された[1]。

1　仙台地判令1・5・28判タ1461号153頁。

原告から控訴がなされ、引き続き、争われることになった。各地でも同種の提訴が行われている。

今も根強い優生思想

　神奈川県相模原市の知的障害者施設「津久井やまゆり園」で、元施設職員の男（犯行当時26歳）が施設に侵入して所持していた刃物で入所者19人を殺害し、職員を含む26人に負傷を負わせた、戦後最悪の大量殺人事件から５年あまりが経った。この**相模原障害者施設殺傷事件**の初公判は、2020年１月８日、横浜地裁で開かれた。「意思疎通が図れない人間は生きている意味がない」「重度障害者を養うことには莫大なお金と時間が奪われる」などとする被告人の考えは今も変わらないとされる。2020（令和２）年３月、横浜地裁は、裁判員裁判で被告人に対し死刑判決を言い渡した。被告人が自ら控訴を取り下げたことで死刑が確定した。

　問題は、被告人のこうした言動を受け入れ、共感するような社会心理が広がり、増幅されつつあることである。優生保護法は改正されたが、**優生思想**は今も生きているといえよう。

おわりに

　優生保護法は母体保護法に改正された。しかし、上にみたように、優生保護法によって発生した被害の救済は不十分なままである。時効という壁の前で道が閉ざされている。親の経済力の格差によって、生まれる命も選別されると批判の強い「経済条項」も残されたままである。優生保護法を支えた「優生思想」も払しょくされていない。「やまゆり園事件」などに見られるように、むしろ強まっているといっても過言ではない。問題は決して解決していない。過去の問題ではなく、今の問題である。

子どもを産むという選択を選べない親の意思と、出生にあたって
も差別はされてはならないという原則の狭間にあって、私たちは、
どのように対処すればよいのだろうか。諸外国の法制度をも参考
に、さらに掘り下げた検討が必要となる。

■【本章のふりかえり】

その1▎戦後、優生保護法が制定され、敗戦に伴う未曾有の食糧難
などを背景に人口を抑制するために、優生手術の対象が飛躍的に拡
大され、戦前でも認められなかったハンセン病患者等も優生手術の
対象とされた。

その2▎優生保護法は1996年に改正され、名称も母体保護法と変更
されたが、経済的な理由からの優生手術は依然として認められてい
る。

PartⅡでは、Chapter1の「医事法総論」によって医事法の主要論点の全体図を頭に入れていただいたうえで、これらの主要論点をさらに深掘りして、日本の医療、医療制度、医事法が国民・市民の「命と健康」を守るものになっていないこと、その原因がどこにあるのかということ、そして、それを改革するにはどうすればよいかということを詳しく解説する。

これらの学びを通して、私たちは、医療、医療制度、医事法を私たち一人ひとりの手に取り戻すための羅針盤をもつことが可能となろう。

Part Ⅱ
医事法の在り方

Chapter3 は『患者と医療従事者の権利保障に基づく医療制度』（現代人文社、2021年）Chapter5（109～128頁）を、Chapter6は同書 Chapter2（46～64頁）を、Chapter7 は同書 Chapter7（152～169頁）を、Chapter8 は同書 Chapter8（173～205頁）を、加筆・修正のうえ転載した。

医事法総論

内田博文（九州大学名誉教授）

はじめに

　医事法は、医療等を規律する法を指すが、どのような内容と形態をもつ法領域であろうか。その指導原理ないし基本理念とされるのは何であろうか。これを総論的に解説するのが本章である。医学部等で医事法が講義されているが、この講義に与えられる役割とはどのようなものだろうか。法学部でも、医事法が講義されているが、この講義趣旨も、医学部のそれと同様だろうか。医学部等の場合、医事法は必修科目になっているが、法学部の場合は、そうではない。現状は、憲法や民法、行政法、刑法、労働法、社会法、あるいは国際法などと異なり、ごく一部の人が選択的に履修する特殊科目の扱いを受けている。

　しかし、はたして、それでよいのだろうか。なぜ、そうなっているのだろうか。あるべき医事法と現にある医事法との大きな乖離が、このような状況を生み出しているといっても間違いではない。

　すべての人は病気と無関係であり得ない。病気にならない人はほとんどいないといってよい。医療はすべての人にかかわる問題である。この医療等を規律する法ということになると、医事法は、多くの場合は患者・家族という立場で関わるが、すべての人に深い接点を持つことになる。

　しかし、現状は、医事法を必修するのは医療従事者の側だけで、患者・家族の側は医事法をほとんど学んでいないということにな

る。なぜ、そのようなことになっているかというと、以下に詳しく見るように、現在の医事法が、医療従事者に係る規定を多く置いている半面、患者・家族に係る規定をほとんど置いていないためである。患者・家族にとって活用すべき規定がないということになると、学んでも仕方がないという誤解が生じても非難できない。

　それでは、医療従事者の場合は、どうだろうか。医療従事者が活用できるような規定が数多く置かれているのだろうか。ここでも、否である。これも、以下で詳しく見るように、そのような規定はあまり認められない。これでは、医学部等で医事法を必修しているといっても、履修生の学ぶ意欲は決して高いものとはならない。

　現状がこのようなものだとすると、医事法を学ぶ意義は、現にある医療制度ないし医事法に対する批判的な見方を培い、現にある（**国策に奉仕する**）医療制度ないし医事法をどのように改革すれば、あるべき（**国民・市民の命と健康を守る**）医療制度ないし医事法に近づけることができるかを正しく理解する点に求められることになる。

　この理解の共有は、医療従事者にとっても患者・家族にとってもともに必要不可欠だといえる。のみならず、すべての国民・市民に等しく共有されるべきものであろう。日本国憲法の採用する国民主権の下では、医療制度ないし医事法を改革する主体は、主権者たる国民（市民）ということになるからである。

　本章では、患者の権利を中核とする医療基本法が制定された暁には、同基本法は医療改革及び医事法改革のための羅針盤になりうるという展望に基づいて、医事法のあるべき役割とは何かという観点から、医療従事者および患者・家族の権利の問題、医療施設等の維持・整備等の問題、医療機関・医療従事者と患者・家族の信頼関係の問題、あるべき医科学研究と専門家自治の問題、ブラック職場及び医師不足の改善の問題、医事法における法規律の形態の問題等を取り上げて、上記の「批判」の視点と「改革」の道筋を詳しく解説し

ている。

　いずれも、私たちの命と健康を守るために必要不可欠なものである。どうか、読み進めていっていただきたい。

医事法の役割

1 医療は正当業務行為

　医事法とは、医療等に関する法の総称である。病院、診療所、助産所の開設、管理、整備の方法などを定める医療法（昭和23年法律第205号）と医師全般の職務・資格などを定める医師法（昭和23年法律201号）を中核とする。

　医師法は、17条1項で、「医師でなければ、医業をなしてはならない」と規定し、同31条は、17条の規定に違反した者は「3年以下の懲役若しくは100万円以下の罰金に処し、又はこれを併科する」と規定している。

　同17条に規定する「**医業**」とは、当該行為を行うに当たり、医師の医学的判断及び技術をもってするのでなければ、人体に危害を及ぼし、又は危害を及ぼすおそれのある行為（「医行為」）を、反復継続する意思をもって行うことであると解されている。

　医療行為のうち、「**医行為**」とは、基本的に侵襲性のある行為のことを指し、「**非医行為**」とは、侵襲性のない行為のことを指す。侵襲性のある行為をすべて「医行為」とすると、実際の医療現場では、さまざまな業務において医師の指示が必要になってしまう。そのため、緊急時や日常業務で慣習的に行われている「医行為」は、例外として、「非医行為」とされている。厚生労働省は、通知の形で「非医行為」を定義している。

　これらは医行為にあたらないため、看護師だけでなく、一般人でも行うことができる。具体的な非医行為としては、①体温計で腋下や外耳道の体温を測定すること、②自動血圧器で血圧

を測定すること、③入院の必要のない患者にパルオキシメータを装着すること、④軽微な切り傷、擦り傷、火傷などについて専門的な技術を必要としない処置をすること、⑤湿布の貼付、点眼薬の点眼、座薬の挿入、などが挙げられている。

　「**医業類似行為**」という概念も存在する。マッサージや指圧、整体、カイロプラクティック等といった施術は、古くから一般に利用されてきており、これらの施術は、医師が行う「医業」に対して、総称して「医業類似行為」と呼ばれる。法で認められた医業類似行為の資格としては、「あん摩マッサージ指圧師、はり師、きゅう師等に関する法律」によって規定される「あん摩マッサージ指圧師」、「はり師」、「きゅう師」、「鍼灸師」と、柔道整復師法で規定される「柔道整復師」がある。免許が必要となる。前者は、おもに腰痛・肩こり等の慢性疾患を扱い、後者は打撲・捻挫・脱臼・骨折等の外傷を扱う。カイロプラクティック、整体等、法に基づかない医業類似行為もいろいろある。独自の団体免許を出しているところもあるが、免許を要せず届け出も必要ない。

　「医行為」は、侵襲性のある行為ということから、場合によると、刑法の傷害罪（204条）その他に該当しうる。患者が死亡した場合には傷害致死罪（206条）にも該当しうる。医業類似行為も場合によっては該当しうる。介護士が入所者の足の爪を切った行為が傷害罪で立件されたこともあった。通常は犯罪として捜査され、送検され、起訴され、裁判されることはない。刑法35条「法令又は正当な業務による行為は、罰しない」の規定により、「**正当業務行為**」として違法性が阻却され、犯罪とはされないためである［→174頁］。

　正当業務行為とされるための要件には変遷がみられる。現在では、①医学的適応性（医療行為の対象とするにふさわしいこと）、②

医術的正当性（当該医療行為が現代の医学的水準に照らして相当であること）に加えて、③**患者の同意**も要件とされている。そのために、患者の同意を得ずになされる「専断的医療行為」の違法性阻却が問題となる。場合によると、犯罪となりうる。この正当業務行為となる要件を定めることも医事法の役割となる。曖昧だと、医療従事者は安心して「医行為」「医業類似行為」を行えないからである。

2 医療施設等の維持・整備等

　医療が「**公共財**」だということから、「国および地方自治体は、国民および地域住民が等しく最善かつ安全な医療を享受するために、必要かつ十分な医療施設等の人的、物的体制を整備し、かつ、医療水準の向上のため適切な措置を講じなければならない」とか、「国および地方自治体は、国民および地域住民がいつでもどこでも経済的負担能力に関わりなく最善かつ安全な医療を受けることができるように、また、医療機関および医療従事者が最善かつ安全な医療を提供しうるように医療保障制度を充実させなければならない」とかの義務が国や自治体には生じることになる。

　それでは、日本の現在の医事法において、このような義務規定が置かれているのだろうか。もし、置かれていないとすると、日本の医事法における医療は「公共財」という位置づけは弱いといえないだろうか。そのようなことで、国民・市民の命と健康を守れるのだろうか。

　全国で**医療崩壊**を起こす自治体病院が相次いでいる［→249頁］。北海道のある市立総合病院は、市の財政破綻とともに、39億円にも及ぶ一時借入金を抱えて経営破綻した。医師の大量退職により、十分な医療を提供できない自治体病院も続出している。

京都府にあるＡ市民病院は、全国有数の一般内科医研修を行っていた病院であったが、当時の市長の理解のない言動のために常勤の医師全員が全員退職するという事態に追い込まれた。地方の病院では、産科や小児科、救急科の閉鎖が進んでいるともいわれている。皆さん方の住んでいる地域の状況はいかがであろうか。医療崩壊は大丈夫だろうか。

医療崩壊が起こった場合、住民は裁判によって、これを食い止めることができるだろうか。医事法において上述したような国・自治体の義務規定が置かれている場合には、住民はこれを根拠にして訴訟を提起することが可能だが、規定がない場合、訴訟提起は難しいといえる。その場合は、憲法25条を援用しなければならないが、後述するように、憲法25条プログラム規定説という壁が立ちはだかるからである [→83頁、263頁註24]。

アメリカの医療経済学者のジョセフ・ニューハウス（ハーバード大学教授）らが行った「医療費の自己負担割合」と「健康状態」の因果関係についての研究によると、所得が低く健康状態の悪い人々に限ってみると、自己負担割合の増加は健康状態を悪化させることが確認されたと報告されている。

日本では、財政悪化を理由として、患者の自己負担が増加しており、高齢者についても、負担割合を２割とか３割にするとかの改正が行われている。アメリカと違って、日本の場合は、このような負担増をしても、患者の健康状態を悪化させることにならないのだろうか。

3 医療機関・医療従事者と患者・家族の信頼関係

医療ないし医学については医療従事者と患者・家族の間には知識量の圧倒的な差異がある。ともすれば、医療従事者と患者・家族の関係は上下関係に、あるいはまた、保護する人に対し保

護される人という恩恵的な関係に陥りがちである。そのため、医療従事者による説明不足も加わって、患者・家族側の医療機関・医療従事者に対する不信感は強いものがある。**医療過誤訴訟**の増加の大きな一因となっている[→164頁]。

　ヨーロッパでは、**患者の権利法**の制定により、医療従事者と患者との信頼関係が促進され、医療過誤訴訟が激減している。しかし、日本では、患者の権利法は制定されておらず、患者の権利という視点も希薄である。

　訴訟は、2004（平成16）年をピークに数的には落ち着きつつあったが、近時は再び増加傾向にある。そのために、東京、大阪、名古屋、千葉の各地裁に医療集中部が設置された。他の地裁にも拡大の動きがみられる。

　最高裁HPによると、2019年の医事関係訴訟事件（地裁）の既済件数は821件で、うち判決で認容されたもの42件、和解になったもの473件とされる[1]。

　患者・家族の医療不信を背景に、医療過誤事件については、検察官の積極的な起訴方針が目立つ。立件送致された件数も、2006（平成18）年の98件をピークにその後は減少しているが、依然として少なくなく、2016（平成28）年は43件となっている[2]。刑事事件として捜査が開始された事件はその数倍もしくは十数倍はあると推測される。

　現行の医事法はそうはなっていないが、医療機関・医療従事者と患者・家族の信頼関係を確保することも医事法の役割である。信頼関係の確保にとって不可欠だと考えられるのは、上下関係

1　https://www.courts.go.jp/saikosai/iinkai/izikankei/index.html（最終確認2022年1月25日）。
2　厚生労働省＝医療行為と刑事責任の研究会編『医療行為と刑事責任について（中間報告）』（平成31年3月29日）等を参照。

ないし恩恵的な関係を対等の関係に改善することである。その
ために、諸外国で相次いで制度化されているのが、憲法が保障
する生存権に由来する患者の権利を法制化することによって
「対話と納得に基づく医療」を確保することである。

　患者の権利を法制化することによって、**インフォームド・コン
セント**等を患者と医療従事者とがともに守るべき「**共通の価値**」
とし、この共通の価値を患者・家族と医療従事者が協働して達成
する。患者の権利と医療従事者の権利が二者択一的だとすると、
いくら医療従事者に患者の権利を擁護しろと言っても、不可能
を強いることになる。そうしないためには、医事法で、患者の
権利とあわせて医療従事者の権利も保障する。こう考えられて
いる。

　しかし、日本の現在の医事法はそうはなっていない。患者の
権利と医療従事者の権利が二者択一の関係に置かれている。

4 医科学研究

　臨床研究の信頼性の確保を目的とする臨床研究法が2018（平成
30）年４月に施行された。相次いで生じた**研究不正事件**を踏まえ、
特定臨床研究（製薬企業等から研究資金等の提供を受け、医薬品等を用い
る臨床研究、未承認・適用外の医薬品等を用いる臨床研究）の実施に法的
規制を課すことで研究不正（研究不正行為）を防止し、研究対象者
をはじめとする国民の臨床研究に対する信頼を確保することを
目的としている。

　研究不正事件の中でもとりわけ注目された事件に、スイス・
バーゼルに本拠地を置く、国際的な製薬・バイオテクノロジー企
業のノバルティス社製の医薬品ディオバン剤の臨床研究不正事
件がある。ディオバンが脳卒中の発症抑制など、血圧降下作用
以外にどんな効能があるかを調べた医師主導臨床研究において

ノバルティス子会社のノバルティスファーマ社の社員が身分を隠して統計解析者として関与した利益相反隠蔽事件と、臨床研究の結果を発表した論文データ改ざん問題で一連の論文が撤回された事件である。

2013年11月には薬害オンブズパースン会議がディオバンの臨床研究データ不正操作問題に関して、薬事法違反の誇大広告と虚偽表示の不正競争防止法違反に当たるとして、ノバルティス社を刑事告発した。厚生労働省も旧薬事法の誇大広告罪で刑事告発をし、東京地検特捜部がこの誇大広告罪で東京地裁に起訴した。ただし、判決は無罪であった。法の不備を示すことになった。

注目されるのは、臨床研究不正事件は、政府が、医科学研究を「アベノミクス」の「三本の矢」のひとつとされる成長戦略「日本再興戦略」(2013年6月閣議決定)の柱に掲げ、「健康・医療戦略推進法」(2014年5月30日成立、同日公布、施行)等を制定し、医科学研究について「産官学連携」を推進する中で発生しているという点である。そのため、臨床研究法も、医科学研究を成長産業に育成するという政府方針に見直しを求めるものとはなっていない。

国は、医療・再生医療・医薬品等を国の「成長戦略」の柱のひとつとなる「戦略商品」及び「輸出商品」等と位置づけ、国の主導で「商品開発」、「市場開拓」、「商品普及」、「商品の安全性の確保」などを強力に進めている。その推進のための産官学の連携が一層強まるものと予想される。医療機関と製薬会社の癒着構造はむしろ強まっている。臨床研究法でそれが断ち切れるか、連携を推進している国が連携に必然的な癒着を抑止し得るのか、疑問が多い。

ナチス・ドイツの行った野蛮な人体実験や安楽死計画に関与

した医師や医療従事者らを裁いたニュルンベルグ医師裁判（1946年12月9日〜1947年8月20日）で、23人の被告人が裁かれ、うち7名が絞首刑になった。これを受けて、第二次世界大戦後の世界では、臨床研究については、この医師裁判に由来する「**ニュルンベルグ綱領**」を出発点として、国際的な準則が確立されていくことになった。準則作りを主導したのは、俎上にあげられた医師自身であった。反省を踏まえて、再発防止の観点から積極的に参画した。

　しかし、日本の場合、731部隊による人体実験や、九州大学生体解剖事件等をはじめ、ナチス・ドイツのそれに劣らない野蛮な出来事が少なからず見られたにもかかわらず、「過去の教訓」を活かす医学部、医学会の自主的な取組みはほとんどなされていない。臨床研究についての国際的な準則の受容も、受け身の姿勢に終始している。現行の医事法もこのような姿勢を黙認している。受容するかどうかは、研究者等の自助努力などに委ねられ、受容を義務付ける法規定は置かれていない。

医療の科学性と三面関係

1 医療従事者の自律

　国が、社会防衛、優生思想、経済成長、あるいは財政などといった観点から、医療を統制し、医療従事者らをこの統制に服させることは、医療を不合理なものとし、患者の命と健康に取り返しのつかない「人生被害」をもたらすことになる。あってはならないが、残念ながら、数多くの例が見られる。なかでも特筆されるのは、1907（明治40）年制定の法律「癩予防ニ関スル件」、1931（昭和6）年制定の「癩予防法」、1953（昭和28）年制定の「らい予防法」などを根拠法として、1996（平成8）年の法廃止まで、実に90年あまりにわたって国の誤ったハンセン病強制隔離政策

が継続されたことである [→14頁]。

このような過ちを繰り返さないためには、医療従事者の科学的な知見を尊重し、医療を科学に基づく合理的な医療とすることが必要で、そのための制度的な保障が不可欠となる。医療従事者の自律によって、国策に奉仕する医療を阻止することがそれで、これも医事法の役割となる。自律の根拠は、もちろん、科学に基づく合理的な医療を担保することで、これを通じて患者の命と健康を守ることにある。

日本学術会議は、2013年、医師の資格を持って業務を行う者がすべて加入すべき組織である「日本医師機構」(仮) の設立などについて、現行医師法の改正を含めた提言を行っている。問題は日本医師機構を設立する目的で、①政策提言の担い手になること、②日本の全医師の質の確保について責任を負うこと、③医療安全に対する社会への応答責任の担い手となること、が構想されている。

しかし、このような医師法の改正はいまだ実現していない。現行の医事法は、国による医療及び医療従事者の統制という性格が強い [→142頁]。たとえば、医師法24条の2第1項は、「厚生労働大臣は、公衆衛生上重大な危害を生ずる虞がある場合において、その危害を防止するため特に必要があると認めるときは、医師に対して、医療又は保健指導に関し必要な指示をすることができる」と規定し、同条第2項は、「厚生労働大臣は、前項の規定による指示をするに当つては、あらかじめ、医道審議会の意見を聴かなければならない」と規定している。

2 ブラック職場と医師不足の改善

医療従事者の適切な労働条件をどう確保するかという点も検討が欠かせない。患者の権利の擁護にとっても、医療従事者の

適切な労働条件の確保は重要となる。医療従事者の不足は、ときに安全な医療を受けることを困難にし、地域・時間帯・診療科目などの事情によっては医療を受けることすらできない事態を招くことになるからである。

　それでは、日本の現状はいかがだろうか。日本の医療従事者が置かれている職場環境は極めて深刻なものがある。医療崩壊の一因ともなっている。**ブラック職場**とされる主な理由の中でも大きいのは、時間外労働等の問題である［→135頁］。厚生労働省に設置された「医師の働き方改革に関する検討会」は、2019年3月に、報告書を公表した。我が国の医療は、医師の自己犠牲的な長時間労働により支えられており危機的な状況にある。昼夜を問わず患者への対応を求められうる仕事で、他職種と比較しても抜きん出た長時間労働の実態がみられる。健康への影響や過労死の懸念もある。仕事と生活の調和への関心の高まり、女性医師割合の上昇等も踏まえ、改革を進める必要がある。このように分析されている。

　ブラック職場を招いている責任のかなりは医事法にある。医事法は、医療従事者の労働等については、労働法の定めるところに譲っているからである。医療等ということの性格上、医療従事者の労働は、労働者一般のそれと異なる側面が多い。医療従事者の養成もそのひとついえる。医療等の担い手の養成ということから、この養成についても規定することが必要となる［→230頁］。このように労働法だけでは足りない部分は多い。それを規律するのが医事法の役割ということになる。現在の医事法が、医療従事者の職場環境について必要な規律を行っているかというと、そうではない。

　現在進行中の日本の医療崩壊の要因のひとつは、**医師不足**にある。この医師不足を招いているのは、人よりも薬に医療費を

割り当てているからである。日本の公的医療費支出の特徴で、次のように分析されている。人口1,000人対医師数は、日本はやや増加傾向にあるが、OECD加盟国中下位である。人口1,000人対医師数は2.4人で、35カ国中、30位である。医師養成数（人口100,000人当たり医学部卒業生）は、日本では26.7人で、OECD加盟国の中で最も低い。

しかし、厚生労働省の現状認識は異なる。地域間や診療科目間の偏在の問題に焦点があわされており、医師不足の真の原因は棚上げにされている。国際比較に見られる「圧倒的な医師不足」の問題は等監視され、「医師数は増加傾向」にあると分析されている。

医療崩壊を防ぐためにも、医師不足を改善し、医療従事者の労働条件の改善および労働環境の整備、福祉の向上を図ることが喫緊の課題となっている。現在の一般の労働法制では対処できない問題について、医療分野に特化した個別法を制定する必要も指摘されている。問題は特別法を定める理由で、医療という国民・市民の「公共財」の担い手の労働条件や労働環境等に係るからということになる。とすると、医療従事者の自治と同様、ここでも「患者の権利」の擁護者という医療従事者の役割がキーワードとなる。

3 医事法は国による医療統制の手段

法は相異なる二つの役割を果たしうる。ひとつは、国民・市民の権利、利益を国等による侵害から守るという役割である。もうひとつは、国民・市民の権利を制限したりする権限を国に付与することによって、国策の遂行を容易にするという役割である。後者の法には「悪法」と非難されるものも少なくない。ナチス・ドイツが犯した数々の蛮行も悪法を根拠法として強行された。

国の誤ったハンセン病隔離政策も、「癩予防法」や「らい予防法」に基づいて実施された。そこで、第二次世界大戦後、多くの国々は、違憲立法審査権を裁判所などに付与し、「悪法」を無効とする道を用意している。日本国憲法も、基本的人権の尊重を、国民主権や平和主義と並ぶ三大原理のひとつとし、これに違反する法規の実施を防止するために、違憲立法審査権を裁判所に付与している。「らい予防法」もこれによって違憲とされた。

　それでは、現行の医事法が果たしている役割はどちらか。残念ながら、後者に近い。医療崩壊を防ぐことでも、患者・医療従事者の権利を擁護することでも、患者と医療従事者の信頼関係を確保することでもない。日本国憲法25条は、「すべて国民は、健康で文化的な最低限度の生活を営む権利を有する」「国は、すべての生活部面について、社会福祉、社会保障及び公衆衛生の向上及び増進に努めなければならない」と規定している。しかし、判例は、「憲法25条は国の政策的目標ないし政治道徳的義務を定めたものであって、個々の国民に具体的な請求権を保障したものではない」とする**プログラム規定説**を採用している[3]。そのため、憲法25条を具体化する規定を置くことが医事法に求められることになるが、現行の医事法はそのような規定を設けていない。

　むしろ、現行の医事法で大きな比重を占めているのは、医療ないし医療従事者を国家の統制に服させるということである。そのために、医事法の構造も歪んだものとなっている。法の拘束力は対国家にではなく、対医療施設・医療従事者、対国民・市民に向けられている。

3　朝日訴訟についての最大判昭42・5・24民集21巻5号1043頁等を参照。

三面関係の規律
──国・自治体と医療施設・医療従事者

　医事法では、①国・自治体と医療施設ないし医療従事者の関係、②医療施設・医療従事者と患者・家族の関係、③国・自治体と患者・家族の関係、という三面関係の規律が問題となる。①や③を規律する行政法や社会保障法とも異なり、②を規律する民法などとも異なる。医療従事者についても規律するが、労働者の保護という視点から規律する労働法と異なり、医療という公共財の担い手の「品質」保障等という視点から規律することになる。

　①の規律で問題となるのは、医事法がこの国・自治体と医療施設・医療従事者の関係をどのような観点から規律するのかという点である。医療施設・医療従事者に対する国・自治体の管理・監督の徹底という観点から規律するのか、あるいは、専門家の知見・判断を尊重するという観点から規律するのかである。後者の場合には、そのための医療施設・医療従事者の権限と責務に加えて、専門家自治に基づく自己規律を促進するための規定などを置くことが必要となる。

　日本の現在の医事法の場合、どちらだろうか。そして、あるべき関係とはいかがだろうか。精神保健福祉法39条は「精神病院の管理者は、入院中の者で自身を傷つけ又は他人に害を及ぼすおそれのあるものが無断で退去しその行方が不明になつたときは、所轄の警察署長に次の事項を通知してその探索を求めなければならない」と規定しているが、この規定の当否も問題となろう。

▌1 医療施設・医療従事者と患者・家族の関係

　現行の医事法で、医療施設・医療従事者と患者・家族の関係に

ついて直接規律する規定はほとんど存在しない。多くは医療契約という形で、民法の契約法の定めるところに委ねられている。医療過誤の処理についても、医療従事者と患者・家族の間のそれについては、民法の不法行為法や刑法の傷害罪などの規定で規律されることになる[→164頁]。

　しかし、医療従事者と患者・家族の関係を契約法で規律することには疑問だとの批判も強い。契約は対等な立場にある当事者が納得しているからこそ権利義務関係が受け入れられるのであって、医師−患者間では、この契約の前提がそもそも存在しないか、かなりの程度欠落し、通常の契約とは極めて重大な差異がある。患者は治療を必要とする状態に置かれており、その治療に関する選択の機会は不平等にしか与えられておらず、患者には情報も圧倒的に不足している。このように批判されている。

　不法行為による処理についても批判が強い。医師が、その情報を患者に対して開示しなかったことを理由として、医師の責任も認めることができるのは、ごく限られた場面のみで、不法行為法では医師の行為を十分に制禦することはできない、などと批判されている。

　加えて、ここで留意しなければならないことは、医療施設・医療従事者に対する国・自治体の管理・監督の徹底という観点から国・自治体と医療施設・医療従事者の関係が規律されることが医療従事者と患者・家族の関係に与える影響である。すなわち、それは、医療従事者と患者・家族の間に信頼関係ではなく、対立関係をよりもたらすことになるという点である。

　それでは、医療従事者と患者・家族の関係を、このような不平等で相互不信の関係ではなく、対等で相互信頼の関係にするためにはどうすればよいのだろうか。そのために医事法が果たす

役割とはどのようなものだろうか。

　ちなみに、ヨーロッパでは、フィンランド（1992年）、オランダ（1994年）、イスラエル（1996年）、リトアニア（1996年）、アイスランド（1997年）、デンマーク（1998年）、トルコ（1998年）、ノルウエー（1999年）、グルジア（2000年）、フランス（2002年）、ベルギー（2002年）、スペイン（2002年）、エストニア（2002年）、ルーマニア（2003年）、キプロス（2003年）、クロアチア（2004年）と、相次いで、患者の権利法が制定されている。この法律の制定により、医療従事者と患者・家族の信頼関係の促進が図られた結果、医療訴訟の縮小がみられるとされる。医療崩壊の進行を阻止するという効果も重要だと指摘されている。しかし、日本では、医事法の中に、このような患者の権利法は存在しない[→270頁]。

② 国・自治体と患者・家族の関係

　医事法においては、国・自治体と患者・家族の関係の規律も問題となる。現在の日本の医事法のうちで、この関係を規律するハード・ローは特別な領域のものに限られている[→206頁]。たとえば、予防接種法の次のような規定がそれである。

　第9条　第5条第1項の規定による予防接種であってA類疾病に係るもの又は第6条第1項の規定による予防接種の対象者は、定期の予防接種であってA類疾病に係るもの又は臨時の予防接種（同条第3項に係るものを除く。）を受けるよう努めなければならない。
　2　前項の対象者が16歳未満の者又は成年被後見人であるときは、その保護者は、その者に定期の予防接種であってA類疾病に係るもの又は臨時の予防接種（第6条第3項に係るものを除く。）を受けさせるため必要な措置を講ずるよう努め

なければならない。

　このように、国・自治体と患者・家族の関係を規律する医事法は、**社会防衛**ないし**公衆衛生**という観点から、患者・家族に対し、国・自治体の行政措置などの受入れ義務を規定するものがほとんどである。

　これに対し、諸外国に見られるような国・自治体に対し、患者・家族の権利を擁護する義務を課したり、「ハンセン病問題の解決の促進に関する法律」(平成20年法律第82号) ６条「国は、ハンセン病問題に関する施策の策定及び実施に当たっては、ハンセン病の患者であった者等その他の関係者との協議の場を設ける等これらの者の意見を反映させるために必要な措置を講ずるものとする」のように、患者・家族の医療施策の策定・実施等への**参加権**を認める規定はほとんど存在しない。

　国連は、2006年12月13日の総会において、障害者権利条約を採択した。条約は2008年５月３日に発効した。日本は、2014年１月20日に批准書を寄託し、同年２月19日に日本についても効力が発生した。条約は、国どうしの話し合いで作られることが普通だが、障害者権利条約を作るための話し合いには障がい者団体も参加した。それは、「私たちのことを、私たち抜きに決めないで」(Nothing About Us Without Us) という当事者参加の考え方が大事にされたからである。その結果、条約では、従来の「医学モデル」に代えて「**社会モデル**」という考えが採用された。「医学モデル」とは、障がい者が困難に直面するのはその人に「障害」(機能障害)があるからであり、「障害」を克服するのはその人と家族の責任だとする考え方である。これに対して「社会モデル」とは、社会こそが「障害」(障壁)をつくっており、それを取り除くのは社会の責務だとする考え方である。

障害者権利条約を批准するために、日本も、「障害を理由とする差別の解消の推進に関する法律」（障害者差別解消法）を制定し、2016（平成28）年４月１日から施行した。同法も、「社会モデル」を採用した。７条２項で、「行政機関等は、その事務又は事業を行うに当たり、障害者から現に社会的障壁の除去を必要としている旨の意思の表明があった場合において、その実施に伴う負担が過重でないときは、障害者の権利利益を侵害することとならないよう、当該障害者の性別、年齢及び障害の状態に応じて、社会的障壁の除去の実施について必要かつ合理的な配慮をしなければならない」と定め、この「合理的配慮」の欠如を差別的取扱いと位置づけている。2021年の法改正で、民間事業者に対しても「合理的配慮」の義務化が図られた。

　現行の医事法では、このようなパラダイムの転換はいまだみられない。国民・市民においても、医事法の教育が不足しているためか、医療等については、国・自治体、医療従事者に全面的にお任せという気持ちがいまだ強い。このような「**お任せ医療**」で私たちの命と健康が守られるのだろうか。

法的規律の形態

1 公的に規制する領域と私的自治に委ねる領域

　医療等においても、私的自治に委ねる領域と公的に規制する領域の線引きが問題となる。たとえば、人工授精を法的規制の対象とするのか、あるいは私的自治に委ねるのか。国によって判断は異なる。また、法的に規制する場合も、理由は異なりうる。「**人間の尊厳**」を理由にする国に対し、「**公共の福祉**」を理由とする国もある。日本の場合はどうだろうか。

　医療等は国民・市民の命と健康を守るために必須不可欠な、いわば国民・市民の「公共財」ともいうべきものである。医療機関

の維持・整備、医療従事者の養成・免許・研修、医療保険制度の維持・整備、医療事故の処理、医学的適応性、医術的正当性等、その多くは、法令等に基づいて、公的に規制することが必要となる。日本の現在の医事法はこの必要性を充たしているか。

　法的に規制する場合も、ソフト・ローによるか、ハード・ローによるかが問題となる[→206頁]。

2 ソフト・ローによる規律

　ハード・ローとは、法的拘束力がある、つまり最終的に裁判所で履行が義務付けられる社会的規範をいう。これに対し、**ソフト・ロー**とは法的な拘束力がない社会的規範をいうとされている。

　医事法の場合、ソフト・ローの役割は質的にも量的にも多領域に比べて大きい。医療は高度に専門的なために、専門家の知見、判断が大きな意味を占めることになるからである。世界医師会が1981年の第34回総会で採択した「患者の権利に関するWMAリスボン宣言」も、その大きな、しかも世界的なひとつといえる。ちなみに、その序文は、「医師、患者およびより広い意味での社会との関係は、近年著しく変化してきた。医師は、常に自らの良心に従い、また常に患者の最善の利益のために行動すべきであると同時に、それと同等の努力を患者の自律性と正義を保証するために払わねばならない。以下に掲げる宣言は、医師が是認し推進する患者の主要な権利のいくつかを述べたものである。医師および医療従事者、または医療組織は、この権利を認識し、擁護していくうえで共同の責任を担っている。法律、政府の措置、あるいは他のいかなる行政や慣例であろうとも、患者の権利を否定する場合には、医師はこの権利を保障ないし回復させる適切な手段を講じるべきである」と謳っている。

　日本医師会も「医師の職業倫理指針」を定めている。第３版は

2016年10月に公表されている。日本看護師協会も2002年度から「看護師の倫理規定」の見直しと改訂に取り組み、2003年に新しい「看護者の倫理綱領」を公表している。日本病院会も2014年に新たな「倫理綱領」を定めている。医学会も各種の「倫理規定」等を定めている。医学部、病院その他には、この「倫理規定」の遵守のための倫理委員会も設置されている。

　医療分野のソフト・ローは、専門家の自己規律が前提となっている。しかし、日本の場合、上記のような「倫理規定」等は、法律や官庁のガイドラインによる規制が強化された結果、国のガイドラインに従って制定され、改廃されているという面が強い。日本医師会「医師の職業倫理指針」も、5項で「医師は医療の公共性を重んじ、医療を通じて社会の発展に尽くすとともに、法規範の遵守および法秩序の形成に努める」とされており、世界医師会のそれとかなり趣を異にしている。ソフト・ローといえるかについては疑問符がつく。

3 ハード・ローによる規律

　医療等が専門的だからといって、医療等の規律をすべてソフト・ローに委ねてよいかというと、そうではない。ソフト・ローには重要な問題が少なからず残るからである。その第1は、予算の問題である。国・自治体の財政支出についての規定はソフト・ローでは置くことが当然できないという点である。第2は、ソフト・ローには法的な強制力がないという点である。強制力が必要な場合には、法律等のハード・ローに任さなければならない。第3は、ソフト・ローは全体としてみると、医療従事者側だけで設けられているために、医療従事者と患者・家族の双方にとっての「共通の尺度」になっているかというと、そうではないという点である。「共通の尺度」とするためには、手続の過程も含めて、

ハード・ローという形式を踏む必要がある。

　それでは、日本の現在の医事法はどうだろうか。ハード・ローがこのような役割を果たしているだろうか。

　医療関係のハード・ローとしてまず挙げられるのは、医療施設・機関に関する医療法である。医療法は昭和23年7月に制定されており、「この法律は、医療を受ける者による医療に関する適切な選択を支援するために必要な事項、医療の安全を確保するために必要な事項、病院、診療所及び助産所の開設及び管理に関し必要な事項並びにこれらの施設の整備並びに医療提供施設相互間の機能の分担及び業務の連携を推進するために必要な事項を定めること等により、医療を受ける者の利益の保護及び良質かつ適切な医療を効率的に提供する体制の確保を図り、もつて国民の健康の保持に寄与することを目的とする」とされている。ただし、国・自治体の義務については、「国及び地方公共団体は、前条に規定する理念に基づき、国民に対し良質かつ適切な医療を効率的に提供する体制が確保されるよう努めなければならない」（1条の3）と規定するだけで、ほとんどは医療施設・機関に対する国の監督・管理などに関する規定である。「国および地方自治体は、国民および地域住民が等しく最善かつ安全な医療を享受するために、必要かつ十分な医療施設等の人的、物的体制を整備し、かつ、医療水準の向上のため適切な措置を講じなければならない」とか、「国および地方自治体は、国民および地域住民がいつでもどこでも経済的負担能力に関わりなく最善かつ安全な医療を受けることができるように、又、医療機関および医療従事者が最善かつ安全な医療を提供しうるように医療保障制度を充実させなければならない」とかいった規定は見当たらない。

　医療従事者の養成・免許・研修等に関するハード・ローとして

は、医師法（昭和23年法律第201号）、歯科医師法（昭和23年法律第202号）、保健師助産師看護師法（昭和23年法律第203号）、歯科衛生士法（昭和23年法律第204号）、歯科技工士法（昭和30年法律第168号）、薬剤師法（昭和35年法律第146号）、理学療法士及び作業療法士法（昭和40年法律第137号）、救急救命士法（平成3年法律第36号）、などが定められている。免許、国家試験、研修、業務等について国が一元的に統制する旨の規定がほとんどである。医師法には、「診療に従事する医師は、診察治療の求があつた場合には、正当な事由がなければ、これを拒んではならない」（19条）との応召義務規定も置かれている。この応招義務は、医師が国に対し負担する公法上の義務で、応召義務違反に対して、刑事罰は規定されていないが、医師法上、医師免許に対する行政処分はありえるとされる。専門家の自治、自律に関する規定は見当たらない。

　疾病の予防及び医療行為の規制に関するハード・ローとしては、予防接種法（昭和23年法律第68号）、精神保健福祉法（昭和25年法律第123号）、感染症の予防及び感染症の患者に対する医療に関する法律（平成10年法律第104号）、がん対策基本法（平成18年法律第98号）、肝炎対策基本法（平成21年法律97号）、難病の患者に対する医療等に関する法律（平成26年法律第50号）、アレルギー疾患基本法（平成26年法律第98号）、などが制定されている。「らい予防法」（昭和28年法律第214号、1996年4月廃止）のように憲法違反の判決が確定した法律の外、母体保護法（昭和23年法律第156号）や精神保健福祉法などのように違憲ではないかとの批判が強い法律も少なくない。

　医薬品の規制に関するハード・ローとしては、医薬品、医療機器等の品質、有効性及び安全性の確保等に関する法律（昭和35年法律第145号、制定当時は薬事法）などがある。

　公的医療保険制度に関するハード・ローとしては、国民健康保険法（昭和33年法律第192号）などがある。

医療事故の処理に関するハード・ローとしては、平成26年改正医療法6条の9〜27がある。このほか、民法の不法行為法や、刑法の傷害罪なども場合によっては適用が問題となる。

4 ハード・ローとガイドライン

日本の医事法の場合、上記のように、ハード・ローは数多く制定されている。しかし、これらのハードローは、医療に対する国家の統制・監督を担保する根拠法という性格が強い。統制・監督の具体については、省令・通達・ガイドライン等に委ねられている。**白紙委任**に近いと言っても過言ではない。

終末期医療についても、国の設置した「終末期医療の決定プロセスのあり方に関する検討会」によって「人生の最終段階における医療の決定プロセスに関するガイドライン」(平成19年5月、改訂丙施營27年3月) が示されている。

この国のガイドラインに従って医療機関などのソフト・ローが制定、改廃されていることは前述した通りである。

医療改革の「武器」

1 日本国憲法25条と医療

日本国憲法25条1項は、「すべて国民は、健康で文化的な最低限度の生活を営む権利を有する」と規定している。この国民の生存権を具体化し、医療等の各場面でこれを保障するということが医事法の役割ということになる。というのも、25条1項の規定は抽象的なために、医療等の場面における**生存権**、すなわち、国民の医療を受ける権利の具体的内容を明らかにし、その具体的保障を国・自治体及び医療従事者に義務づけるとともに、医療従事者がその責務を果たす上で必要な権限を認め、障害者権利条約に見られるような当事者参加の考えを医療等のいろいろな

場面で具体化する規定が存在しなければ、25条1項は「絵に描いた餅」に帰すことになるからである。

　判例は憲法25条をプログラム規定と解しているために、たとえば、Aさんが「医療を受ける権利」が侵害されたので、憲法25条違反だとして国・自治体を訴えたとしても、その訴えは認められないとして却下されることになる。裁判による問題の解決を図るためにも医事法は必要だということになる。

　問題は、現状の日本の医事法がそうなっているかである。もしそうなっていないとすると、変えていく必要がある。変えていくためにも、医事法の果たすべき役割と指導原理を理解する必要がある。この理解に欠けると、どう変えていったらよいかがわからないということになる。国が医事法を変えようとしたとき、その変え方が正しいのか間違いなのかの判断もできないということになる。いくら心配だ、不安だといっても、国・自治体に「お任せ」ということになってしまう。

　この心配、不安のために時には医療従事者に対して暴力に走る患者・家族も稀には散見される。しかし、暴力に走ったからといって問題が解決されるわけではない。医事法の果たすべき役割を学び、それに従って医事法を変えていくことこそが心配、不安に対する真の解決策だといってよい。

　医事法の果たすべき役割を国民・市民に対し明確に指し示す規定を医事法に中に置くことも必要ということになる。他の法領域では、〇〇基本法という形で、それが規定されているが、医事法の場合、医療基本法は存在しない。がん対策基本法のように「基本法」という名称を附したものもみられるが、**医療基本法**の役割を果たすものではない。

2 疾病に起因する差別

　新型コロナウイルス感染症の拡大が衰えを見せないなかで、人々の不安も一向に収まる気配がない。

　ラグビー部の寮で部員53人の新型コロナウイルスのクラスター（感染者集団）が発生した奈良県X市のX大学に対しては、「大学の感染対策に疑問を感じる」「医療従事者に負担をかけた」などという理由で、大学に謝罪を求める電話やメールが、市役所に50件近く、大学にも10件ほど寄せられたという。最初の感染確認が発表された2020年8月16日以降、部員ではない複数の学生から「バイト先で『やめてくれ』と言われた」などの訴えが相次いだ。同様の訴えはX市にも寄せられており、事態を重く受け止めた大学と市は、20日午後、学長と市長がそろって記者会見し、学生の不当な扱いや差別の助長をやめるよう訴えたという。

　このような差別は、疾病の予防にとっても、患者の治療にとってもマイナスでしかない。

　コロナ禍における差別・人権侵害については、さすがにひどいということから、そして、すべての人が被害者になりうるということから、各界から緊急声明などが発表されている。医療界も声明を発表している。

　日本赤十字社も、2020年3月に、「新型コロナウイルスの3つの顔を知ろう！〜負のスパイラルを断ち切るために〜」と題された教材を作成し、同社のHPに掲載するとともに、この教材を用いた授業を中学校などで実施している。「ウイルスがもたらす第3の"感染症"は嫌悪・偏見・差別です。不安を煽ることは病気に対する偏見や差別を強めます。『確かな情報』を広めましょう。差別的な言動に同調しないようにしましょう」などと訴えられている。

このような疾病に起因する差別・人権侵害を防止するのも医事法の役割といえる。政府の新型コロナウイルス感染症対策分科会の「偏見・差別とプライバシーに関するワーキンググループ」でも、その必要性が提言されている。しかし、現行の医事法には、「我が国においては、過去にハンセン病、後天性免疫不全症候群等の感染症の患者等に対するいわれのない差別や偏見が存在したという事実を重く受け止め、これを教訓として今後に生かすことが必要である」(「感染症の予防及び感染症の患者に対する医療に関する法律」前文)とされるものの、教訓を生かすための具体的な規定は特段、設けられていない。

③ 変革のための羅針盤

医事法の指導原理として、①経済的効率性、②個人の自律性と尊厳、③医師への信頼、④医療専門職の独立、などが従来から指摘されている。このほか、①人格(権)の尊重と人間の尊厳、②法によるチェックと法に対するチェック、③患者の自己決定権とメディカル・パターナリズムの調和、④生存の価値なき生命の毀滅の防止(疑わしきは生命の利益に〔生命の発生の周辺の問題や終末期医療の問題、さらには人体実験の問題などの分野〕)、⑤メディカル・デュプロセス、なども提示されている[4]。

これらは、いずれも医事法の指導原理として重要である。問題は、現在の日本の医事法がこれらの指導原理を法規範化し、国・自治体、医療施設、医療従事者、患者・家族のいずれもが守るべき「共通の尺度」としているかである。

たとえば、道路交通の場合、自動車が道路を右側通行するか左側通行するかは法で規定されている。規定されていないと大

4　甲斐克則編『ブリッジブック　医事法[第2版]』(信山社、2006年)4頁以下。

きな混乱が生じる。ときには重大な事故が発生する。医療等の場合も同様である。国・自治体の立場と、医療施設・医療従事者の立場と、患者・家族の立場は大きく異なる。医事法の役割とそれを踏まえた指導原理についての理解も大きく異なる。時には鋭く対立し得る。これを放置すると、相互不信が生じ、医療という公共財が損なわれることになる。

　これを防ぐためには、医事法が「共通の尺度」という役割を果たしているかどうか、その現状を点検し、絶えざる改善を図っていくことが必要である。指導原理も、「説明のための原理」にとどめず、「改革のための羅針盤」として位置づけることが必要である。

４ 国際化時代

　世界中どこでも生命の危機に直面している人びとに直接医療が届けられるよう、独立・中立・公平の立場で医療・人道援助活動を行っている「国境なき医師団」の活躍に見られるように、医療に国境はあってはならない。国籍によって命に軽重があってはならないからである。しかし、世界の開発とそれに対する援助のための国際連合総会の補助機関である「国際連合開発計画」（UNDP）によると、「新型コロナウイルスと格差」が次のように分析されている。

　　「新型コロナウイルス感染症の大流行は 前代未聞の危機です」「この疫病が過ぎ去ったとしても、人類全体がこの先何年もその影響を受けながら生きていくことになります。しかし、私たちが支払う代償は立場により大きく異なります。新型コロナウイルスには国境は関係なく、最も弱い立場にある人々が最も大きな打撃を受け続けることになるからで

す」「発展途上国や危機的状況にある国、それに加えて、インフォーマル経済に依存している人々、女性、障がいを持つ人々、難民、避難生活を送る人々、そして偏見に苦しむ人々など、世界中のすでに脆弱な立場にある人々が最も大きな打撃を受けることになります。ILOによると、インドだけでも4億人以上がインフォーマルな仕事に頼らざるを得ないため、貧困に陥る危険性があります」

　日本の医療や医事法についても、国際的な視野で考察する必要がある。ハンセン病強制隔離政策に見られるような、日本の医療の常識が世界から見ると「非常識」だというような事態を再び起こしてはならない。

　しかし、精神科医療や感染症医療その他、いまだ内外に大きな落差が存在している。諸外国に見られるような患者の権利法などが未制定というのもこの落差のひとつである。その意味では、日本の医療、医事法は国際的な通用性を得るにはいまだ至っていないともいえる。

　日本で生活する外国人の数が毎年増加している。2019（令和元）年末現在における在留外国人数は293万3,137人で、前年末に比べ7.4％増加し、日本の総人口1億2,617人（令和元年10月1日現在人口推計：総務省統計局）の2.32％を占めており、在留外国人数及び総人口に占める割合ともに過去最高となっている。コロナ禍の影響で、2021年6月末では前年末に比べ、2.2％減になっているが、政府は、外国人労働者の大幅受入れを政策として打ち出している。日本の医療、医事法は日本人だけのものではなくなりつつある。

　本章を読み終わった感想はいかがだろうか。現にある医療制度ないし医事法とあるべき医療制度ないし医事法との乖離がこんなにも大きいということがご理解いただけたであろうか。日本国憲法の諸原則と大きく乖離しているのは、かつてのハンセン病政策だけではない。医療制度全体が、そして、医事法全体が日本国憲法に照らした場合、違憲と判断されてもおかしくないような構造的な問題を抱えている。その意味では、国の誤ったハンセン病政策は日本の医療政策の周辺に位置していた問題ではなく、中心に位置していた問題だということがご理解いただけただろうか。医療崩壊の進行は深刻で、このような状態を一刻も放置しえないことがご理解いただけただろうか。どのような方向に、医療制度と医事法を改革していけばよいかをご理解いただけただろうか。

　ご理解いただけたとすれば、皆さん方は、もう医療改革の、そして医事法改革の立派な担い手にして、国民・市民が参加する医療の推進者ということになる。医事法を活用するためのノウハウを身に着けたということになる。

■【本章のふりかえり】

その1┃医療が正当業務行為として適法とされるためには「患者の同意」（インフォームド・コンセント）の要件も必要になっている。

その2┃今の日本の医療現場は「ブラック職場」になっており、医療従事者の権利を医事法で保障して医療従事者が働き続けやすい職場にしていく必要がある。

2 公衆衛生と社会防衛

内山真由美（佐賀大学准教授）

はじめに

　ドイツは、**SARS（重症急性呼吸器症候群）**の経験を踏まえて、感染状況の把握が感染の拡大を防止するという認識のもと、発症前の潜伏期にある者を含む無症状の人も感染を拡大させるという**SARS-CoV-2（新型コロナウイルス）**の特徴に合わせて**PCR検査**の対象を拡げるなど、迅速な対策を講じた。それとともに、医療機関に対する補助金の交付によりCOVID-19重症患者用のICUを増やした（全国2.5万床から４万床に増床）[1]。

　一方、日本では2010年に、新型インフルエンザ（A/H1N1）対策総括会議が報告書において、保健所等の感染症対策に関わる専門組織・人員体制の大幅な強化やPCRを含めた検査体制の強化などを提言し、厚生労働省に関係省庁と密に連携して国の対策に活かしていくよう求めていたにもかかわらず[2]、取り組みが進まないなかで10年後にパンデミックを迎えた[3]。

1　翁百合「事例３ ドイツ　充実したICUや機動的対応を背景に医療体制のレジリエンスを発揮」寺崎仁監修・ヘルスケア総合政策研究所企画・制作『医療白書2021年度版　日本のコロナ対応「混乱の本質」』（日本医療企画、2021年）93頁。

2　新型インフルエンザ（A/H1N1）対策総括会議「新型インフルエンザ（A/H1N1）対策総括会議　報告書」（2010年６月10日）〈https://www.mhlw.go.jp/bunya/kenkou/kekkaku-kansenshou04/dl/infu100610-00.pdf（最終確認2021年12月12日）〉。

3　保健所等の感染症対策に関わる専門機関の状況について、内山真由美「Chapter.1 日本におけるこれまでの感染症対策」岡田行雄『患者と医療従事者の権利保障に基づく医療制度——新型コロナウイルス禍を契機として考える』

検査体制の未整備は検査の抑制へと働き、感染症対策の出発点である感染者の発見がなおざりにされることで、隔離による感染拡大防止も患者の治療も不十分なものとなった。驚くのは、検査の抑制がいわゆる**医療崩壊**を回避するために必要とされたことである[4]。ここには、「人びとの健康を守るための制度の現状保持のために人びとの健康を犠牲にするといった倒錯がある」[5]。

　感染の拡大と縮小を数回経験するも、国が医療提供体制の抜本的な見直しに着手することはなく、2021年夏の感染拡大の第5波では、保健所が入院を調整しているにもかかわらず都道府県が確保している入院病床が満床となったため**宿泊療養**や**自宅療養**となる者が多く出て、中には適切な治療を受けられず入院待機中に命を落とす者がいた。

　こうして私たちは、日本国憲法が国に要請する公衆衛生の向上・増進による国民の生存権の確保が十分に果たされないことを経験し、「感染症の予防及び感染症の患者に対する医療に関する法律」（以下、「**感染症法**」）が国に求める予防と医療という感染症対策の2つの柱の崩壊を目の当たりにした。

（現代人文社、2021年）29〜37頁を参照。

4　「医療崩壊」という用語は、「政府として定義して用いている用語ではない」（衆議院「衆議院議員岡本充功君提出医療崩壊に対する政府の認識に関する質問に対する答弁書」（2021年2月9日）〈https://www.shugiin.go.jp/internet/itdb_shitsumon.nsf/html/shitsumon/b204018.htm（最終確認2021年12月12日）〉。中川俊夫・日本医師会会長は、「必要な時に適切な医療を提供できない、適切な医療を受けることができない、これが『医療崩壊』」と述べており（日医ニュース「新型コロナウイルス感染症に関する最近の動向について」（2021年1月20日）〈https://www.med.or.jp/nichiionline/article/009769.html（最終確認2021年12月12日）〉、本章はこの意味で「医療崩壊」を用いた。

5　酒井隆史「反平等という想念」世界950号（2021年）117頁。

公衆衛生とは

　公衆衛生とは、「組織化された地域社会の努力を通じた疾病の予防、寿命の延長、身体的・精神的健康と能力の増進のための科学であり技術である」[6]というアメリカ合衆国の公衆衛生学者**ウィンスロー**(Charles-Edward Amoy Winslow)の定義が知られている。

　日本国憲法では25条2項に登場し、「国は、すべての生活部面について、社会福祉、社会保障及び公衆衛生の向上及び増進に努めなければならない」と規定される。この規定を根拠に、具体的な衛生法規(各種の法律、政令、省令など)[7]に基づき、国および地方公共団体は活動する(これを**衛生行政**という)。こうしたところから、公衆衛生とは、「行政主導によって地域社会の病気の予防と健康の増進を図り、よりよき生活を目指すこと」[8]と定義されることもある。衛生行政の領域は、母子保健、成人保健、高齢者保健、学校保健、精神保健、地域保健、障害者福祉、社会福祉、感染症、労働衛生、食品衛生、環境衛生と多岐にわたる。

　衛生行政は、国民の生存権(日本国憲法25条1項)を確かなものとするために実施されるが、公衆衛生というところの「公衆」やその定義に「地域社会」とあるように、大勢や社会を防衛するために、個人の人権を制限する活動でもある。たとえば、COVID-19対策として、住民に対する不要不急の外出自粛要請や店舗の営業自粛要請などが行われたことは記憶に新しい。前者は、移動の自由を、後者は営業の自由といった日本国憲法が私たちに保障する人権を制限するものである。

6　甲斐克則編『医事法辞典』(信山社、2018年)200頁。

7　その全容について、大磯義一郎・大滝恭弘・荒神裕之『医療法学入門[第3版]』(医学書院、2021年)95〜124頁を参照。

8　中村信也編『公衆衛生学2021/2022』(同文書院、2021年)6頁。

世界保健機関（WHO）は、「COVID-19の対応の要としての人権への取り組み2020年4月21日版」において、個人の移動の制限を含む公衆衛生上の対策について、WHO憲章21条に基づく「国際保健規則」(2005年)、「経済的、社会的及び文化的権利に関する委員会」の一般的意見14 (2000年)、「市民的及び政治的権利に関する国際規約」(1976年)、「市民的及び政治的権利に関する国際規約の制限及び逸脱条項に関するシラクサ原則」(1984年) を遵守するよう注意喚起している**⁹**。

　WHOの同文書は、「さらに、最終的には個人の健康、権利、自由を促進させるために、そのような制限措置が、感染性疾患の拡大を抑制するために必要であることを国が示すことが人権上必要である」こと、「制限を課すための最初の理論的根拠がすでに適合していない場合、遅滞なく制限を解除するべきである」こと、「影響を受けた個人が、これらの制限の妥当性に対する異議申し立てをできるように、監視し、説明責任を果たす仕組みが整備されるべきである」**¹⁰**ことを指摘する。日本におけるこれまでのCOVID-19対策**¹¹**を人権の観点から検討することが課題である。

　本章では、衛生行政のうち感染症と精神保健の2つに重点を置いて、公衆衛生と社会防衛の問題を考えたい。

9　WHO神戸センター「COVID-19の対応の要としての人権への取り組み2020年4月21日版」非公式日本語訳（2020年5月11日）〈https://extranet.who.int/kobe_centre/sites/default/files/20200421_JA_humanrights.pdf（最終確認2021年12月12日）〉。

10　WHO神戸センター・前掲註9文書。

11　日本におけるCOVID-19対策について、内山真由美「新型コロナウイルス感染症対策における専門家、政府、知事の役割」佐賀大学経済論集53巻4号（2021年）35〜60頁を参照。

衛生行政の現在地

　感染症法は、感染症の予防と患者に対する医療に関し必要な措置を定めることで、感染症の発生・まん延の防止を図り、公衆衛生の向上・増進を目指す法律である（1条）。公衆衛生の向上・増進のために、予防接種、健康診断、消毒措置、入院等の措置（＝予防）、および感染症にかかった患者を治すこと（＝医療）が必要となる[12]。

　しかし、コロナ禍では、予防も医療も十分に実施されなかった。2020年から2021年の冬に襲った感染拡大の第3波について、「若年層の感染者数が多かったものの、大都市圏を有する自治体における最も療養者数が多かった時点の入院率は約1～2割程度であった」[13]。2021年の感染症法等の改正により、これまで厚生労働省による通知と事務連絡に依っていた宿泊療養・自宅療養が感染症法に明文化され、8月には厚生労働省により患者が急増している地域では入院が必要な患者以外は自宅療養が基本であることが自治体に通知された[14]。これは、デルタ株のまん延に伴い患者が急増した第5波（2021年8月から9月）において、予防と医療を人々にあきらめさせるものであった。厚生労働省が公表した「新型コロナウイルス感染症患者の療養状況、病床数等に関する調査結果」のうち、自宅療養者がピークに達した2021年9月1日0時時点のデータを見ると、療養者（入院者、宿泊療養者、

---

[12] 「予防」と「医療」の概念は、厚生労働省健康局結核感染症課監修『詳解　感染症の予防及び感染症の患者に対する医療に関する法律四訂版』（中央法規、2016年）36頁を参照した。

[13] 厚生労働省新型コロナウイルス感染症対策推進本部「今後の感染拡大に備えた新型コロナウイルス感染症の医療提供体制整備について」（2021年3月24日）〈https://www.mhlw.go.jp/content/000758011.pdf（最終確認2021年12月12日）〉。

[14] 厚生労働省新型コロナウイルス感染症対策推進本部「現下の感染拡大を踏まえた患者療養の考え方について（要請）」（2021年8月3日）〈https://www.mhlw.go.jp/content/000817011.pdf（最終確認2021年12月12日）〉。

自宅療養者等、療養先調整中の人数の合計）20万2,848人の内訳は次のとおりである。入院者2万4,320人、自宅療養者13万1,214人（東京1万9,792人、大阪1万7,723人）、宿泊療養者1万9,624人、そして、療養場所について入院と決定したが、調査時点で受け入れ医療機関が決定していない人1,272人[15]。

　第5波において、厚生労働省は、COVID-19患者の入院を受け入れている病院等にさらなる病床確保等の協力を要請し、すべての診療所に、新型コロナ感染症患者への在宅医療および検査、診断、都が要請した施設に対する人材派遣、区市町村のワクチン接種等への協力を求めた[16]。しかし、宿泊療養者・自宅療養者は入院者をはるかに上回り、予防も医療も機能しない状態が続いた[17]。

　なぜ予防も医療も不十分な現状になっているのだろうか。その原因を探るために、明治時代にまで衛生行政をさかのぼってみよう。

衛生行政の歴史

1 第二次世界大戦前

(1) 感染症全般

　衛生行政は、1872年に組織化され、「**医制**」の公布（1874年）に

15　厚生労働省「新型コロナウイルス感染症患者の療養状況等及び入院患者受入病床数等に関する調査結果」（2021年9月1日0時点。2021年9月3日公表、11月17日修正）〈https://www.mhlw.go.jp/content/10900000/000856129.pdf（最終確認2021年12月12日）〉。

16　厚生労働省「感染症の予防及び感染症の患者に対する医療に関する法律第16条の2第1項に基づく協力の要請について」（2021年8月23日）〈https://www.mhlw.go.jp/content/000823175.pdf（最終確認2021年12月12日）〉。

17　自宅療養中に亡くなった人については、現在においてもその人数すら正確に把握されていない。こうした状況において、自宅で死亡した人の家族が遺族会を立ち上げた（朝日新聞「自宅療養、命を見落とさないで　遅れた対応、姉『死を無駄にせぬ』コロナ、遺族会発足」2021年12月5日朝刊）。

より本格化した。医制は、感染症対策の基本方針を次のように示した。医師から医務取締・区戸長への届出（46条）、医務取締から衛生局・地方官への届出（8条）の流れをつくり、医務取締の届出があったときは、衛生局長は医務取締と地方の「大医碩学」を集めて、予防救治の方法を相談し、文部省と近隣府県に報告すること（10条）などである。

衛生行政は、コレラの流行[18]を受けて急性感染症の予防対策として発達していった。海港検疫、**避病院**（感染症患者を収容する病院）、届出、交通遮断、消毒等の規定を設けた「虎列刺病予防法心得」（1877年）は、再度のコレラの流行を受けて「虎列刺病予防仮規則」（1879年）となり、感染症の予防に関する初めての総合的な法規として「伝染病予防規則」（1880年）が制定された。伝染病予防規則は、伝染病をコレラ、腸チフス、赤痢、ジフテリア、発疹チフス、痘瘡（天然痘）の6種とこれら以外の拡大の兆候がある伝染病で地方官が内務省の許可を得て定めるものとした（1条）。医師に対する伝染病患者の届出の義務づけ（2条）、避病院の設置（6条）と伝染病患者の隔離（7条）、患者が発生した家の門戸への病名票の貼付と交通の遮断（8条）に関する規定などを設けた。

1897年、感染症の動向などを反映するために、伝染病予防規則を廃止して「**伝染病予防法**」が制定された。同法は、伝染病に猩紅熱とペストを加え法定伝染病を8種とし（1条）、市町村に伝染病予防委員（15条）、府県に検疫委員（18条）を置く制度を定め、府県知事等が伝染病予防上必要と認めるとき、検診、交通遮断、群衆の制限・禁止、物件の出入の制限・停止・廃止、伝染

---

[18]　1877年のコレラの流行では、患者総数1万3,816人（人口1万につき約4人）、死亡者8,027人（58％）、1879年のコレラの流行では、患者16万2,637人、死亡者10万5,786人、1886年の流行では、患者15万5,923人、死亡者10万8,405人に上った（厚生省医務局『医制百年史』〔ぎょうせい、1976年〕29頁）。

病毒伝播の媒介となる飲食物の販売・授受の禁止・廃棄、船舶への医師の雇い入れを命じる等多数の人民の集合する場所に対する予防上必要な設備の実施、清潔方法・消毒方法の実施と井戸、上水、下水、溝渠、芥溜、厠圊の新築・改築・変更・廃止を命じ、またはその使用の停止、一定の場所における魚撈、遊泳またはその水の使用の制限、もしくは停止をできるとした（19条）。その他、府県、市町村、個人の費用負担について整備した。

　このように、伝染病予防法は、患者の隔離などの予防を内容とする法律であった。明治時代は、コレラなどの感染症に関する治療法を欠く時代ゆえに、隔離すなわち社会防衛が徹底されることもやむを得ず[19]、患者に対する医療の提供に関する規定を欠いたともいえよう。だが、伝染病予防法は、以後100年にわたり日本の感染症対策の基本となり続けた。日本国憲法の人権保障は、感染症対策に行き渡らなかったということである。

　伝染病予防法制定後の衛生行政の重点は、結核、ハンセン病、精神疾患などの予防に移った。

⑵ 結核

　近代化によって社会にまん延した結核への対策は、1904年の「肺結核予防ニ関スル件」の公布、1911年の「工場法」の制定により始まり、1914年に制定された「肺結核療養所ノ設置及国庫補助ニ関スル件」は、公立の療養所の設置を命じた。結核死亡者数の増加を受けて1919年に「結核予防法」が制定され、地方長官は結核患者で「療養の途なき者及び予防上特に必要と認める者

19　明治時代、特に患者、死者を多く出した1886年について見てみると、コレラで10万8,405人、痘そうで1万8,678人、腸チフスで1万3,807人、赤痢で6,839人、発疹チフスで1,577人、ジフテリアで1,465人と、伝染病予防規則が定める6種の伝染病による死者の総計は15万771人に及び、同年の死者総数93万8,343人の実に16％を占めていた（厚生省医務局『医制百年史　付録　衛生統計からみた医制百年の歩み』〔ぎょうせい、1976年〕25頁）。

を療養所に入所させることができる」(7条) と規定した。

1937年の「保健所法」により、保健所は、結核予防の指導をはじめとする感染症対策など、地域住民の健康課題を扱う第一線の行政機関となった。同年の「結核予防法」の改正で、公立結核療養所に入所させる患者の範囲を拡張し (療養の途のない者に限定せず、環境上結核を伝染させるおそれのある結核患者で予防上特に必要と認めるものとすることとした)、初めて結核患者の届出制度が設けられた。実際には、届出制度施行後1年間の届出患者は2万8,000人余りにすぎず[20]、療養所の圧倒的不足から、届出や隔離が徹底されることはなかった。

多くの患者は、費用の高さから私立の療養所 (サナトリウム) にも、病床の不足から公立の療養所にも入院できず、自宅や屋外の粗末な小屋や洞穴で、貧困、孤独、差別と闘った。結核予防法制定時の大正時代末頃から昭和はじめは、生活環境の向上が結核を予防すると医師、学者、政治家の間で考えられていたが、軍国主義が進行するにつれて、病気は個人の体質の問題、遺伝の問題にすり替えられていき、優生思想と結びついていった[21]。

(3) ハンセン病

1907年、「明治四十年法律第十一号」(通称、「癩予防ニ関スル法律」) が制定され、浮浪患者が収容され始めた (施行は1909年)。政府は、1931年に内容を大幅に改めた「癩予防法」を制定した。これは、「全ての患者を療養所に収容することを可能にし、また患者が収容に応じやすくなる環境を用意することで、全患者隔離という遺漏のない公衆衛生上の対策をめざした法改定だった」[22]。

---

20 厚生省医務局・前掲註18書236頁。

21 北川扶生子『結核がつくる物語 感染と読者の近代』(岩波書店、2021年) 17〜42頁を参照。

22 稲葉上道「日本のハンセン病対策通史」国立ハンセン病資料館研究紀要6号 (2019年) 4頁。

1929年以降、全国的に展開された「**無らい県運動**」では、すべての患者を隔離する必要がいわれ、住民による患者の発見と都道府県衛生部や保健所への通報が奨励された。無らい県運動により、地域で生活していた患者が療養所に入所させられ、患者・家族に対する差別と偏見を助長した。

(4) **精神疾患**

「医制」には、癲狂院（精神科病院）の設立に関する規定があり（26条）、1875年には日本で初めての公立精神科病院（京都府癲狂院）が設立されたが、精神科病院の設置は進まず、精神障害者の多くは**私宅監置**（自宅の一室や物置小屋の一角に部屋を作り、患者を収容すること）された。全国的な法整備は、1900年の「精神病者監護法」と1919年の「精神病院法」(1919年)でなされたが、前者は私宅監置を公的に認めるものであり（9条）、後者によっても公立精神科病院の設立は進まず、医療は極めて限定的であった[23]。

(5) まとめ

このように、明治時代の初頭から30年をかけて急性感染症の予防対策が整えられ、続いて、結核、ハンセン病、精神疾患の予防対策が講じられた。この間の衛生行政の重点は、感染症や精神疾患の患者を隔離して社会を防衛することにあった。

人々は、警察力をもって急速に進められた感染症対策に抵抗した。「治療法が確立していないこの時代にあって、コレラへの対処法の基本は『隔離』であり、その実態は患家門戸への病名票の貼付（『印づけ』）と避病院の設置であった。したがって、その多くは治療行為ともいえない、いわば行政処分にすぎないものであり、実施にあたっては住民からの抵抗を受けた」[24]。「治療法

---

[23] 戦前の精神病院は、143カ所、約2万3千床であったが、敗戦時にはそれが32カ所、約4千床に激減した（菅谷章『日本医療制度史』〔原書房、1978年〕107頁）。

[24] 小林丈広『近代日本と公衆衛生　都市社会史の試み〔新装版〕』（雄山閣、2018

も定まらず、患者の大半が死亡していく現実の前では、避病院への収容を望む者は少なかった」[25]。避病院への隔離収容を忌み嫌う人々に対して、たとえば、「（京都——引用者註）府は取り締まりを強化し、警察力を動員して隔離を促すが、そうした手法がますます患者の隠匿を誘発することになった」[26]。

　内務省所管の危害の防止を主とした消極的な取締行政は、1938年に新設された厚生省に移り、国民の健康の維持・増進を目指す積極的な衛生行政に転換した[27]。戦時下で衛生行政の「対策の中心は国民体力の向上という見地から結核対策が中心で、他の疾病予防の対策については殆どみるべきものがなかった」[28]。

2 第二次世界大戦後

⑴ 感染症全般

　敗戦後、衛生行政は1946年に制定された日本国憲法のもとに実施されることとなった。前年９月、連合国軍最高司令官総司令部（GHQ）は、日本政府へ公衆衛生に関する初めての覚書「公衆衛生対策に関する件」を出した。1946年５月には、GHQの覚書「保健及び厚生行政機構の改正に関する件」に基づき、11月の厚生省官制等一部改正（勅令第517号）により、医務局を廃止して、衛生局を公衆保健、医務、予防の３局とし、12月には地方局に衛生部の行政機関が設けられた（一部は翌年１月）。1947年４月、GHQの覚書「保健所機構の拡充強化に関する件」に基づき、９月に保健所法が全面的に改正された（翌年１月施行）。

年) 21頁。

25　小林・前掲註24書19頁。

26　小林・前掲註24書19頁。

27　林秀=児玉威=原士良『注解衛生法規』（医歯薬出版、1969年）４頁を参照。

28　厚生省医務局・前掲註18書327頁。

戦後、急性感染症と慢性感染症を取り巻く状況は大きく変わった。コレラは検疫の強化により制圧され、1953年、1954年の輸入例を除き発生しておらず、痘そうも戦後は予防接種が推進されたことにより、死者は1951年以来出ていない。背景には、抗生物質などの医薬品の開発・普及、医学の進歩、生活環境の整備などがある[29]。

　総合的な感染症対策を規定する伝染病予防法は、先に指摘したとおり、患者の隔離を内容とする法律であった。たとえば、強制隔離について「伝染病予防上必要と認めるときは」(7条)という要件を付けていたが、戦後、日本国憲法の定める適正手続保障が法に加えられることはなかった。このような姿勢には、感染症対策において患者の人権の制限に注意が払われていなかったことを見て取ることができる。

　1997年、公衆衛生審議会伝染病予防部会基本問題検討小委員会は、「報告書」を発表して感染症対策の見直しの基本的方向を5つに整理した。その1つめに、「個々の国民に対する感染症の予防・治療に重点をおいた対策」を掲げた。また、「新しい時代の感染症対策」の7つめの「良質かつ適切な医療の提供・感染拡大の防止」には、「個人の感染症予防の積み上げの結果としての集団の感染症予防」とある[30]。ここに、従来の社会防衛を主とした感染症対策からの大きな転換が示された。

　こうして1998年、日本国憲法の精神と患者数・死者数の減少といった感染症を取り巻く状況の変化がようやく感染症対策に反映されることとなった。約100年にわたり感染症対策の基本で

29　コレラと痘そうにつき、厚生省医務局・前掲註19書27〜29頁。
30　公衆衛生審議会伝染病予防部会基本問題検討小委員会「新しい時代の感染症対策について　報告書」(1997年12月8日)〈https://www.mhlw.go.jp/www1/shingi/s1208-1.html(最終確認2021年12月12日)〉。

あった伝染病予防法は、「性病予防法」および「後天性免疫不全症候群の予防に関する法律」とともに廃止され、「感染症の予防及び感染症の患者に対する医療に関する法律」に統合された。

感染症法は、「我が国においては、過去にハンセン病、後天性免疫不全症候群等の感染症の患者等に対するいわれのない差別や偏見が存在したという事実を重く受け止め、これを教訓として今後に生かすことが必要である」とし、「このような感染症をめぐる状況の変化や感染症の患者等が置かれてきた状況を踏まえ、感染症の患者等の人権を尊重しつつ、これらの者に対する良質かつ適切な医療の提供を確保し、感染症に迅速かつ適確に対応することが求められている」とする（前文）。こうして、感染症対策の基本となる法にはじめて、患者の人権の尊重と良質かつ適切な医療の提供の確保が明記された。

(2) 結核

BCGワクチン接種による発症の予防や特効薬であるストレイプトマイシン等の使用による早期治療など時代の進歩を踏まえた法改正が提案され[31]、1951年に「結核予防法」が制定された（2007年に、感染症法へ統合・廃止）。

(3) ハンセン病

結核対策が時代の進歩を捉えて変更されたのに対して、ハンセン病対策は、癩予防法を廃止し制定された「らい予防法」（1953年）が隔離政策を引き継ぎ、「らい予防法の廃止に関する法律」（1996年）によるまで、ハンセン病患者は社会から隔離された。

らい予防法は、患者を終生にわたり隔離して患者の人生を奪う法律であり、ハンセン病に対する差別と偏見を助長した。**らい予防法違憲国賠訴訟熊本地裁判決**が次のように述べている。

---

[31]　1951年3月17日第10回国会衆議院厚生委員会第12号。国会会議録検索システムより〈https://kokkai.ndl.go.jp/#/（最終確認2021年12月12日）〉。

「このような新法の存在は、ハンセン病に対する差別・偏見の作出・助長・維持に大きな役割を果たした。このような法律が存在する以上、人々が、ハンセン病を強烈な伝染病であると誤解し、ハンセン病患者と接触を持ちたくないと考えるのは、無理からぬところであり、法律が存在し続けたことの意味は重大である」[32]。

　隔離政策によるハンセン病患者家族の被害も計り知れない。**ハンセン病家族訴訟熊本地裁判決**は、国による隔離政策が患者のみならずその家族に対しても偏見差別を形成することを認定し、国の国賠法上の違法性及び過失を認めて賠償を命じた[33]。2019年11月15日、「ハンセン病元患者家族に対する補償金の支給等に関する法律」が制定された。

⑷ 精神疾患

　1950年制定の「精神衛生法」は、初めて精神障害者に対する医療・保護の提供を明記した（1条）。同法は、精神障害者を精神病院、その他法律によって収容が認められている施設以外の場所へ収容することを禁止し、私宅監置を施行後1年間で廃止するとした（48条）。また、都道府県立精神病院に対する国庫補助を規定し（6条）、さらに1954年の改正で、非営利法人の設置する精神病院の設置等への国庫補助を規定し（6条の2）、1958年に医療法の「**精神科特例**」を発出して、一般病床に比べて医師は3分の1、看護師は3分の2でよいとした。**自傷他害のおそれ**のある精神障害者はできるだけ**措置入院**させることによって、社会不安を積極的に除去することを意図した[34]1961年の改正により、

32　熊本地判平13・5・11判例時報1748号30頁。

33　熊本地判令1・6・28判例時報2439号4頁。

34　各都道府県知事あて厚生事務次官通達「精神衛生法の一部を改正する法律等の施行について」（1961年9月11日）〈https://www.mhlw.go.jp/web/t_doc?dataId=00ta4529&dataType=1&pageNo=1（最終確認2021年12月12日）〉。

措置入院費に対する国庫負担率が２分の１から10分の８に引き上げられた。これらを背景に、日本の精神科医療は、私立精神科病院に依存するものとなった。

その後、ライシャワー事件（精神病院での治療歴のあった19歳の少年が、ライシャワー駐日大使を殺傷した事件）を契機とする一部改正（1965年）を経て、宇都宮病院事件（入院患者に対する看護職員による傷害致死事件）を契機に「精神保健法」へ改称した（1987年）。

「精神保健法」は、精神障害者の社会復帰の促進を明記し（１条）、初めて本人の同意に基づく**任意入院**制度を設けた（22条の２）。あわせて入院時の書面による権利等の告知（22条の３）、退院等の請求（38条の４）、入院の必要性・処遇の妥当性を審査する**精神医療審査会制度**（38条の５）、精神病院に対する厚生大臣等による報告徴収（38条の６）、改善命令（38条の７）に関する規定を設けて、患者の人権保障に一歩踏み出した。

精神保健福祉法は、５年後の見直し（1993年改正）、「障害者基本法」を受けた名称の改正（「精神保健及び精神障害者福祉に関する法律」（以下、「精神保健福祉法」。1995年改正）、1993年改正法の５年後の見直し（1999年改正）がなされた。

2002年、大阪池田小学校で起こった児童殺傷事件を契機に、触法精神障害者に関する議論が過熱し、「心神喪失等の状態で重大な他害行為を行った者の医療及び観察に関する法律」（いわゆる「**医療観察法**」）が2003年に制定された（2005年に施行）[35]。

その後、精神保健福祉法は、1999年改正法の５年後の見直し（2005年改正）、「精神病院」を「精神科病院」に改めた2006年改正、「障害者自立支援法」等の改正に伴う2010年改正、保護者に関す

35　医療観察法の問題は、内山真由美「CHAPTER2 SECTION5医療観察法と精神医療」内田博文＝佐々木光明編『市民と刑事法第4版』（日本評論社、2016年）206～216頁を参照。

る規定を削除し、**医療保護入院**制度を見直す2013年改正がなされ、相模原市の障害者支援施設における事件の発生を契機に、措置入院者に対する退院後の支援を盛り込む2017年改正法の廃案（それについてはガイドラインにより実施されている）を経て、現在に至っている。

衛生行政の課題

　衛生行政の歴史からは、患者を隔離して社会を防衛することに力がそそがれてきたことがわかる。とても長い間、患者の人権に対する制限や患者に対する医療は意識されることがなかった。

1 感染症

　COVID-19について冒頭で取り上げたように、保健所が入院を調整しているにもかかわらず病床が確保できず宿泊療養や自宅療養となる者が多くいて、適切な治療を受けられず入院待機中に命を落とす者がいることからすると、今も感染症の患者に対する医療は十分なものとはいえない。

　感染症対策のあり方について、COVID-19患者に対する適切な医療の提供という観点から検討すると、法的には、宿泊療養・自宅療養を回避するため、臨時の医療施設を設置したり医療施設に対して患者の受け入れを強制したりすることは可能である[36]。予防と医療の２つの柱という感染症法の趣旨からは、自宅療養と宿泊療養では、少なくとも宿泊療養を優先し、自宅療養は例外的に緊急でやむを得ない場合に限るべきである。なお、WHOは、感染者を自宅で隔離してケアするかどうかの判断は、①

---

[36]　永井幸寿「検証　コロナと法　何ができ、何をしなかったのか」世界951号（2021年）204 〜 208頁を参照。

COVID-19患者の臨床評価、②在宅環境の評価、③在宅での
COVID-19患者の臨床的推移をモニタリングする能力、これら3
つの要素によって決定するとしている[37]。

　衛生行政には、「自宅・宿泊療養を求め移動を制限する間の医
療アクセスを確保し健康被害を回避するための責任」[38]があると
いう観点から、宿泊療養・自宅療養のフォローを精緻化すること
が必要である。COVID-19患者を受け入れる病院については、ド
イツのように、コロナ禍の長期化を見据えて医療提供体制を確
保するための病院に対する財政支援を法律に基づいて講じるこ
ともできる[39]。

　衛生行政として、憲法が要請する公衆衛生の向上・増進による
生存権の保障と感染症法が掲げる良質かつ適切な医療の提供と
いう目的をかなえるという観点から、COVID-19対策を立て直す
ことが課題である[40]。

37　WHO神戸センター「新型コロナウイルス（COVID-19）感染が疑われるまた
は確認された患者の在宅ケアと接触者の管理　暫定ガイダンス（2020年8月12日
改訂版）」非公式日本語訳（2020年10月26日）〈https://extranet.who.int/kobe_
centre/sites/default/files/H02_20200812_JA_HomeCare.pdf（最終確認2021年12
月12日）〉。

38　河嶋春菜「COVID-19に対峙する感染症法制の枠組み──憲法・医事法の観
点から」国際人権32号（2021年）24頁。

39　ドイツのCOVID-19対策については、多くの論考がある。医療提供体制につ
いて、田中伸至「第1部病院第2章ドイツ」加藤智章編『世界の病院・介護施設』
（法律文化社、2020年）28～48頁、森井裕一「第Ⅱ部第2章ドイツ：EUにおける
役割の重要性」植田隆子編『新型コロナ危機と欧州　EU加盟10カ国と英国の対
応』（文眞堂、2021年）113頁。病院施設投資助成、病院への財政支援、看護職員へ
の特別賞与などを規定する「病院未来法」や病院、リハビリ施設、ケア施設への
財政支援などを規定する「第3次住民保護法」について、泉眞樹子「ドイツ　コ
ロナパンデミック対策──病院未来法、連邦選挙法等改正、第3次住民保護法、
農業市場法規第3次改正法」外国の立法286巻1号（2021年）4～7頁を参照。

40　COVID-19の法的な位置づけも議論となろう。2009年に発生し、2011年3月
31日に季節性インフルエンザに移行した新型インフルエンザ（A/H1N1）同様、
COVID-19についても季節性に移行するなど新型と認められなくなった場合、5
類に移行することも可能とされている（厚生労働省　第51回厚生科学審議会感染
症部会「新型コロナウイルス感染症対策における感染症法・検疫法の見直しにつ
いて（案）」（2021年1月15日）〈https://www.mhlw.go.jp/content/10906000/00072

② 精神保健

　衛生行政は、精神保健福祉法によって患者を入院させることができる（措置入院や医療保護入院など）。憲法学の観点から、これらが合憲であるための最低限の条件が示され[41]、特に、家族等の同意に基づく医療保護入院については、「なぜ成人に対してパターナリスティックな介入が許されるのか、かりに介入が許されるとして、本人にとって強制的な入院が必要最小限度の介入といえるのか。専門家でもない家族の同意がなぜ本人にとっての強制入院を正当化しうるのか」[42]という的確な問いが発せられている。

　欧州諸国は、非自発的入院について緊急時は医師を決定者とする国が多いが、多くの国で裁判所が監督官庁となっており、入院期間が短時間に限定されている（24時間や48時間といった国が多い）。通常の非自発的入院については、決定者が裁判所である国が多い[43]。

　日本には、退院請求、処遇改善請求、定期病状報告について審査を行う精神医療審査会が存在するため、司法の関与は不要だと思われるかもしれない。しかし、精神医療審査会は、審査の結果、現状維持が9割以上を占めており[44]、患者の人権を擁護

0886.pdf（最終確認2021年12月13日）〉。

41　石埼学「個人の尊重原理と精神障害者——憲法の視点から考える」認定NPO法人大阪精神医療人権センターニュース3417号（2019）4頁。

42　石埼学「精神障害者と憲法——精神保健福祉法を中心に」障害法2号（2018年）113頁。

43　塩満卓「家族等の同意に基づく医療保護入院に関する批判的検討——政策形成過程と国際比較の観点から」佛教大学社会福祉学部論集14号（2018年）110〜111頁。

44　精神医療審査会において2019年度に審査が完了した退院請求のうち、「入院の継続は適当でない」は1.6％、また、審査完了した処遇改善請求のうち、「処遇は適当でない」は6.2％に過ぎない（国立精神・神経医療研究センター「630調査令和2年度」〈https://www.ncnp.go.jp/nimh/seisaku/data/（最終確認2021年12月12日）〉。

する制度として十分に機能しているとは言いがたい。

身体拘束による心的外傷については第1部第5章で言及したが、そもそも入院自体に問題がある。当事者は、「入院すること自体が大きな社会的不利益になり得ますし、その後の人生が大きく狂ってしまうことがいっぱいあるのです。それでも入院したほうがいいと、どうして言えるのか」[45]と問うている。

たとえば、イタリアは、精神疾患を患う人々が病院ではなく地域で生活を送ることができるように[46]、精神保健のあり方を抜本的に変えた。イタリアの精神科病院が公立であり、職員が公務員であったことが地域移行を容易にしたことは確かである。民間の精神科病院を中心とする日本では、国が民間精神科病院に財政的な援助をして労働者の雇用を保障することで、地域移行の道をひらくことができる[47]。

一般医療から切り離され、精神疾患の患者は不利益を被っている。コロナ禍で、大部分の精神科病院においては感染症の治療を行うことは不可能であること、さらに、COVID-19に感染した精神科入院患者について転院先の確保が難航することも明ら

---

[45] 厚生労働省 これからの精神保健医療福祉のあり方に関する検討会 医療保護入院等のあり方分科会「第3回議事録」(2016年6月29日) における澤田優美子発言を参照〈https://www.mhlw.go.jp/stf/shingi2/0000130948.html (最終確認2021年12月12日)〉。

[46] イタリアは、1978年制定の第180号法 (通称バザーリア法) によって公立単科精神病院を廃止した。特に重篤な急性期症状の患者に限り総合病院の小規模病棟 (15床以下) に入院することがあるが、入院後すぐに病院職員と地域の精神保健センターの職員による退院促進の連携が図られる。地域生活は、地域保健センター、地域の居住施設等によりサポートされる (谷本千恵「イタリアの精神保健システムの発展過程とその現状──日本におけるイタリアの先進的な地域精神保健システムの導入の検討」石川看護雑誌16号〔2019年〕91〜94頁)。身体拘束の廃止を目指すイタリアの取り組みは、ジョバンナ・デル・ジューディチェ著・岡田正幸監訳・小村絹恵訳『いますぐ彼を解きなさい──イタリアにおける非拘束社会への試み』(ミネルヴァ書房、2020年)。

[47] 日本医療労働組合連合会「精神科医療のあり方への提言」(2018年2月28日)〈http://irouren.or.jp/lines/2018/02/20180228094741.html (最終確認2021年12月12日)〉。

かとなった[48]。

以上の精神保健の現状から、精神保健福祉法という特殊な法律に依拠する衛生行政には弊害が多いことがわかる。2021年10月15日、日本弁護士連合会は、「精神障害のある人だけを対象とした強制入院制度を廃止して、これまでの人権侵害による被害回復を図り、精神障害のあるすべての人の尊厳を保障すべく」[49]、国に法制度の改革を求めた。こうして、日本国憲法の理念を衛生行政のすみずみに行き渡らせることが課題となっている[50]。

おわりに

衛生行政は、本章で見た感染症や精神保健の領域に顕著なように、社会防衛が優先され、患者に対する医療の提供は後回しにされている。衛生行政において、日本国憲法が13条に定める個人の尊重と幸福追求権をどうすれば確保できるだろうか？　衛生行政の実施にあたり人権の保障を定める原則は日本にはない。そこで、医療基本法を制定して公衆衛生に人権の保障を浸透させ、患者に対する医療の適切な提供に実効性を持たせるという方法が考えられる。一人ひとりの患者の人権を尊重することが、公衆衛生を向上・増進させることとなる。

48　内山真由美「Chapter.4 新型コロナウイルス禍に考える精神科医療のあり方」岡田行雄編『患者と医療従事者の権利保障に基づく医療制度――新型コロナウイルス禍を契機として考える』(現代人文社、2021年) 91 ～ 94頁を参照。

49　日本弁護士連合会「精神障害のある人の尊厳の確立を求める決議」(2021年10月15日)〈https://www.nichibenren.or.jp/document/civil_liberties/year/2021/2021.html (最終確認2021年12月12日)〉。

50　解決の方向性を示すものとして、池原毅和「精神保健福祉法の医療基本法(仮称) への統合的解消と治療同意の意味」第 4 次精神医療94号 (2019年) 44頁、池原毅和「精神科医療におけるアドボケイト制度　手続的人権保障から実体的人権保障へ」第 5 次精神医療 2 号 (2021年) 41 ～ 42頁を参照。

■【本章のふりかえり】

その1▎日本のCOVID-19対策は、PCR検査の抑制にはじまる医療提供体制の未整備により、感染症法が感染症対策の柱と位置づける予防も医療も不十分なものとなっている。

その2▎日本では、入院を柱とする精神保健制度が確立し、一般医療から切り離された特殊な法の下で患者は不利益を被っている。

医療供給体制

櫻庭 総（山口大学教授）

はじめに

本章では、医療供給体制について大きく次の2つのテーマを扱う。一つは、医療費であり、具体的には、医療保険制度と財政をめぐる問題である。これは法学の世界では、**社会保障法**にかかわる。もう一つは、医師不足であり、具体的には、医師の養成と労働条件をめぐる問題である。これは法学の世界では、**労働法**にかかわる。これらの法は、医療従事者の資格試験等でも重要な位置を占める法領域である。

本章で考えてほしいことは、おおよそ次のようなことである。

日本は現在、超高齢社会に突入しており、それにともない医療費も増大し、国の財政を圧迫するという話をおそらく一度は聞いたことがあるだろう。それゆえ、なんとか日本の財政を持ちこたえさせるには、医療費はなるべく抑制されなければならないし、私たちの自己負担が増えるのもやむを得ない、そう思っている人も少なくないのではないだろうか。

また、医師不足の問題も深刻で、地域によっては医療崩壊の危機にあるという話を知っている人も多いだろう。医者は人の命を預かる職業だし高給取りなので、そのような状況下では滅私奉公的な働き方もやむを得ない、そう考える人も少なくないだろう。

しかし、このような考えは、本当に正しいのだろうか。医療費抑制と医師不足というこの二つの問題は無関係ではない。これから述べるように、実は、国の医療費抑制至上主義ともいうべき政策が医療の現場に歪みを生じさせ、そのツケを医療従事者と患者の双方が

払わされている構造になっていないだろうか。これが医療崩壊の危機といわれる問題の根底にある。そして、このことを理解したうえで、法の果たしうる役割についても思いをめぐらせてほしい。医療というのは政策論（お金）ではなく人権論（生命）の問題であり、それを担保するのが法ではないか、という視点である。

医療保険制度と医療費

1 医療保険制度の仕組み

(1) 医療保険制度の基礎

　人間は誰しも病気や怪我をするし、しかも思わぬ病気や怪我をする。今はお金に余裕がなくて医療費を払えないから病気にはもう一年待ってもらおう、というわけにはいかない。突然の傷病時に医療を受けられるか否かは生死の問題に直結する。日本の医療制度は、こうしたリスクについて以下の**社会保険方式**によって対応している（これに対して、すべて国の税金で賄うことを税方式という）。

　私たち**被保険者**は、保険を運営する主体である**保険者**に一定の保険料を支払っている。その代わり、いざ病気になったときは、**保険医療機関**である病院や診療所に一部負担金の支払いのみで医療を提供してもらえる。診療報酬の残額は、保険者が支払うことになるが、保健医療機関が水増し請求しないよう、**審査支払機関**が中間に入りチェックする仕組みになっている。ちなみに、この仕組みだと被保険者が病院にいったん全額を立替えて支払う必要がなく、手持ち現金が足りずに医療費を払えないというリスクがさらに軽減される。この仕組みを**現物給付**という（これに対して、いったん全額を支払った後にお金が返ってくる仕組みを現金給付という）。以上の保険制度があるおかげで、私たちは急病になっても安心して医療を受けることができる。

しかも、日本の医療は、**国民皆保険制度**であるというのが大きな特徴だ。つまり、国民だれもが何らかの公的医療保険に加入している。大きく分けると、勤め人とその家族が加入する各種の**被用者保険**、自営業の人などが加入する**国民健康保険**、75歳以上の高齢者が加入する**後期高齢者医療制度**からなりたっている。だから、みなさんも何らかの保険証を持っているはずだ。そして、その保険証一枚あれば、どの医療機関を受診するのも自由である。民間保険が中心のアメリカのように、保険会社の指定した医療機関しか受診できないということもない（**フリーアクセス**）。

　このように、国民皆保険、現物給付、フリーアクセスという特徴をもつ日本の医療システムは、世界的にも高い評価を受けており、たとえば、WHOのWorld health report 2000では、保健医療システムの総合目標達成度につき、当時の加盟国191カ国中堂々の１位を獲得している。

(2) 高齢社会と医療費

　ただし、社会保険方式といっても、財源の一部は税（公費負担）によって賄われているのが現状だ。たとえば、2017年度の財源別医療費の割合をみてみると、公費負担38.4％（国庫25.3％、地方13.1％）、保険料49.4％（事業主21.1％、被保険者28.3％）、患者負担等12.3％となっており、少なからぬ割合を公費が負担している。

　このように公費が投入されている医療費であるが、超高齢社会の階段を急ピッチで登る日本では、その額も今後ますます増加していくことが予想される。たとえば、2017年度の国民医療費は43.1兆円（うち37.4％の16.1兆が75歳以上医療費）であり、団塊の世代が75歳以上になる2025年度は47.8兆円、2040年度には66.7兆円になる見通しである。

　したがって、財政赤字が続くなか、今後ますますの増大が予

想される医療費をいかに捻出し、抑制するかが日本の大きな課題だといわれている。

(3) 自己負担、診療報酬、混合診療

医療費増大の問題は以前から指摘されてきており、たとえば、1983年には当時の厚生省保健局長による「医療費亡国論」が波紋を呼んだ。したがって、80年代以降、保険給付の方式に種々の変化が生じている。ここでは、①自己負担の増加、②診療報酬の改定および③混合診療をめぐる動向の三点をとりあげよう。

一つ目。医療費の公費負担を減らすために真っ先に思いつくのが、被保険者である患者の自己負担額を増やすことである。昔は高齢者の医療費が無料であった時期もあるが、1983年から定額負担となり、その後、自己負担の割合が増加している。現時点での自己負担割合は、75歳以上は１割（ただし現役並み所得者３割）、70〜74歳は２割（現役並み３割）、6〜69歳は３割、6歳未満は２割となっている[1]。なお、2020年12月15日、政府は75歳以上（一定所得以上の者を対象）の自己負担割合を２割に引き上げる方針を閣議決定した。

また、自己負担に関して、いくら一部負担といっても、元が高額な治療であったり、短期的に何度も治療が必要であったりすると、家計の負担は重くなる。そのため、１カ月の医療が上限額を超えた場合、超過分が返ってくる**高額療養費制度**が存在する。もっとも、この制度についても2017年から70歳以上の上限額の段階的な引き上げ（自己負担額の増加）が実施されている。

二つ目。医療機関で支払いをした際に貰った領収書を一度は見たことがあるだろう。初診料や検査といった項目に点数がふってあり、１点10円で計算した合計額が医療費で、その自己

1　ちなみに、子どもについては、すべての都道府県・市区町村で何らかの医療費助成制度が設けられている。

負担割合に相応する額が支払額であることがわかる。**診療報酬**はこの点数によって決まっており、おおむね２年に１回改定される。その算定方法は、内閣が改定率を決定し、中央社会保険医療協議会（中医協）が改定案を答申し、最終的に厚生労働大臣が告示することになっている。

　医療費の増加を抑えるため、国は診療報酬の改定を通じても医療費を抑制してきた。たとえば2020年度については全体改定率マイナス0.46％であり、2016年度以来３回連続のマイナス改定となっている。2006年度には全体改定率マイナス3.16％と過去最大の引き下げがなされた。近年の傾向としては、本体部分（検査、手術等の医療行為の価格）よりも薬価等（医薬品や医療機器の価格）の引き下げで全体改定率のマイナスが実現されている。

　三つ目。医療費の公費負担を減らすには、一定の診療を医療保険の対象外とし、全額自己負担とすることも考えられよう。診療には、保険の対象となる**保険診療**と保険の対象外となる**自由診療**がある。たとえば、虫歯の治療でも、いわゆる銀歯は保険適用されるが、見た目が自然なセラミックは保険適用外で高額となる。保険診療と自由診療を併用することはできず、その場合はすべて保険適用外となる。これを**混合診療の禁止**という。

　もっとも、混合診療を禁止する法律上の明文規定は存在しない。そればかりか、1984年には例外的に保険外診療との併用を認める特定療養費制度がはじまり、その後、2007年には対象範囲の拡大を目的として、「評価療養・患者申立療養」（いわゆる高度・先進医療）または「選定療養」（特別な療養環境や治療材料）について保険診療との併用を認める**保険外併用療養費制度**が導入された。判例も、原則としては混合診療が保険給付外であるとするものの、例外として保険外併用療養費制度は認めている（最判平23・10・25民集65巻７号2923頁）。2020年４月現在、先進医療Ａ（未承

認の医薬品等の使用を伴わない先進医療）は21種類、先進医療Ｂ（未承認の医薬品等の使用を伴う先進医療）は60種類が認められている[2]。例外であるはずの保険外併用療養費の対象は拡大しつづけており、実質的には混合診療解禁の状態に近づいている。

しかし、混合診療の解禁には問題点も指摘されている。がんの治療薬など生死にかかわるものであれば、患者はどんなに高額でも「藁にもすがる」思いで費用を負担するだろう。そうなると価格は高止まりし、開発企業が保険収載されるために多額のコストをかけて治験を行うこともしなくなるのではないかといわれている[3]。混合診療の認められる範囲が拡大するほど、保険外負担が一般化し、低所得者は効果的な治療を受けられないという医療格差を生じさせるおそれがある。

② 医療保険制度と財政

⑴ 政府の方針

近年の医療保険制度は激しく変化しているが、それを教導する政府の方針につき、主だったものを確認しておきたい。

大きな影響を及ぼしたものとしては、2005年の自民党政権下での「骨太の方針2005」閣議決定がある。これに基づき、翌年に医療制度改革関連法が成立し、保険外併用療養費制度や高齢者の自己負担増が実現した。前述した診療報酬の改訂率が過去最大のマイナスを記録したのもこの時期である。さらに2008年には後期高齢者医療制度が創設された。なお、疾病のリスクが高まる75歳以上の高齢者のみを対象とした保険は先進国では例が

2　『保険と年金の動向2020/2021』厚生の指標・増刊67巻14号（2020年）88頁。
3　島崎謙治『医療政策を問い直す──国民皆保険の将来』（筑摩新書、2015年）242頁以下参照。

ないという[4]。

　また、2012年には民主党政権下での三党合意で「社会保障・税一体改革大綱」が閣議決定された。これに基づき関連法が整備され、2015年には医療保険制度改革関連法が成立し、2016年から入院時食事療養費の自己負担額引き上げ等が、2018年から国保の都道府県単位化（市町村にかわり都道府県が財政運営の責任主体となる）が実現した。その後も、後期高齢者医療制度での保険料軽減特例措置の原則廃止、高額療養費の上限額の引き上げが行われている。

　全体的な傾向としては、医療費の増大する将来を見据えて、国は財政赤字でこれ以上の負担が難しいため、国民や地方自治体の負担増で対応する、というものといえる。聞こえの良い言葉も用いられているものの、現実の施策をみると医療費抑制が至上命題といわざるをえない。

⑵ 指摘される問題

　こうした医療費抑制一本やりの政策については、問題点も指摘されている。たとえば、「保健医療2035」政策懇談会による「保健医療2035提言書」（2015年6月）では、「これまでの保健医療制度は、ややもすると近視眼的な見直しを繰り返し、却って制度疲労を起こして」おり、「漸進的な自己負担増や給付の縮減のためのアプローチだけでは、その効果に限界がある上、国民と未来展望を共有することはできない」と指摘されている。

　また、政策決定への国民の不信感も明らかである。たとえば、「日本の医療に関する世論調査2017年（第二版）」では、「医療および医療制度に対する満足度」の調査項目のうち、最も低値であったのが、「制度決定への市民参加の度合い（制度に国民の声が反映さ

4　田畑康人＝岡村国和編著『読みながら考える保険論［増補改訂第4版］』（八千代出版、2020年）308頁〔田畑雄紀執筆〕参照。

れているか）」(21.0%)であり、次いで、「制度決定プロセスの公正さ（制度をつくる過程の透明さ）」(21.8%)であった。

このようにみてくると、時の政府の方針次第で医療政策が大きく転換してしまう（経済の論理で生命の問題が左右される）ことが現在の医療制度に混乱を招いているといえそうだ。しかも、そのような政策決定がどのようなプロセスでなされたのか不透明である。当事者参加の仕組みが不十分で、国民の声が反映されていないと多くの人が感じている。

もし政府の医療費抑制政策にこのような問題があるのだとすれば、政策の妥当性を疑ってみることも必要だろう。そこで次に、そもそも日本の社会保障費・医療費の増大が国家存亡の危機を招くという前提自体の正しさを、国際的な比較から確認してみよう。

③ 国際的な比較
(1) 政府の社会保障支出と税収

ここでは、主にOECD加盟国と日本を比較してみよう。国（中央政府）の支出に占める社会保障費の割合をみてみると、主要国の多くは、日本より大きい中央政府支出で、より大きい社会保障支出を行っており、人口の高齢化が最も進んでいるはずの日本の社会保障の規模は主要国の中で最も小さいといわれている[5]。

対GDP比率で算出した税と社会保障の国民負担率をみてみると、日本は30.7%（2015年）であり、OECD加盟35カ国中26位の低さである。そこでの税負担と社会保障負担を分けて比較してみると、税負担率は18.6%で33位にまで低下する。日本は税負担が

---

5 磯部文雄＝府川哲夫「社会保障費は抑制すべきではない——主要国との比較から」週刊社会保障No.2973（2018年）46頁以下参照。

相当に低い[6]。

　他の主要国との比較からみると、日本政府の赤字の主な原因が社会保障費であるとは考えにくく、これに対して所得税収の少なさが目立つ。所得税収の対GDP比は、日本は5.7％と主要国中最低であり、累進性を緩和し過ぎたと評価されている[7]。

　各国間の比較分析を通じてみると、日本の社会保障支出はむしろ最低であり、現在の赤字財政の原因は社会保障支出ではなく、必要な税収確保を怠ってきた結果であり、税収は主要国で最低水準になっていると指摘されている[8]。前述した2012年の社会保障と税の一体改革の際に、消費税を５％から８％（2014年）、10％（2015年）へと引き上げることが決まった。これは社会保障の充実のためといわれていたが、一方で高所得者や企業への課税はきわめて抑制的である。

(2)医療提供体制の特徴

　医療提供体制にも日本的な特徴がある。一般的には、医療は**労働集約型のサービス**といわれる。つまり、患者の治療にあたるのは医師や看護師といった医療従事者の労働によるところが何より大きいのである。したがって、十分な人手を確保することが必要であり、人件費の割合が高くなるのが普通である。

　ところが、日本の場合、先進諸国に比べ、むしろ逆に**資本集約的＝労働節約的なサービス**の提供が行われているといわれる。つまり人口当たりの病床数やCT、MRI等の高度・高額医療器機の台数は、先進諸国のなかでも際だって高いのに対し、病床当

6　前田由美子「医療関連データの国際比較——社会保障の給付と負担、医療費、医療提供体制」日医総研WP.No.407（2018年）39頁以下参照。

7　磯部＝府川・前掲註５論文47頁参照。

8　磯部＝府川・前掲註５論文47頁および田中耕太郎「財政の持続可能性と社会保障改革」週刊社会保障No.2985（2018年）156頁参照。

たりの医師数や看護職員数は、逆に際立って少ないのである[9]。

　以上からわかるように、国際的な比較では、政府の社会保障費は必ずしも多くない。むしろ問題は、高所得者や企業からの税収が低いことだが、そこには改革のメスが入りにくい。そのぶん、医療従事者の人的資源を「節約」して制度が維持されていることがわかる。はっきり言ってしまえば、医療従事者個々人の献身的な努力や犠牲のもとにシステムが成り立っているということであり、制度設計としては褒められたものとはいえないだろう。

　こうした医療費抑制政策の問題点を確認したうえで、以下では医療従事者の労働環境に焦点を当てることにしよう。

医療従事者の労働問題

1 医師不足の現状と背景

(1) 医師不足問題

　医師不足が叫ばれて久しい。これは、医師の絶対数が不足しているという問題と、その配置に偏りがあるという問題（偏在）に分けて考えることができる。

　医師の偏在は確実である。都市部に比べ地方は医師が少なく、都道府県別ではいわゆる「西高東低」の傾向がある。これは医学部の偏りなどが要因といわれる。また、都道府県内でも地域による偏りがある。厚労省は長期間へき地医療対策を行ってきたものの、2014年にもなお637の**無医地区**（医療機関のない地域で、半径4km内に人口50人以上が居住しており、かつ、近隣の医療機関まで交通機関を利用して片道1時間以上を要する場合）および370カ所の準無医地区が存在している。さらに、診療科偏在の問題もある。労働時

9　尾形裕也「医療提供体制の課題と将来」週刊社会保障No.2985（2018年）82頁以下参照。

間が長く、夜間の救急が多く、訴訟のリスクも高い、小児科医、産科医、救急医の不足が深刻である。

　国際的には、医師の絶対数の不足も明らかである。人口1,000人対医師数は、日本は2.4であり、OECD加盟国35カ国中30位となっている[10]。病床あたりの医師数にすると、他国より病床数の多い日本は、より医師不足が明らかとなる。

　なぜこのような事態が生じているのか、医師養成政策の歴史を簡単に振り返ってみよう。

⑵ 医師の養成

　医師養成政策は時代によって変遷がある。まず、1973年の**無医大県解消（一県一医大）構想**閣議決定を上げることができる。国民皆保険が実現しても、医師がいなければ「いつでも、どこでも」受けられる医療にならないことから、当時医学部のなかった県に医学部を設置し、1985年までには人口10万人当たり医師150人を確保することが目指された。

　ところが、1980年には目標値を達成し、今度は抑制策に転換することになる（前述したように1983年には医療費亡国論が耳目を集めた）。たとえば、1982年の「今後における行政改革の具体的方策について」閣議決定では、「とくに医師および歯科医師については、全体として過剰を招かないように配慮し……」と記載されている。さらに、1997年の「財政構造改革の推進について」閣議決定でも、「引き続き、医学部定員の削減に取り組む。あわせて、医師国家試験の合格者数を抑制する等の措置により医療提供体制の合理化を図る」とされた。

　大きな契機となったのが、2004年の**初期臨床研修制度**の導入である。これにより、研修医が研修を受ける施設を選べるよう

10　前田・前掲註６論文16頁参照。

になった。一方、大学病院は従来の「医局人事」による研修医の労働力を当てにできなくなり、自治体病院に派遣していた医師の「引き上げ」現象が続出した。これが医師不足の主原因と指摘するものも少なくないが、潜在的に進んでいた医師不足問題が、初期臨床研修制度が導入されたことによって顕在化したと見るべきだろう[11]。

これに対処するため、2008年の「経済財政改革の基本方針」閣議決定では、医師養成数を過去最大数まで増員することが決定され、「地域枠」制度が導入されることとなった。

なお、これまで医師数の抑制を決めてきた閣議決定の名称に注目してみると、「そこにでてくる言葉は『行政改革』であったり『財政構造改革』であ」り、「国民の安心や安全を確保するための医療をいかなるかたちで整備するかというよりも、どのようにして財政再建を進めるかという視点ばかりが優先されてきた」と指摘されている[12]。

(3) 今後は医師過剰?

現在は医師数養成数の増員に舵が切られているが、今度は医師過剰に陥ると懸念する声もある。とはいえ、2018年時点では、医師養成数（人口10万人当たり医学部卒業生）は日本では6.7人でOECD加盟国の中でもっとも低い[13]。また、仮に医師過剰になったとしても、患者にとっては、アクセスがしやすくなり、選択権が増加することを意味する。医師にとっても、医療内容の充実、質の向上など、良い面も期待できる。医師過剰の問題を過剰に心配することはないようにも思われる。

11　桐野高明『医師の不足と過剰』（東京大学出版会、2018年）87頁参照。

12　村上正泰『医療崩壊の真犯人』（PHP新書、2009年）56頁。

13　前田由美子「医療関連データの国際比較——OECD Health Statistics 2018を中心に」日医総研WP.No.415（2018年）18頁参照。

ただし、医師数が多くなったからといって、偏在の問題が解決しなければ、過疎地域や救急科の医師を充実させることはできない。医師不足と医師偏在の問題は車の両輪である。

　医師数の確保と偏在の解消は、国民皆保険の理念（万人への良質な医療サービスの提供）を実現するために不可欠であるが、ここでも財政の論理に足を引っ張られてきたことがわかる。医療の量と質は、現場の医療従事者の努力と負担によって賄われてきたといえるが、これから確認するように、それももう限界に達しつつある。

② 医療従事者の労働環境

(1) 医療従事者の労働者性

　医療従事者は、人の命を預かる重要な役割を担っている。その崇高な使命から、医師は聖職者に例えられたり、「赤ひげ先生」が引き合いにだされたりするし、看護師であればその献身的な姿は白衣の天使に例えられ、ナイチンゲールが引き合いにだされる。

　そのような意識からすれば、医療従事者はみずからを労働者とはあまり認識していないかもしれない。しかし、法律上は、自ら病院を経営する開業医は別として、勤務医も、研修医も（最判平17・6・3労働判例893号14頁）、看護師も、みな使用者（雇用主）の指揮監督の下に働く**労働者**である。

(2) 医師の労働環境

　医療従事者の労働環境は厳しいものがある。ここでは勤務医をとりあげよう。勤務医は、日勤－当直－日勤の連続30時間超勤務を経験することが珍しくない。「医師の勤務実態及び働き方の意向等に関する調査」（厚労省医政局2017年4月6日発表）によれば、勤務時間につき週60時間以上が男性41％、女性28％である

という（なお、当直オンコールの待機時間は勤務時間に含んでいない）。

脳・心臓疾患に関する行政の労災認定基準によれば、発症前１カ月前におおむね100時間または発症前２カ月間ないし６カ月にわたって、１カ月当たりおおむね80時間を超える時間外労働が認められる場合は業務と発症との関連が強いと評価され、原則として業務上の労災だと認定される。

週60時間の勤務時間は１カ月に換算すると80時間超の時間外勤務に相当する。ということは、なんと勤務医の多くが過労死ラインを超えた長時間勤務で就業していることになる。月８回の当直などで過労自殺した、ある小児科の勤務医は、亡くなる数カ月前に「病院に殺される」と家族に漏らしていたという[14]。

また、賃金不払いの問題も起きている。文科省高等教育局「大学病院で診療に従事する教員等以外の医師・歯科医師に対する処遇に関する調査結果」（2019年６月28日）によると、大学病院で診療をしていながら適切に給与が支払われていない医師、歯科医師が全国50病院に2,191人いることが明らかになった。また、定額残業代をめぐる訴訟なども起きている（最判平29・７・７労働判例1167号49頁）。

2018年には複数の大学の医学部入試で女性に対して不利益な得点調整をしていたことが明らかになったが、大学を卒業して就職後も女性医師には今も「ガラスの天井」（組織内の昇進を阻む見えない障壁）があるといわれている[15]。

過酷な労働環境が医師の集中力を低下させるとすれば、医療事故・医療過誤の危険に直結する。患者にとっても医師の労働環

---

14 中原のり子「医師の働き方改革は医療者も患者も幸せになれるか」労働法律旬報1936号（2019年）19頁以下参照。
15 上家和子＝北村節子「女性医師の働き方の現状と課題」日医総研WP.No.425（2019年）18頁以下参照。

境改善は重要な問題である。

③ 医師と労働法規制

⑴ 労働基準法

近年はブラック企業という言葉が人口に膾炙したが、企業が利益を追求する場合、どうしても労働者を安い賃金で長時間働かせようとするし、最初にコストカットの対象となるのは往々にして人件費である。それゆえ、お金のために人間が犠牲になるような事態を防止するために法規制が必要であり、それが労働基準法である。**労働基準法**とは、労働者が人間らしい生活を営むために必要な最低限の労働条件を定めた法律である。

ここでは労働時間についてみていこう。労働基準法の第32条では、1日8時間、1週間について40時間を超えて労働させてはならない、と**法定労働時間**を規定している。ただし、労使間（労働者と使用者の間）で**三六協定**（労働基準法36条に定めがあることから、サブロク協定と呼ばれる）を締結すれば、時間外労働や休日労働をさせることも認められている。三六協定には厚生労働大臣の告示で上限基準が定められていたが、特別条項付きの三六協定を締結すればその基準を超過することも許されており、実質的に青天井であった。ある国立病院では、看護師の過労死事件を契機に弁護士が情報公開請求をしたところ、三六協定の特別条項による時間外労働の限度は月300時間、年間2,070時間という常軌を逸した内容であったという[16]。

そのようななか、2018年に成立した「働き方改革関連法」の一環として労働基準法が改正され、三六協定による時間外労働に罰則付きで上限が設けられることとなった。ただし、自動車運

---

[16] 松丸正「勤務医の長時間勤務を是正し、過労死等を防止するための課題」季刊労働法261号（2018年）12頁以下参照。

転業、建設事業とともに医師には5年間の猶予期間が設けられ2024年の施行予定となり、しかも、5年後の上限時間については今後検討すると結論が先延ばしにされた。

(2) 医師の働き方改革と医療法の改正

その後、医師の時間外労働時間に関しては、2017年8月から厚労省に**医師の働き方改革**に関する検討会が発足し、2019年3月29日に「医師の働き方改革に関する検討会報告書」が示された。まず同報告書では、医師の診療義務の特殊性として、医師法19条の応召義務のほか、①公共性、②不確実性、③高度の専門性、④技術革新と水準向上、の4つがあげられている。

そのうえで、医師の勤務形態に応じて3つの水準が示された。A水準は、通常の診療従事勤務医を対象とするもので、特別条項付き三六協定で月100時間、年960時間を上限とする。B水準は、地域医療確保暫定特例水準であり、三次救急医療機関、一定の二次救急医療機関の勤務医を対象とするもので、月100時間、年1,860時間を上限とする。医師不足の解消には時間がかかるため、B水準の解消は2035年度末を目標とするとされた。C水準は、集中的技能向上水準であり、初期研修医（C-1）や高度技能習得を目指す医師（C-2）などを対象とするもので、2034年にB水準に到達するのを目標としている。

この報告書の内容には厳しい評価が向けられている[17]。

まず、**応召義務**の性質を正しく理解する必要があると指摘されている。医師法19条は「診療に従事する医師は、診察治療の求めがあった場合には、正当な事由がなければ、これを拒んではならない」と応召義務を規定している。これが国に対する公法上の義務なのか患者に対する私法上の義務なのかについては争いが

---

[17] 大橋將「医師の労働時間」労働法律旬報1936号（2019年）7頁以下参照。

あるが、いずれにせよ、病院の勤務医に対する指揮命令とは無関係のものである。長時間勤務による過労から医療ミスの危険があるような状態は、診療を拒否する「正当な事由」に該当するはずであり、応召義務があるから長時間労働しなければならないという理解は間違いである[18]。

　3つの水準についても妥当とは言いがたいだろう。たとえば、B水準の年1,860時間（月155時間）という数字は、年間この程度の時間外労働をする医師がいる病院が平均で27%、大学病院で88%というデータが参照にされているようである。これでは長時間労働の現状を追認するだけであり、およそ長時間労働の法的「規制」の名に値しないと指摘されている。

　報告書中で引き続き検討すべき事項とされたものについては、2019年7月5日より、「医師の働き方改革の推進に関する検討会」が発足し、2020年12月22日には「中間とりまとめ」が発表された。そこでは副業・兼業先での労働時間と通算して時間外労働の上限を年1,860時間とする連携B水準が新たに設けられたが、基本的な枠組みは報告書と同様である。

　その後、2021年5月に、医師の時間外労働に関して基本的に推進検討会「中間とりまとめ」の枠組みに沿ったかたちでの改正医療法が成立した。したがって、2024年4月1日から、原則として勤務医にも年960時間の上限規制が適用されるが、都道府県知事の指定する特定地域医療提供機関（B水準）、連携型特定地域医療提供機関（連携B水準）や技能向上集中研修機関（C-1水準）、特定高度技能研修機関（C-2水準）に該当する医療機関では当面年1,860時間の上限という例外が認められた。

18　この問題については、厚労省の発出した通知「応招義務をはじめとした診察治療の求めに対する適切な対応の在り方等について」（令和元年12月25日）も参照。

⑶ 医師は忙しくて当然？

　近年声高に叫ばれる「働き方改革」だが、医師については現在の長時間労働を追認するような例外を認めた法改正となっており、労働時間の短縮がきわめて難しい課題であるように見える。医師という職業柄、長時間労働は仕方ないのだろうか。

　これまた世界に目を向けるとそうではないようである。たとえば、EUの医師の労働時間の上限は原則、週48時間であるという。これは月の時間外労働にすると33時間程度である。なぜこうも違うのだろうか。

　一つには、前述した医師不足と医師偏在の問題がある。当然のことながら、仕事量全体に対して医師数が少なければ、一人当たりの労働時間は増えざるを得ない。

　もう一つには、労働時間規制の法的な見方の違いも関係している。EU労働時間法の基盤には、労働時間に係る基本権を保障しているEU基本権憲章31条2項があり、同項が権利として認められる実質的な理由には、同憲章1条の**人間の尊厳**の保障に特別に密接な関係があるからだという[19]。

　つまり、EUでは、どのような職業であろうが、人間が人間らしく生活するには労働時間の厳守は不可欠であり、それは国の政策や使用者の裁量で左右できるものではない個人の権利なのだと考えられている。

⑷ 聖職者としての医師、人間としての医師

　もっとも、法律で規制さえすれば問題がすべて解決するというわけではない。長時間勤務の要因として、そもそも現場で労働時間が適正に把握されていないことも指摘されている[20]。遵守

19　井川志郎「EU労働時間指令2003/88/ECの適用範囲と柔軟性」日本労働研究雑誌61巻1号（2019年）17頁以下参照。
20　松丸・前掲註16論文23頁参照。

体制を構築しなければ、規則は絵に描いた餅となってしまう。

　また、使用者である病院側のみならず、労働者である勤務医の側にも、労働者としての意識が薄く、権利主張がなされないままになっている現場が少なくないことも指摘されている[21]。医師は労働者というよりも聖職者であるという意識、あるいは、診療と研鑽のために忙殺されているという環境ゆえに、労働法について知る時間的余裕がないという状況に陥っている。

　たしかに、医師は命を預かる重要な仕事であり、高度の使命感を要するという意味で、聖職と感じることにも理由があるといえる。だからこそ、患者のためにも、ミスのない労働環境で働くべきであるといえるし、医師自身にとっても、他人の命を助けるために自分の命を犠牲にするような働き方は、たとえ本人が望んだとしても、あってはならないだろう。これは国の政策や労使間の合意の問題ではなく、医師の人権問題であり、医師である以前に人間らしい生活が守られなければならない。

おわりに

　これまで医療費をめぐる問題と医師の労働をめぐる問題を検討してきたが、どちらも財政や経営の論理が優先されがちで、法の精神が貫徹しているとは言いがたい状況にあるといえそうだ。国民皆保険、現物給付、フリーアクセスという日本の医療制度は世界的にも誇るべきものであったはずだが、こうした状況が、低所得のために、あるいは医師が不足しているために満足な医療を受けられない患者を生み出し、深刻な医療崩壊の危機をもたらしている。

　そうであるとすれば、これからは政策論（だけ）ではなく権利論としてこれらの問題を考えていく必要があるだろう。医療保障・提供

21　松丸・前掲註16論文17頁、上家＝北村・前掲註15論文９頁以下参照。

体制の問題は、主として患者の権利の問題であり、医師不足・過重労働の問題は、主として医師の権利の問題であり、翻って患者の権利の問題でもある。

　ただし、現在の医療法や労働基準法を適切に解釈、運用するだけでは、問題の解決としてはなお不十分であろう。患者や医療従事者の権利規定という点では、現行法にも限界があり、患者の権利を中核とする**医療基本法**のような法律の制定が求められる。

■【本章のふりかえり】

その1┃日本の医療システムは世界的にも高い評価を受けているが、医療費抑制政策のあおりを受けており、医療従事者の献身的な努力や負担によって制度が維持されている。

その2┃日本の勤務医の多くは過労死ラインを超えた長時間労働をしており、近年の法改正でも一部の医師については現状を追認するような例外的な上限規制となった。

その3┃世界に目を向けてみれば、実は日本の赤字財政の原因は社会保障支出ではなく必要な税収確保を怠ってきた結果であることがわかり、また、EUではたとえ医師であっても人間らしい生活のためには労働時間の厳守が必要だと考えられている。

Chapter 4

医療従事者と専門家自治

大薮志保子(久留米大学教授)

はじめに

　本章は、医療の担い手である医療従事者と国との関係の在り方を主に扱う。ここで一番に問いかけたいのは、医療は誰のためにあるのかということ、そしてそれがわれわれみんなのためにあるのだとすれば、それを保証するためにはどのような基盤が必要かということである。

　医療は、人々が安心して生活を送るために必要不可欠な技術である。医療は誰を守るためにあるのか。そう問えば、当然のように健康に対する危難や不安からわれわれを救ってくれるためにある、とほとんどの人は答えるだろう。ところが、医療はわれわれを守るどころか逆にわれわれの権利を侵害することがある。PartⅠで見てきたように、ハンセン病者の強制隔離[→14頁]や（旧）優生保護法に基づく特定の病者や障害者に対する強制不妊手術[→61頁]など、国の誤った医療政策は取り返しのつかない甚大な人権侵害を惹き起こしてきたが、それに専門家がむしろ「使命感」や「善意」によって加担していたことも多い。現在の医事法のシステムはこのような権利侵害を防ぐことのできるような構造になっているだろうか。

　本章では、現在の日本の医療従事者と国との関係の問題点と、**患者の権利**保障のために医療従事者の国に対する独立性（**専門家自治**）を確立することの必要性を明らかにし、**安心安全で質の高い医療**の提供を保証するためにどのような仕組みが必要であるかを考えたい。

医師と国の監督・管理関係

1 医療の担い手とその責務

　医療は私たちの生活に欠かせない「公共財」としての性格をもつ。健康で文化的な最低限度の生活を営むことは私たちの基本的人権の一部である。**日本国憲法25条**1項はそのことを宣言し、国に対しては2項で、「国は、すべての生活部面について、社会福祉、社会保障及び公衆衛生の向上及び増進に努めなければならない」と、そのための責務を定めている。したがって、医療制度の整備は国の重要な責務の一つであり、そのためにさまざまな医事法が定められている。医療は、「生命の尊重と個人の尊厳の保持を旨とし」(医療法1条の2)、国及び地方公共団体は、「国民に対し良質かつ適切な医療を効率的に提供する体制が確保されるよう努めなければならない」(同法1条の3)。このように、**医療提供体制**の確保が国・地方公共団体の責務であることが定められている。

　医療の担い手については、医療法1条の2に、「医師、歯科医師、薬剤師、看護師その他の医療の担い手」との規定がある。「その他の医療の担い手」として、保健師、助産師、歯科衛生士、歯科技工士、臨床検査技師、理学療法士、作業療法士、診療放射線技師、臨床工学技士、義肢装具士、救急救命士、言語聴覚士、視能訓練士の医療職の資格が、それぞれ法に規定されている[1]。医師・歯科医師以外の多くの医療職者は、原則として、医師・歯科医師の指示の下で業務を行わなければならないとされており、医師・歯科医師は他の医療職者を統括する立場にある。なお、この点につき、医療法1条の2が医療職を並列的に規定している

1　そのほか、医療類似行為については、あん摩マッサージ指圧師、はり師、きゅう師、柔道整復師の資格が法に規定されている。

意味を、すべての医療職が原則として対等な立場で、チームとして医療の担い手になること[2]を理念的に示したものと解し、医師や歯科医師が他の医療職者の上位に立つことを意味するのではなく、あくまで良い医療を提供するための役割分担をしていると考えるべきとの指摘がある[3]。医療の担い手は、医療を受ける者に対し、**良質かつ適切な医療を行うよう努める責務**があると規定されている（医療法1条の4）。

　ここからは、医療従事者の代表的存在として、医師についてみていこう。ひとたび医師になれば、**業務を独占**し（医師法17条）、**名称を独占**する（同法18条）という特権が認められているが、それと同時に義務も課されることになる。医師には守秘義務があり、正当な理由なく、業務上知り得た他人の秘密を漏らすことは犯罪となる（刑法134条）。また、「診察治療の求があった場合には、正当な事由がなければ、これを拒んではならない」（医師法19条1項）という**診療義務（応召義務）**[4]、及び、「診療をしたときは、遅滞なく診療に関する事項を診療録に記載しなければならない」（同法24条1項）、またその診療録は「5年間これを保存しなければならない」（同法24条2項）という**診療録の記載義務・保存義務**が課されている。

2　厚生労働省「チーム医療の推進について（チーム医療の推進に関する検討会報告書）」（2010年）によると、チーム医療によって、医療・生活の質の向上、医療従事者の負担軽減、医療安全の向上などが期待される。

3　森元拓「医療と法」久々湊晴夫他『はじめての医事法［第2版］』（成文堂、2011年）7頁。

4　水沼直樹「応招義務の歴史的展開と現代的意義（2）」医事法研究2号（2020年）111頁は、応召義務について、その趣旨を患者の医療アクセスの保障と解し、現在では立法当時の立法事実がなく、救急医療の場合に限らずに医療全般に応召義務を認めるのは世界的にも稀有として、歴史的役割を終えた応召義務は廃止されるべきとする。

② 医師に対する行政処分と問題点

　医師になるには資格が必要であり、国家試験に合格し、厚生労働大臣から免許を受ける必要がある（医師法2条）。**医師の資格**については、**欠格事由**が定められている。絶対的欠格事由として、未成年者には免許が与えられない（同法3条）。また、相対的欠格事由として、①心身の障害により業務を適正に行うことができない者、②麻薬、大麻又はあへんの中毒者、③罰金以上の刑に処せられた者、④医事に関し犯罪又は不正の行為があった者については、厚生労働大臣の裁量によって免許が授与されない可能性がある（同法4条）。

　厚生労働大臣は、医師に免許を授与するのみならず、医師として不適格な事由が生じた場合には、その免許の取り消し等の処分を行う権限を有している。医師が相対的欠格事由に該当した場合、又は「**医師としての品位を損するような行為**」を行った場合、①戒告、②3年以内の医業の停止、③免許の取消しの処分をすることができる（同法7条1項）。さらには、厚生労働大臣は、取消し処分を受けた者が、再び免許を与えるのが適当であると認められるに至ったときには、再免許を与えることができ（同法7条2項）、戒告又は医業停止を受けた医師や再免許を受けようとする者に対し、再教育研修の受講を命ずることができる（同法7条の2第1項）。その他、厚生労働大臣は、「公衆衛生上重大な危害を生ずる虞がある場合において、その危害を防止するため特に必要があると認めるとき」に、医師に対して医療又は保健指導に関し必要な指示をすることができるとの規定もあり（同法24条の2第1項）、医師に対する国（厚生労働大臣）の強い監督権限が認められている。医師の懲戒・規律を自ら行う医師の**専門家自治**は、日本では制度として認められていない。

　医師として不適格と判断される医師に対して**行政処分**を行う

にあたっては、不利益を課す処分であるため適正な手続が要求される。厚生労働大臣は、「あらかじめ、**医道審議会**の意見を聴かなければならない」（同法7条3項）。医道審議会とは、厚生労働大臣の諮問委員会である。その組織等に関し必要な事項は政令である医道審議会令で定められており、委員は、日本医師会会長、日本歯科医師会会長、学識経験者の中から厚生労働大臣が任命する[5]。行政処分決定手続の大まかな流れは、以下の通りである。罰金以上の刑に処せられた医師について法務省からの情報提供等により厚生労働省が対象事案を把握し、都道府県から事案の報告を受ける。想定される処分区分に応じて厚生労働大臣の指示を受けた都道府県知事が対象者から意見や弁明を聴取し、報告書等を提出、それにつき医道審議会による審議、答申を経て、厚生労働大臣が処分（戒告、3年以内の医業停止、免許取消し）又は不処分（行政指導）を決める（同法7条など）。医道審議会の医師の処分に関する会議は、通例年に2回ほど行われ、答申の概要（処分内容や件数など）は厚生労働省のHPに掲載される。

　この医師の行政処分の在り方について、さまざまな問題点が指摘されている。たとえば、医道審議会について、①処分の多くは刑事処分の後追いであり、独自の調査をすることがない。聴聞手続は都道府県に委ねられ、実質上処分を決定する医道審議会の委員が聴聞を行うわけでもない。②その結果、日本の医師の処分は他と比べて極端に少ない。他業種の専門家である日本の弁護士や、アメリカなどの外国の医師の処分数と比べ、日

---

[5]　なお、日本学術会議の医師の専門職自律の在り方に関する検討委員会による報告書「全員加盟制医師組織による専門職自律の確立——国民に信頼される医療の実現のために」（2013年）は、日本医師機構の内部に懲戒担当など機能別の諸機関を設置する事を提案し、その際の最も重要な原則として、機関内に一定の割合で日本医師機構の外部者（非医師）を国民代表として加える非医師参加原則を挙げる。

本の医師の処分数の少なさは歴然としている。③議事が非公開のため、透明性に欠ける。一定のルール化はなされているとしても、裁判と同様の公開性が求められてもよいはずである。また、医師に対する不利益処分であるからには適正な手続が必要であり、処分の基準や適用の在り方について透明性・公正性の観点から常に改善が必要とされる。④医師、歯科医師、看護師など圧倒的に多数の医療職を一つの医道審議会で処分することに無理があり、役割と機能の在り方を再検討すべきである。このような指摘がある[6]。また、「わが国では詳細な医師の職業上の倫理規定が見当たらず、医業の倫理は各個人の倫理、良識に任せようとする傾向が強い」、「医業についての倫理については法的規定としては医師法によるものがあるに過ぎず、罰則規定も限られている。また医師の身分上の処分は医道審議会で行われていて、その処分は件数も少なく、世界の先進国に比べると医業の倫理に関する懲罰、処分は比較的甘いと言わざるを得ない」、医師の身分上の処分のほかに保険診療上の不正に対して**保険診療業務の停止**を含む処分が行われているが、件数が少ない、日本医師会あるいは都道府県医師会には、会員の不正行為に対する処罰、会員間の紛争の処理のための裁定委員会が設けられているが、「活動は低調である」上に、「問題となっている会員が退会すると全ての問題が消失してしまう」、との指摘もされている[7]。

　この医師に対する行政処分の問題点に関し、医師の行政処分を所掌する医道審議会医道分科会は、行政処分のガイドライン

---

[6]　樋口範雄「医道審議会の組織と機能」『医の倫理の基礎知識2018年版』(日本医師会HP)〈https://www.med.or.jp/doctor/rinri/i_rinri/a09.html (最終確認2022年1月5日)〉。

[7]　森岡恭彦「医の倫理、特に職業倫理の実践」日本医師会『医の倫理——医師患者関係の本質を求めて』日本医師会雑誌第128巻3号付録 (2002年)。

として、2002年12月13日に「医師及び歯科医師に対する行政処分の考え方について」(2019年1月30日最終改正) を公表し、社会情勢に応じて適宜見直しを図りつつ処分に関する一定の基準を示している。また、厚生労働省の下で開催されていた医師等の行政処分の在り方等に関する検討会の報告書 (2005年) の提言に沿って、行政処分の類型の見直し等が行われるなど、一定の改善は図られてきた**8**。医師の**職業倫理**に関しても、日本医師会が2000年に新たな「**医の倫理綱領**」を作成し、2004年には一般の医師が具体的事例についてどう考えるべきかを示す「**医師の職業倫理指針**」(2016年に第3版) を策定している。そこでは、医師の基本的責務、患者に対する責務、社会に対する責務を定め、社会の医師集団に対する信頼を維持するため、人間性の修養と品位の保持に努めること、患者の権利を尊重し、人類愛をもった行動と言動に努めることが呼びかけられている。しかし、日本医師会は任意加入団体であるため、医師の加入率は全医師の約5割強程度**9**にすぎず、その影響力にも限界がある。そもそも、医師に対する処分の在り方や、高い倫理性を要求される専門職としての医師の「医道」の審議の在り方について、**良質で安全かつ適切な医療**を保障する観点から、国家からの独立を問う根本的な疑問が提示されているのである**10**。

8　ただし、医師・歯科医師以外の医療職 (医業類似行為の従事者を含む) の行政処分について、改革がすすんでおらず、情報収集等の面で制度の不備があり、不公平なものとなっているとの指摘がある。勝又純俊「あん摩マッサージ指圧師、はり師、きゅう師、柔道整復師に対する行政処分の現状」医事法研究第3号 (2021年)。

9　厚生労働省の「医師・歯科医師・薬剤師統計の概況」によると、全国の届出「医師数」は2018年12月31日現在327,210人である。これに対し、日本医師会HPによると、日本医師会の会員数は2019年12月1日現在で約17万2千人である。

10　内田博文「医療法におけるパラダイムの転換——国策に奉仕する医療から国民の命を守る医療へ (2009年10月31日)」〈https://sites.google.com/site/kenri25/shinpo-tepu-okoshi–2 (最終確認2022年1月5日)〉は、差別なしに良質、安全かつ適切な医療を受けるという患者の権利保障を実効性のあるものにするため、国の

3 外国の制度との比較

　日本の制度の特徴を知るために、ここで海外の制度と比較して見てみよう。公共財と言える医療を担う医師の資格はどのように管理され、社会からの信頼を獲得するための医療の質の保証はどのように担保されているのだろうか。

　医師の身分（免許）、医業の管理・監督組織について、海外の主だった国の状況には、大きく分けると二つの形態があるとされる。「一つはわが国の如く政府行政機関、いわば官庁がこれを担当しているもので、北欧、イスラエル、韓国といった医師の比較的少ない国では、わが国の厚労省にあたる中央官庁がその機能を果たしている。しかし、わが国のように多数の医師を一つの中央官庁が管理・監督している国は見当たらない」。第二の形式は、フランス、ドイツのように、法的な権限を持つ医師団体による**医師会自治**によって運営されるもので、「医師はこれらの医師団体に入会しないと医業ができないわけで、これは日本の弁護士の団体と同様のものといえよう」、といった指摘がなされている[11]。また、日本学術会議の医師の専門職自律の在り方に関する検討委員会は、欧米先進諸国（独・仏・英・米）との比較検討による結論として、以下の点を指摘している。医師の質保証に関与する全員加盟制医師団体がドイツ、フランス、およびイギリスにおいては法律によって設置され、実質的に、医業を行う者が必ず加入しなければならないとされていること。アメリカでは、このような医師組織なしに医師の質保証の仕組みが作り上

政策に起因する構造的な医療被害を防止する上で医療提供者の国家からの独立性を保証する必要性を指摘している。

11　森岡・前掲註 7 論文 5 頁参照。また、内田博文『医事法と患者・医療従事者の権利』（みすず書房、2021年）365頁以下は、国家権力によらない医療の質保証の例として、医師会による専門家自治の他、北欧諸国における患者オンブズマン制度を挙げている。

げられているが、これはアメリカ固有のものというべきであること。質保証の手段として特に留意すべきは、医師の職業的義務の明確化、それに基づく規律化と懲戒、資格のコントロール、教育と研修などが中心であること。ドイツやフランスでは、医師の職業的義務について、医師団体が作成する服務規程や医師職業倫理法典が法的効力を持つこと、である[12]。

　たとえば、フランスでは、医師ばかりでなく、専門家の責任が論じられる場合には、**民事責任**、**刑事責任**に加えて**職業規律上の責任**が三つ目の柱として説明されることが多く、「医師の患者に対する行為規範を定めその違反に対する制裁を用意する規範群」として、民法を中心とする民事法、刑法を中心とする刑事法、にとどまらず、**職業倫理規範**たる医事倫理法典が重要な意味を持っている。その違反によって問われる職業規律上の責任は、民事責任、刑事責任とならんで医師の責任が論じられる場合の三つ目の柱とされている、と指摘されている[13]。**職業倫理**は医師会が監視し守らせるもので、違反すると懲戒の対象になる点で、単なる倫理とは異なっている[14]。フランス医師会のHP上で、職業倫理規定違反に対する懲戒裁判の処理件数や処理結果などの詳しい年次報告書が閲覧可能である[15]。

　また、アメリカでは、全員加盟制の医師団体はないが、アメリカ医師会が**医の倫理綱領**（1980年）を採択している。医師会倫

12　日本学術会議・前掲註5報告書13頁参照。また、岡嶋道夫「ドイツにおける医療倫理」、櫛島次郎「フランスにおける医の倫理」、宇都木伸「日常医療の倫理をいかに保つか──イギリスの特色から」、木村利人「アメリカ医師会『医の倫理原則』──その動向と展望」、いずれも前掲註7雑誌参照。

13　小粥太郎「フランス医事法における患者の自律」早稲田法学74巻2号（1999年）2頁参照。

14　櫛島・前掲註12論文17頁参照。

15　Le rôle de la juridiction disciplinaire de l'Ordre des médecins〈https://www.conseil-national.medecin.fr/lordre-medecins/linstitution-ordinale/juridiction-ordinale（最終確認2022年1月5日）〉.

理規定はソフト・ローだからといってハード・ローに劣位するわけではない。倫理規定の一部をなすアメリカ医師会見解の冒頭は、法的義務を果たせば医師としての倫理的責任を果たしたことにはならないとして、「医師は、法が正義に反すると信ずるときは、法を変革すべく努力しなければならない。正義に反する法が存在するような例外的な場面では、倫理的責任を法的義務に優先させなければならない」と説明している。むしろ医師には法的義務よりも高度な倫理的義務が要求されているのである[16]。

④ 弁護士との比較

次に、医師同様に高度の専門的知識と技術を基盤に活動し、社会からの信頼を求められる専門家集団として、**弁護士**をとりあげ、その資格の管理や職業倫理の確保のための制度を見てみよう[17]。弁護士法は弁護士会・日弁連に、法律上の常設委員会として「資格審査会」、「懲戒委員会」、「綱紀委員会」の設置を求めている。弁護士会の懲戒委員会は、弁護士委員、裁判所の推薦による裁判官委員、検察庁の推薦による検察官委員および学識経験者委員で構成される。懲戒手続は、「綱紀委員会」の調査によって懲戒相当と結論された会員について、会長からの付託により懲戒事由の有無を審査し、懲戒事由があると判断したときは、弁護士資格の剥奪・停止・戒告などの処分内容を決定する。懲戒委員会から報告を受けた会長は、直ちに報告の趣旨に

---

16 土屋裕子「医師の職業倫理」樋口範雄＝土屋裕子編『生命倫理と法——東京大学学術創成プロジェクト「生命工学・生命倫理と法政策」』(弘文堂、2005年) 127頁以下参照。また、アメリカ医師会HPも参照。Code of Medical Ethics Preface & Preamble | American Medical Association (ama-assn.org) 〈https://www.ama-assn.org/about/publications-newsletters/code-medical-ethics-preface-preamble〉(2021年12月1日最終確認)。

17 以下、畔柳達雄「弁護士の懲戒制度 (医師との比較)」前掲註7雑誌による。なお、田中成明「法曹倫理と医療倫理の対比——自立と強制、倫理と法の関係をめぐって」樋口範雄＝土屋裕子編・前掲註16書275頁註の畔柳指摘部分も参照。

したがった**懲戒処分**を行い執行する。単位弁護士会の懲戒委員会が第1審、日弁連懲戒委員会がその不服審にあたり、日弁連の処分に対しては東京高裁に取消の訴えを提起できる。懲戒事由（弁護士法56条）は、弁護士法や会則違反の他、所属弁護士会の秩序又は信用を害したり、その他職務の内外を問わずその品位を失うべき非行があったとき、と定められ、懲戒の種類は、戒告、2年以内の業務停止、退会命令、除名の4つが規定されている（同法57条）。

　弁護士と医師との違いとして、特に以下の点が挙げられている。医師の登録名簿である医籍は医師を監督する厚生労働省にあるが、弁護士名簿は日弁連にあること、医師の処分の場合、**医道審議会**の付議を決するのは厚労省担当部局であるが、弁護士の場合、何人も弁護士の懲戒請求ができる（弁護士法58条1項）点で、懲戒の窓口は大幅に国民の側に開かれていること、日弁連の処分事例は、官報及び機関誌「自由と正義」に処分を受けた弁護士の氏名・懲戒の種別・処分理由が公告されるのに対して、医道審議会医道分科の処分事例は、厚生労働省のHPの議事要旨のなかでごく簡単な処分の種別・理由と件数が掲載されるだけで、処分対象者の特定はできないこと、弁護士の場合、「禁固以上の刑に処せられた者」は**絶対的欠格事由**なので、懲戒手続に付すまでもなく弁護士名簿から削除される（同法7条、17条）のに対し、医師の場合は、**相対的欠格事由**なので、厚労省は当然には医籍から抹消できず、医道審議会の議を経ない限り抹消できないこと、である。畔柳はさらに、海外11カ国の医師会の状況を調査（2001年）した結果、人口の少ない国は別として、日本のように医師の免許付与から懲戒処分までのすべてを中央集権的に行っている国は極めて例外であり、国の大小を問わず、懲戒処分の千人率が日本の医師のように極端に低く、しかも処分理

由が刑事判決・行政処分に偏った国は他になかった、と結論づけている[18]。

　以上、他の制度との比較から照らし出すと、弁護士が**弁護士自治**により国家からの不当な干渉を受けないよう保証されているのに対して、日本の医師の場合は厚生労働大臣が懲戒権をもっており、国による統制を受けるという性格の制度となっていることが見えてくる。また、社会からの信頼が重要となる公共性の高い責務を担う専門家として、要求される職業倫理や質の保証の面で、日本の医師に要求される規律は比較的緩く、懲戒のための審議が形骸化していて実際上の処分も少なく、医師会の中での自浄努力も足りず、医療の質の適正化に資するものになっていないといえよう。

国と医療従事者の関係の在り方

１ 過ちの歴史からの教訓

　COVID-19のパンデミック騒動の中で、政府の医療政策や専門家に対する国民の不信感や、国民の中に巻き起こった感染者を責める風潮、ときに病気そのものよりも恐れられる病気に対する差別の理不尽さが明らかとなり、国民生活における医療の保証の重要性が浮き彫りになったと言える[19]。差別を受けることなく、誰もが安心して質の高い医療を受けられることは、われわれの心からの願いである。

　医師の社会に対する責任や医師の質の確保については従来議論が重ねられてきた。日本学術会議の医師の専門職自律の在り

18　畔柳・前掲註17論文36頁以下参照。

19　大藪志保子「新型コロナウイルス禍を契機として専門家と国の関係を考える」岡田行雄編著『患者と医療従事者の権利保障に基づく医療制度——新型コロナウイルス禍を契機として考える』（現代人文社、2021年）136頁以下参照。

方に関する検討会は、2013年に、①医師が全体としてその意見を自律的にとりまとめる体制が存在せず、その結果、政府に利害調整と解決が委ねられてしまい、専門職集団としての医師が国民に対して直接に**社会的責任**を果たしえていないこと、②医師の質保証のための制度を真に実効的に機能させるためには、すべての医師を包摂し、専門職自律の原則に立って医師を規律できる医師組織が必要となること、③医師の義務違反に対して国が処分を行う現在の制度は、制度としても運営の現状をみても、国民に医療の質保証を約束するものとなっておらず、医師と医療の質保証を前進させるためには、専門職自律を担う全員加盟制医師組織による自己規律として医師の処分を位置づけ直す必要がある、との問題点の把握から、医師が専門職として患者の利益を自らの利益の上に置き、専門職としての能力と水準を維持し高めるために、専門職自律を行う**全員加盟制医師組織**を公的に確立することを提言している[20]。

ここで、歴史を振り返ってみると、本書PartⅠで取り上げたわれわれの社会が経験してきた数々の例から明らかなように、医療はわれわれを守るどころか権利を侵害することがある。このことに、われわれはもっと自覚的であらねばならない。（旧）優生保護法についていえば、強制不妊手術という人権侵害的政策の実施に当たり、公益に対する職務として、あるいは優生学上「不良」とされる人や病者に対する善意の「救済」として、専門家である医師や社会運動家が侵害に加担した面が指摘されている[21]。らい予防法についていえば、2001年の熊本地裁での**らい**

---

20 日本学術会議医師の専門職自律の在り方に関する検討委員会・前掲註5報告書要旨部分参照。

21 藤野豊『強制不妊と優生保護法　"公益"に奪われたいのち』（岩波書店、2020年）など。

予防法違憲判決（熊本地判平13・5・11）のあと設置された**ハンセン病問題検証会議**は、ハンセン病強制隔離政策に加担した医学・医療界の役割と責任についても検証し、「わが国のハンセン病医学は、独善と非科学性に満ちており、論理に一貫性を欠き、絶対隔離政策のためには、患者・家族に背を向けて、その場限りの論理を平然と持ち出して恥じない行政の道具に成り下がっていた。こうした中で専門家が犯した過ちは、日本の社会に古くから存在していたハンセン病に対する偏見や差別意識を、近代医学の進歩によってもたらされる科学的知識によって解消するのではなく、医学的に誤ったハンセン病観を普及することによって拡大再生産し、取り返しのつかない悲劇を招いたことである」[22]と総括している。ここから言えることは、医師は科学的な専門家として、世界水準の知識を習得するよう研鑽し、過った施策や医療に基づく人権侵害に気づくべき立場にあり、それによる人権侵害を防ぐ努力をするべきであったということである[23]。

　この点については、**患者の権利**を保障する**医療基本法**制定を見据えて、医師の側からも専門家としての**職業倫理**を確立しようとする動きも出てきている。日本医師会の『「医療基本法」の制定に向けた具体的提言（最終報告）』（平成26年3月）は、「医療は患者本位に行われるべきことは言うまでもないが、これを支える重要な前提が、医療従事者とりわけ医師が古典的なプロフェッションとしての自律を確立していることとそれによる社

---

[22]　ハンセン病問題に関する検証会議「ハンセン病問題に関する検証会議　最終報告書」（2005年）298頁。なお、この会議では、医学・医療界のみならず法曹界などのその他の各界が果たした（もしくは果たさなかった）役割と責任についても検証されている。

[23]　甲斐は、法の下に人権侵害が行われた「らい予防法」や（旧）優生保護法に基づく強制不妊手術（断種）の悲劇を繰り返さないため、「法によるチェック」のみならず、「法に対するチェック」も医事法の基本的視点の一つに掲げている。甲斐克則「第1講　医事法の意義と基本原理」甲斐克則編『ブリッジブック医事法[第2版]』（信山社、2018年）6頁参照。

会からの信頼を得ていることにあるといえる。すなわち、医師およびその職能集団は常に自らの行動を戒め、潔白であることが求められ、それゆえに患者・国民から信頼を受け、また患者・国民の権利の擁護者たり得るのである」。「したがって、医師及び医療従事者は、常に自らの良心に従って、又常に病める人の最善の利益に従って行動すべきであると同時に、病める人の自立性と正義を保証するために努力を払わなければならない。また、医師、医療従事者およびそれらの職能団体の役割として、患者が有する権利を認識し擁護していく共同の責任を負うことをここで再確認しておくべきである」、との姿勢を打ち出している。そして、その「医療基本法（仮称）案」の中で、6条で患者の権利を擁護する医療提供者の責務、16条で医師の**研鑽義務**を謳っている[24]。また、日本医師会は、医学の発展や地域医療体制に責任をもち、自浄作用を発揮しながら、国民医療の推進に尽くす全員加盟に向けた医師の団体の在り方を検討するとして、その実現に向けたステップを報告している[25]。ただし、行政からの独立の具体的な在り方などに踏み込んだものとはなっていない。

② 国家から独立した医師像と専門家自治

このように、医療は必ずしも当然にわれわれを守るわけではなく、国策や「公益」に資して、人権侵害に加担してしまうこともあったのである。医療が、国策ではなく**患者の権利**を、われ

---

[24] 日本医師会「医療基本法（仮称）案」6条（医療提供者の責務）2項「医療提供者並びにこれらの者が構成する専門職能団体は、患者、国民の権利、利益を擁護するために、国、地方公共団体等に対して必要な提言及び活動をおこなうものとする」。16条（研鑽義務）「医療提供者は、常に最新の医学・医療に関する知識と技能を習得するよう研鑽するとともに、自らの職業の尊厳と責任を自覚して、教養を深め、人格の陶冶に努めなければならない」。
[25] 日本医師会「医師の団体の在り方検討委員会報告」（2017年）、「第Ⅱ次医師の団体の在り方検討委員会報告」（2020年）。

われ一人ひとりを守るものとなるために、起こりうる権利侵害に歯止めをかけられる構造を作るには、どのような基盤が必要であろうか。そこに医師は専門家としてどのように関与すべきなのであろうか。

　医師と国は、**患者の権利**をめぐって緊張関係にたつことがある。上に見てきたハンセン病問題や（旧）優生保護法問題では、法律の内容自体が違憲であったのであり[26]、法や行政の指示に無自覚に従うこと自体が患者の権利を侵害することに、専門家である医師は気づき、患者の権利を守ることが求められていた。1948年に採択された、医師の守るべき倫理規範である世界医師会「**ジュネーブ宣言**」(2017年最終改正)は、医師の誓いとして、「私は、たとえ脅迫の下であっても、人権や国民の自由を犯すために、自分の医学的知識を利用することはしない」と宣言する。さらに、1981年の世界医師会の「**患者の権利に関するリスボン宣言**」は、その序文の中で、「医師および医療従事者、または医療組織は、この（患者の）権利を認識し、擁護していくうえで共同の責任を担っている。法律、政府の措置、あるいは他のいかなる行政や慣例であろうとも、**患者の権利**を否定する場合には、医師はこの権利を保障ないし回復させる適切な手段を講じるべきである」と謳っている。また、上述した1980年の**アメリカ医師会医療倫理基本原則**の医師会見解の冒頭の、「医師は、法が正義に反すると信ずるときは、法を変革すべく努力しなければならない。正義に反する法が存在するような例外的な場面では、倫理的責任を法的義務に優先させなければならない」との文言も同様の意味を持つ。

　これらの倫理規範が描くのは、医師として研鑽を積み、医師

26　らい予防法違憲判決（熊本地判平13・5・11）。ただし、旧優生保護法の違憲判決（札幌地判令3・1・15など）については、まだ確定はしていない。

としての専門的知識と高い倫理性から、法や国の措置が人権を侵害するものとなる場合にはこれに気づき、過った法や国の措置に従うことなく、時に国と対峙してでも患者の権利を保障する医師像である。それは、刑事裁判において国家（検察官）と対峙して、たとえ多くの人が有罪だと思っていたとしても、またたとえ最後の一人になっても、社会正義を実現するため刑事被告人の権利を保障する使命を果たす弁護士と同様の、国家権力による不当な権利侵害や社会の偏見・差別意識から患者を守り、患者の側に立つ専門家の姿である。しかし、日本の現状においてそれを期待することはできない。国から独立した立場を保障するための**専門家自治**が、弁護士会には認められているが、医師会には認められていないからである。医師が真に**患者の権利**擁護者たりうるためには、国からの医師の独立性を担保する必要性があり、そのためには医師に対する懲戒制度の在り方を検討・整備して医師の専門家自治を擁立するとともに、医師の職業倫理が専門家としての信任に足るものになっているか見直す必要があるといえる。

医事法におけるあるべき三面関係を支える制度設計

1 当事者間の信頼の構築

　歴史の教訓から国と医療従事者のあるべき関係について見てきた。医療従事者は、**患者の権利**を擁護し、必要に応じて政策の提言など社会的な責任を果たすために、国から独立した立場を保証される必要があり、かつ、社会からの信頼を得るため高い**職業倫理**に基づく自己規律を行う必要がある。それと同時に、医療従事者と患者の関係も信頼関係に基づく必要がある。**インフォームド・コンセント**は**患者の自己決定権**を保障するものであ

るが、それと同時に**医療の質と安全**を高めるものであるからである[27]。患者が適切に自己決定できるよう正しい情報をわかりやすく提供するためには、医師が患者の心身の状態や疾病についてよく知り、自己の病院における治療成績などについて科学的なデータを持っておくことが必要になり、そのことは必然的にそこで提供される医療の質と安全を向上させることになること。また、患者の体のことについては、患者自身が最も関心を持っているので、良い説明つまり良い患者教育を受ければ、患者自身が最も良い観察者になって、万一異常が起きた場合でも早期発見ができ、手遅れにならなくてすむこと。これらの点が医療過誤訴訟の事例を検討した弁護士から指摘されている。より安全で質の高い医療を実現するためには、本書PartⅡ　ChapterⅠが指摘するように、インフォームド・コンセント等を患者と医療従事者が共に守るべき「共通の価値」とし、この共通の価値を患者・家族と医療従事者が協働して達成するため、患者の権利を法制化することによって「**対話と納得に基づく医療**」を確保する必要がある[→77頁]。また、それでも医療事故の発生が避けられないのであれば、患者の医療に対する不信感の醸成を抑制するための迅速簡便な紛争処理手続の整備や、患者への補償及び医療従事者の安心の確保のため、過失が証明できない場合の一定の甚大な被害について医療のリスクを国民全体で負担する**無過失補償制度**等の検討も考えられよう[28]。

---

[27]　辻本育子「（第5章　医療事故の実例と解決策）患者側から見た側面」桜井靖久監修『医療の未来像とリスクマネジメント』（シーエムシー、1994年）240頁以下参照。

[28]　医療事故調査、被害救済制度に関するフランスの取組みが参考となろう。フランスの、シンプル・迅速・無償の3大原則に基づく裁判外医療紛争処理手続や、社会的連帯に基づき、患者が過失を立証できなかったとしても国の機関によって被害が補償される無過失補償制度につき、日本弁護士連合会編『安全で質の高い医療を実現するために——医療事故の防止と被害の救済の在り方を考える』（あけび書房、2009年）216頁以下参照。

2 事前・事後を通じた適正手続の保障

　(旧) 優生保護法に基づく特定の病者や障害者に対する強制不妊 (断種) 手術を例にとれば、その立法過程において、それによって侵害を受けることになる当事者は不在のまま、「社会公共」や「公益」の観点で国会での議論が進められたことが指摘される[29]。医療過誤や過った医療政策によって被害を受けるのは、患者である。そのことから鑑みれば、医療にかかわる政府の政策の決定過程に、科学的見地から政策の合理性を吟味するための専門的知識を有する医療関係者の参加に加えて、患者など当事者団体あるいは潜在的患者の代表としての**市民の参加**が保証されなければならない (医療政策への参加権について、本書Part Ⅱ Chapter5参照 [→182頁])。私たちのことを私たち抜きで決めないで (Nothing about us without us)」を合い言葉に、障がい当事者が参加して2006年に作成され、日本も2014年に批准した**障害者権利条約**の考え方を参考とすべきである。実際、日本人の死因で最も多いがんの対策のため2006年に制定されたがん対策基本法は、厚生労働省におかれるがん対策推進協議会の委員の対象者に、がん患者及びその家族又は遺族を代表する者を含めている (がん対策基本法25条)。それと同時に、国民全体の納得のいく合理性を担保するためには、政策の決定過程は透明性を確保して**情報を公開**し、国は国民に対する**説明責任**を果たさなければならない。

　さらには、被害が発生してしまった場合に、被害を最小限にとどめ、あるいは発生してしまった被害を次の被害を防ぐための教訓として活かす仕組みを考える必要がある。らい予防法に基づく強制隔離も、(旧) 優生保護法に基づく強制不妊手術の問題も、被害を受けた人たちからの違憲国賠訴訟などの動きを通

---

[29]　藤野・前掲註21書参照。

じてようやく広く認識されるに至ったが、本来であれば誤った政策をとっていた国に問題を解消するための責任がある。国は積極的に事後的な**検証**を行い、社会に残る差別を是正し、被害を回復する取り組みを行うと同時に、それを次に起こりうる被害に備えた教訓とすべきである[30]。そしてその事後的な検証を行う前提として、政策決定過程における**公文書の保存**は不可欠な国の責務である[31]。

　最後に、このことは医療従事者や（現在もしくは過去に）患者でない人にとって、無関係な話ではない。われわれは誰しも将来患者（もしくは医療従事者）になりうる存在であるし、また、ハンセン病の歴史や現在のCOVID-19パンデミック騒動にも見られることであるが、病者を排除する差別や偏見の主体となっているのは、他ならぬわれわれ自身なのである。意図的に行わなくとも無知からも差別が生み出されるのであれば、知らず知らずに人の人権を侵害せずにすむよう、検証結果を公共の財産とし、人権教育の素材とするなどして、われわれ自身も歴史の教訓に学ばなければならない[32]。

────────

[30]　らい予防法については、ハンセン病政策の歴史と実態について、多方面から科学的、歴史的に検証を行い、再発防止のための提言を行うことを目的として国が検証会議を設置し、2005年に最終報告書が提出された。優生政策の過ちについては、国内136の医学関係学会が加盟する日本医学会連合が、旧優生保護法の制定や運用に医学・医療界が関与してきたことを認め、同様の非倫理的問題が再び発生することを防止する対策を立てる目的で「旧優生保護法の検証のための検討会」を立ち上げ、2020年6月にその報告書がまとめられている。

[31]　内山真由美「新型コロナウイルス感染症対策における専門家、政府、知事の役割」佐賀大学経済論集53巻4号（2021年）41頁以下は、COVID-19感染症対策における政府の公文書作成と保存の問題点について詳しく指摘している。

[32]　アメリカで、失敗に終わった公衆衛生事業の検証報告書を、高等教育における教材として利用し、将来への教訓として活かす試みとして、R・E・ニューススタット＝H・V・ファインバーグ（西村秀一訳・解説）『ワクチン　いかに決断するか──1976年米国リスク管理の教訓』（藤原書店、2021年）、特に第15章「教訓の使いみち──授業の題材として」参照。また、ハンセン病問題検証会議『最終報告書』（2005年）の成果を、被害回復及び医療被害の再発防止のために市民で共有し、活かそうとする試みとして、内田博文『ハンセン病検証会議の記録──検証

　以上見てきたように、現在の日本では医療従事者は国の一方的な監督指揮下にある。しかし、患者を含めた国民や医療の専門家である医療従事者が、国の医療政策の一方的な客体や末端実施者となるのではなく、患者（国民）が国や医療従事者に、医療従事者が国や患者（国民）に、お互いに忌憚なく物申せるような**国と医療従事者と患者の三面関係**を構築することで、**患者の権利**が保障され、差別を受けることなくより**安心安全で質の高い医療**が保証されるといえよう。医療従事者の国に対する独立性（**専門家自治**）を保障することは、患者の権利保障にとって有益であり、むしろ切り離せないといえる。医療がわれわれ一人ひとりを守るものとなり、決して国家による社会防衛の手段とならないためには、患者の権利を保障し、専門家としての医師の国からの独立性と高い**職業倫理**確立のための基盤を整備した上で、国と医療従事者と患者の三面関係の構造の中で、**憲法25条**に基づく国の医療提供の責務と、医療従事者及び患者がもつ権利と役割とを捉えなおす必要がある。

■【本章のふりかえり】

その1▎日本の医療従事者は国の一方的な監督指揮下にあるが、国による懲戒制度の実情は医療の質の適正化に資するものになっていない。

その2▎医療従事者の専門家自治を確立し、患者の権利を保障して当事者間の信頼を構築し、国と医療従事者と患者の三面関係を整備することで、より安心で安全な医療を実現することができる。

文化の定着を求めて』（明石書店、2006年）。水俣病学を医学の症候学という狭い枠に閉じ込めるのではなく、社会や行政のありよう、専門家の役割や学問のありようといった、社会の側にある病理を学び、未来に活かすための学問として捉えなおすことを主張するものとして、原田正純『豊かさと棄民たち——水俣学事始め』（岩波書店、2007年）。

その3 医療被害の発生・拡大を防ぐには、政策決定過程への市民の参加、情報公開、文書の保存、事後的な検証システムの確立、教訓を活かす教育など、患者の権利保障を実効的なものにする一連の手続が保障される必要がある。

医療における
適正手続

大場史朗（大阪経済法科大学教授）

はじめに

　わたしたちが、何かの折に病院や診療所に行くと「患者さんの権利と義務」というその病院等の方針又は宣言を目にすることがある[1]。その内容は必ずしも一様ではないものの、「患者の権利」としては、最善の医療をうける権利、医療を選択する権利、医療上の記録・情報を受ける権利などが掲げられ、「患者の義務」としては、医療従事者と協力して診療に積極的に参加する義務、自身の健康状態に関する情報を正確に提供する義務などが掲げられている。医療機関によっては、「患者の義務」を守らないときは医療提供を受けられないこともあると明記しているところもある。

　このように、現在の医療においては、医療従事者と患者との間で、一定の「適正手続」を踏まえて医療が提供されているといってよい。従来の医事法の概説書や体系書等においても、医療における「適正手続」の重要性がさまざまな観点から説かれてきた。たとえば、インフォームド・コンセントを踏まえた医療、医的侵襲を伴う治療行為が適法化される要件[2]、「適正手続」による保障（人権保障を含む）がなければ当該医療行為は違法であるとする「メディカル・デュープ

---

[1]　東大病院および慶應義塾大学病院HP記載の「患者の権利と義務」などを参照。
[2]　甲斐克則『医事刑法への旅Ⅰ［新版］』（イウス出版、2006年）29頁以下など参照。

ロセス」の提唱[3]などがそれである。患者の意思に反する強制措置に関しても、人権保障の観点から「適正手続」の重要性が説かれることもある[4]。本章では、従来の議論を踏まえつつ、「患者の権利」を実現するための、あるべき適正手続の在り方について検討することにしよう。

医療過誤と法的責任

　生老病死ともいわれるように、人間の一生と病気とは切り離すことはできない。ひとたび大きな病気にかかると人生が一変することもある。他方、治療行為には本来的に不確実性が伴うことから、治療上の侵襲行為は人間の生命・身体への危険を本質的に内包している。たとえば、ある調査によると[5]、18施設における退院後の患者の診療録4,389冊を調査した結果、入院前の診察・処置等および入院中の処置等の結果として297症例（6.8%）の有害事象が確認されたとされる（なお、国土交通省のもとの会議が2003〔平成15〕年のデータをもとに算出した「１年間で交通事故に遭遇する確率」は0.9%となっている[6]）。

　医療は一定の危険と隣り合わせであり、そのために患者本人の慎重な自己決定が求められる。そして、ひとたび医療事故が起こると医療機関又は医療従事者は法的責任を負うこともある。

3　甲斐・前掲註２書８頁など参照。

4　たとえば、池原毅和「精神科における強制医療介入」精神神経学雑誌115巻７号（2013年）759頁以下など参照。

5　厚生労働科学研究費補助金医療技術評価総合事業「医療事故の全国的発生頻度に関する研究（平成15年度〜 17年度総合研究報告書、主任研究者・堺秀人）」（2006年３月）参照。なお、同調査結果は国際比較のため「カナダ基準」を使用しているとされる。

6　「使える」ハイウェイ推進会議「『使える』ハイウェイ政策の推進に向けて　提言（平成17年２月）」19頁〈https://www.mlit.go.jp/road/ir/ir-council/highway/report.pdf（2021年５月１日最終確認）〉。

その意味で医療は法的責任と隣り合わせでもある。

　一般に、**医療事故**とは、医療そのものによって生じた有害事象全般をいう[7]。他方、**医療過誤**とは、医療事故の発生の原因につき、医療機関・医療従事者に過失があるものをいう[8]。医療過誤が起こると、医療従事者には法的責任として、①民事責任、②刑事責任、③行政責任が生じうる。以下ではこれらの3つの法的責任についてみていくことにしよう。

1 民事責任

　民事責任とは、一般に、他人の権利・利益を侵害した者が負うべき損害を賠償する責任のことをいう。その目的は損害の補填にある。医療従事者に民事責任が認められるためには、医療従事者に**不法行為**（民法709条）または**債務不履行**（民法415条）が認められる必要がある。また、医療行為が公権力の行使にあたる場合（たとえば、国の政策として一定の医療行為が推進された場合など）は、国・自治体には国家賠償法上の責任が追及されることもある。かつては、立証責任の観点から、債務不履行構成の方が、不法行為構成よりも被害者保護に資するという議論もあったが、現在では、一般に、立証責任の観点からは両者に違いがないと考えられている[9]。

7　手嶋豊『医事法入門［第5版］』（有斐閣、2018年）237頁など参照。本文中の定義のほか、①医療に関わる場所で医療の全過程において発生するすべての人身事故という定義（医療従事者が被害者である場合や廊下で転倒した場合なども含む。医療安全対策検討会議「医療安全推進総合対策～医療事故を未然に防止するために～」（平成14年4月17日）など参照）や、②医療そのものによって生じた又は生じた疑いのある死亡又は死産であって、病院等の管理者が予期しなかつたものという定義（医療法6条の10参照）もある。なお、医療事故は、一般に、患者等に何らかの傷害が発生した場合を指すが、不適切な医療によって、患者等に何らかの傷害が発生しそうになった場合（ヒヤリハット事案等）を「インシデント」ということがある。

8　医療安全対策検討会議・前掲註7報告書など参照。

9　この項の記述は、手嶋・前掲註7書240頁以下。甲斐克則編『ブリッジブック

1992（平成4）年から近年までの医事関係訴訟の新受件数及び平均審理期間の推移は、【図1】のとおりである。新受件数は1992年以降おおむね増加傾向であり、2004（平成16）年にピークを認め、その後減少し、近年では800件前後で推移している。

■**図1　医事関係訴訟の新受件数及び平均審理期間の推移**

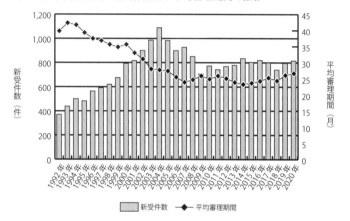

*2004年までの数値は、各庁からの報告に基づくものであり、概数である。
*裁判の迅速化に係る検証に関する報告書（第9回・令和3年7月）74頁より転載。

　平均審理期間は、以前よりも短くなっている傾向にあるが、【図2】のように、通常の民事事件（9.9月、民事第一審訴訟全体）と比べても非常に長い（2020〔令和2〕年は26.7月）。医事事件は、従来、①専門的知見が必要になること、②医療機関側（被告側）に証拠が偏在しているために医療機関の協力が得られない限り、事案や問題点の把握に多大な時間がかかること、③鑑定に時間がかかることなどの困難性があった。医療関係訴訟の迅速化の観点

医事法［第2版］』（信山社、2018年）84頁以下〔山口斉昭執筆〕など参照。

から、2001（平成13）年4月に東京地裁および大阪地裁において**医療集中部**（医事部）が設置されたのを皮切りに、名古屋地裁、千葉地裁等の他の地裁にも医療集中部が設置されることになった。医療集中部では、①診療経過一覧表、専門委員および争点整理案の活用、②口頭による鑑定、複数・共同鑑定の実施、③人体模型・シャウカステン等の備品を用いた尋問を行うなどして迅速な訴訟が志向されている[10]。

また、医療関係訴訟の認容率は、通常の訴訟（同86.7％）と比べて低く、近年では20％程度である（2020〔令和2〕年速報値：22.2％）。診療科目別既済件数（地裁、令和2年）をみると【図3】のように、内科、外科、歯科の順に医療関係訴訟をかかえている。

■図2　平均審理期間（令和2年）　■図3　診療科目別既済件数割合（令和2年）

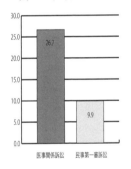

*図1註報告書74頁より転載。

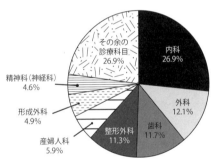

*裁判所HP「医事関係訴訟に関する統計」
より転載

不法行為が認められるには、①医療従事者の故意・過失（医療の場合、とりわけ過失が問題となる）、②権利または法によって保護される利益の侵害、③損害の発生、④行為と損害との因果関係

10　裁判所HP「医事部（第17・19・20民事部）について」〈https://www.courts.go.jp/osaka/saiban/medical/index.html〉など参照。

を患者が立証する必要がある。

とりわけ、どのような「権利または法によって保護される利益」が侵害されると民事責任を負うのかは、事案の内容や市民の意識の変遷等によって柔軟に変化しうる。あらかじめ法律で厳格に規定されている犯罪から出発する刑事責任との大きな違いともいいうる。それゆえ、民事責任の範囲は、手術等の医行為の過失だけではなく、インフォームド・コンセントや情報提供・保護に関する過失、医療機関の管理過失、さらには医療行政・薬事行政に関する過失など多岐に及ぶ。

以下では、医療従事者の業務と直接的に関係する医療過誤の民事責任についてみてみよう。

(1) 医療過誤における過失責任

不法行為責任が認められるには「過失」が必要である。**過失**とは、不注意、すなわち注意義務違反のことをいう。したがって、その前提として、医療従事者がどの程度の注意義務を負うかが決定的に重要となる。

従来、この注意義務は「危険防止のために実験上必要とされる**最善の注意義務**」とされてきた[11]。そして、「最善の注意義務」の基準となるべきものは、「診療当時のいわゆる臨床医学の実践における医療水準である」とされ[12]、単なる医療慣行ではないとされてきた[13]。そして、この「医療水準」の判断に当たっては「当該医療機関の性格、所在地域の医療環境の特性等の諸般の事情を考慮すべき」とされている[14]。したがって、過失の判断基準とな

---

[11] 最判昭36・2・16民集15巻2号244頁〔45〕など参照。なお、括弧内は甲斐克則・手嶋豊編『医事法判例百選第2版』（有斐閣、2014年）の判例番号を指す（以下同じ）。

[12] 最判昭57・3・30判時1039号66頁など参照。

[13] 最判平8・1・23民集50巻1号1頁〔46〕。

[14] 最判平7・6・9民集49巻6号1499頁〔45〕など参照。

る「医療水準」は、都市部の医療機関と地方のそれとは異なることになる。

(2) 権利の侵害(損害)と因果関係

　不法行為責任が認められるには、その結果として**権利の侵害**が発生することが必要であり、かつ、医療従事者の過失行為から当該結果が発生したという**因果関係**が必要である[15]。医療の場合、侵害される権利としては、従来、生命・身体が中心となってきたが、2000年前後から告知・説明に関連して「意思決定の自由」や「熟慮し判断する機会」等を被侵害利益とする判例も登場している[16]。

　医療の不確実性や医療従事者と患者との情報格差等もあり、実際の裁判では、過失行為は認定できるものの、当該行為によって結果が発生したという因果関係が立証し難い局面も多い。そこで、医療従事者の過失行為から生命・身体の侵害という結果が発生したという因果関係が証明されなくとも、適切な医療が行われたとすれば、生命が失われなかった一定の可能性があったこと又は重大な傷害が発生しなかった一定の可能性があったことが認められれば、不法行為責任を肯定しようとする論理が生み出されてきた。

　たとえば、(1)医師が、病院に赴いた患者に対して、当時の医

15　最判昭50・10・24民集29巻9号1417頁〔63〕など参照。

16　たとえば、①「患者が輸血を伴う可能性のあった手術を受けるか否かについて意思決定をする権利」を保護法益と認めた最判平12・2・29民集54巻2号582頁〔36〕、②乳がんの患者が乳房温存術を受けるか、あるいは乳房温存療法を受ける可能性を探るかにつき「熟慮し判断する機会を与えられること」を保護利益と認めた最判平13・11・27民集55巻6号1154頁〔31〕、③患者の家族等が末期がんの病状等の告知を受けていた場合には、物心両面において患者の治療を支え、家族等としてできる限りの手厚い配慮をすることができることになり、このような「家族の協力と配慮」を「患者本人にとって法的保護に値する利益である」と判示した最判平14・9・24判時1803号28頁〔30〕、④「担当医師の下で経腟分娩を受入れるか否かについて判断する機会を与えられること」を保護利益と認めた最判平17・9・8判時1912号16頁〔32〕など参照。

療水準で求められていた適切な診察および検査をしなかったため、その後、患者の容態が急変して死亡したとされた事案について、医療水準にかなった医療が行われていたならば患者がその死亡の時点においてなお「生存していた相当程度の可能性」が証明されるときは、医師は民事責任を負うとした事例[17]、(II)開業医が症状を訴えた患者に対して適切な時期に高度な医療が可能な医療機関に転院させなかったとされた事案について、適時に適切な医療機関への転送が行われ、同医療機関において適切な医療行為を受けていたならば、患者に「重大な後遺症が残らなかった相当程度の可能性」の存在が証明されるとき、当該医師は民事責任を負うとした事例[18]などがある。

　もっとも、この比較的新しい構成においては、少なくとも、生存していた又は重大な後遺症が残らなかった「一定の可能性」侵害の証明が必要である。このような「一定の可能性」侵害が証明されない場合、民事責任は認められない。

　他方、医師が適切に情報を告知しなかったことによって患者の医療の検討・選択の機会が失われたという考え方をとれば、上記の「一定の可能性」侵害が証明されなくとも、医師が適切でない医療行為を行った結果、患者の「適切な医療を受ける期待権（利益）」が侵害されたとして民事責任を認める構成も可能となりうる。

　そして、(III)医師が、患者の下肢の骨接合術等の手術を行ったところ、同手術による合併症として下肢深部静脈血栓症を発症し、その後遺症が残ったという事案において、患者の「適切な医療を受ける期待権」が侵害されたとして民事責任が認められる

17　最判平12・9・22民集54巻7号2574頁〔69〕。
18　最判平15・11・11民集57巻10号1466頁〔47〕。

かが争われた[19]。しかし、最高裁は「患者が適切な医療行為を受けることができなかった場合に、医師が、患者に対して、適切な医療行為を受ける期待権の侵害のみを理由とする不法行為責任を負うことがあるか否かは、当該医療行為が著しく不適切なものである事案について検討し得るにとどまるべきものである」としたが、本件はそのような事案とはいえないとされた。したがって、患者の「適切な医療を受ける期待権（利益）」の侵害によって医師側に民事責任が認められるかは今後の判例の発展にゆだねられているといえる。

2 刑事責任

　刑事責任とは、罪を犯した者が負う刑罰を受けなければならない責任のことをいう。医療従事者の行為が「犯罪」に該当すれば、刑事責任が問われうる。もっとも、警察等が事件を捜査しても必ず起訴されるわけではない。起訴・不起訴の判断は検察官の裁量である。近年の刑事医療裁判等の推移は【図4】のとおりである。

　まず、警察への届出等総数については、①2003（平成15）年から2004（平成16）年、②2007（平成19）年にピークを認めることができる。1999（平成11）年に発生した都立広尾病院事件（院長と主治医が医師法違反等で有罪となった事件[20]）や、2004年に発生した福島県立大野病院事件（産婦人科の医師が業務上過失致死罪に問われたが無罪となった事件[21]）などによって社会全体の医療事故への関心が高まっていたことが背景の一つであると分析されている[22]。

19　最判平23・2・25判時2108号45頁〔70〕。
20　最判平16・4・13刑集58巻4号247頁〔2〕。
21　福島地判平20・8・20判時2295号3頁〔59〕。
22　医療行為と刑事責任の研究会「医療行為と刑事責任について（中間報告）」（平成31年3月29日）11頁参照。そのほか、平成11（1999）年1月に起こった横浜

次に、刑事裁判件数をみてみると、1999（平成11）年（2件）以降上昇傾向にあり、2005（平成17）年（47件）にピークを認め、その後減少し、近年では1ケタで安定している。また、1999年から2016（平成28）年までの18年間の刑事医療裁判202件（256人）のうち、公判請求された事件は38件（50人）であり、判決結果としては、禁錮26件（33人）、罰金6件（11人）、無罪6件（6人）、略式請求事案は164件(206人)であり、その全数が罰金で終了していた[23]。

■図4　刑事医療裁判等の推移

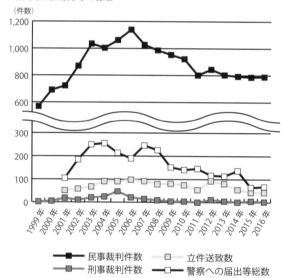

*刑事裁判および民事裁判の件数については、確定時の年で定義。
*医療行為と刑事責任の研究会「医療行為と刑事責任について（中間報告）の公表について」より。

市立大学医学部付属病院の患者取違え事件（横浜地判平13・9・20刑集61巻2号149頁）、平成14（2002）年11月に起こった慈恵医大青戸病院事件（東京地判平18・6・15公刊判例集未登載、東京高判平19・6・7公刊判例集未登載）なども重要である。

23　医療行為と刑事責任の研究会・前掲註22報告書7頁。

どのような行為が「犯罪」か、また当該犯罪にはどのような刑罰が科されるかは、あらかじめ法律で規定されている（**罪刑法定主義**）。このような犯罪と刑罰について規定している法を、**実質的意味における刑法**（広義の刑法）という。他方、刑法典という法律を**形式的意味における刑法**（狭義の刑法、一般刑法）という。実質的意味における刑法には、**一般刑法**と**特別刑法**が含まれる。

犯罪は行為でなければならない（**行為主義**）。また、行為と結果との間には因果関係がなければならない。刑事責任を問うためには、行為が法律で定められた「犯罪」に該当し（**構成要件該当性**）、法に違反し（**違法性**）、行為者を法的に非難できること（**責任**）が必要である。

(1) 医療従事者に密接に関係する罪

交通事故のように、医療従事者が一私人としてさまざまな犯罪をおかしうることは当然であるが、医療従事者の業務に密接にかかわる犯罪として、次のようなものがある。

まず、刑法典（一般刑法）においては、殺人罪（199条）、傷害罪（204条）、業務上過失致死傷罪（211条）などが規定されており、とくに医療従事者の身分が要求されている犯罪（**身分犯**）として、業務上堕胎罪（214条）、虚偽診断書等作成罪（160条）等がある。裁判例の中には医師Yの手術中の過失をわからないようにするためにカルテを改竄した医師Xに刑法上の証拠隠滅罪（104条）の成立を認めた事例[24]などもある。なお、国立病院、公立病院、公的病院、大学病院の職員は「みなし公務員」のため、収賄罪（197条）等、公務員の身分が必要とされる身分犯も適用される[25]。

24　東京地判平16・3・22判例集未登載〔20〕。

25　国立病院につき独立行政法人国立病院機構法14条、公立病院・公立大学病院につき地方独立行政法人法58条、国立がん研究センター等の国立高度専門医療研究センターにつき、高度専門医療に関する研究等を行う国立研究開発法人に関する法律12条、国立大学病院につき国立大学法人法19条参照。

次に、特別刑法においては、医師法・歯科医師法などの業法の罰則規定、そのほか薬機法（医薬品、医療機器等の品質、有効性及び安全性の確保等に関する法律）、麻薬及び向精神薬取締法、覚せい剤取締法、大麻取締法の罰則規定などがある。業法である医師法に関して言えば、医業独占の違反についての無免許医業罪（17条・31条1項1号）、虚偽又は不正の罪の事実に基づいて免許を受けた不正免許取得罪（31条1項2号）、医師名称使用罪（31条2項）、医業を停止されたにもかかわらず当該期間中に医業を行った医業停止違反罪（32条）、住居等の届出義務（6条3項）・医師の名称使用の禁止（18条）・無診察治療等の禁止（20条）・異状死の届出義務（21条）・処方箋の交付義務（22条）・診療録の記載義務（24条）への違反（33条の2）等が定められている。専門職自治が認められている弁護士の地位等を定める弁護士法においても、虚偽登録に関する罪、相手方から金銭を受け取った行為等を処罰する汚職の罪等が定められているものの、医師法の方が罰則によって医師を統制しようとする性格が強い。高度専門職ともいえる医療従事者の業法は、行政取締法規という性格が強く、それも刑罰によって医療従事者の行為を規定しているのが特徴である。

(2) 違法性が阻却される場合

上記のような、犯罪のカタログに該当しても、ただちに犯罪が成立するわけではない。一定の事情があれば、**「法令行為」**（刑法35条前半）又は**「正当業務行為」**（同後半）として違法性が阻却される（除かれる）ことがある。

たとえば、医療に密接に関わる「法令行為」として、人工妊娠中絶が挙げられる。刑法上、業務上堕胎罪は処罰の対象であるが、人工妊娠中絶を規定した母体保護法14条のため、違法性が阻却されるのである。

医師等の行う治療行為は「正当業務行為」として正当化され

る。たとえば、医師が行う「医行為」(医師法17条)とは、「医師が行うのでなければ保健衛生上危害を生ずるおそれのある行為[26]」とされ、多かれ少なかれ、本来的に医的侵襲を伴う行為である。しかし、この「医行為」が特定の刑罰法規に触れるであっても、一般に、①医学的適応性(患者の生命・健康を維持・回復する必要があること)、②医術的正当性(医学的に認められた正当な方法で行われること)、③患者の同意があれば、「治療行為」として正当化される。したがって、形式的には傷害罪にふれる手術でも、上記の3要件をみたせば、傷害罪は成立しない。

他方、「医学的適応性」が乏しい美容整形等の場合は、通常、患者の同意によって違法性が阻却されると考えられる[27]。もっとも、その場合でも医術的正当性が当然の前提となるだろう。

⑶ 責任が阻却される場合

刑法上、医療従事者の行為に違法性が認められるとしても、行為者に犯罪が成立するためには、当該行為者に責任がなければならない(**責任主義**)。そして、少なくとも行為者に過失がなければ、責任が阻却され、犯罪は成立しない。医療は多かれ少なかれ不確実性を伴うため、とくに医療の現場で問題となるのは、過失の有無である。そして、医療における過失行為で問題となるのは、**業務上過失致死傷罪**(刑法211条)の成否である。

刑法上の過失も、注意義務違反があったときに認められる。判例によれば、注意義務とは、結果予見義務と結果回避義務からなり、それらの義務の前提として、結果予見可能性と結果回避可能性が必要であるとされる[28]。注意義務の内容は具体的な事案において異なる。この過失の基準であるが、ここでも「当時の

---

26 最決令2・9・16刑集74巻6号581頁(タトゥー施術事件)。

27 甲斐・前掲註2書32～33頁など参照。

28 最決昭42・5・25刑集21巻4号584頁。

医療水準」が重要となる[29]。

3 行政責任

　行政責任とは法律に違反等した者が行政庁の処分（行政処分）を受けなければならない責任のことをいう。医師法７条１項は、厚生労働大臣の医師に対する行政処分について定めている。すなわち、医師が、①心身の障害により医師の業務を適正に行うことができない者（厚生労働省令で定めるもの）、②麻薬、大麻又はあへんの中毒者、③罰金以上の刑に処せられた者、④その他医事に関し犯罪又は不正の行為のあつた者のいずれかに該当し、又は医師としての品位を損するような行為のあつたときは、厚生労働大臣は、①戒告、②3年以内の医業の停止、③免許の取消しという処分をすることができる、というのがそれである。行政処分にあたっては、厚生労働大臣は、あらかじめ、医道審議会の意見を聴かなければならない（７条３項）。従来の行政処分は医業停止および免許の取消しのみであったが、2008（平成20）年からの再教育制度の導入にあたり、戒告という行政処分が新たに設けられた。行政処分の処分件数をみると、多くが刑事処分の後追いにとどまっているのが実情であり、交通事犯、猥褻、贈収賄、詐欺・窃盗など、医療には直接関係しない行為に対する刑事処分も目立つ。なお、医師の業務上過失致死（傷）罪による処分件数は、1971（昭和46）年度から長い間、年間５件未満で推移していたが、2005（平成17）年度から2007（平成19）年度までの間、年間の処分件数は10件を大きく超えている[30]。

29　たとえば、耳鼻咽喉科の医師であった被告人が業務上過失致死罪に問われたが、「当時の医療水準」に照らした場合、被告人に注意義務違反を認めることはできないとして無罪とした東京高判平20・11・20判タ1304号304頁〔58〕など参照。
30　水谷渉・澤倫太郎「医療刑事裁判について」日医総研ワーキングペーパーNo.213（2010年５月31日）31頁参照。

免許の取消し処分を受けた者でも、①その者が取消しの理由となった事項に該当しなくなったとき、②その他その後の事情により再び免許を与えるのが適当であると認められるに至つたときは、再免許を与えることができる（7条2項）。医師等の行政処分は、①厚生労働省による事案の把握（法務省からの情報提供等による）、②都道府県による厚生労働省への事案の報告、③対象者の意見・弁明の聴取、④医道審議会の答申と厚生労働大臣による処分の決定、という流れで行われる [→144頁]。

４ 医療における法的責任追及の問題と課題

医療従事者等の法的責任を問う動きの背景には、医療に対する期待の増大、患者の権利意識の拡大およびマスメディアの報道姿勢などがある[31]。とくに、通常、市民が医療事故を認識する媒体となるメディア報道の影響は強いものがあるといえよう[32]。このような中で、患者と医療従事者との間の相互不信が形成されてきた。患者側からは、従来、いわゆる「3時間待ち3分診療」や医療過誤の発生等がやり玉に上げられてきた。とくに医療従事者とのコミュニケーション不足について不満が漏らされることも多い[33]。他方、患者等の医療に対する知識が不十分なためか、医療の不確実性や過酷な医療従事者の状況が顧みられることも少なかった。患者等の権利意識（特に消費者としてのそれ）の拡大に

---

31 手嶋・前掲註7書240頁など参照。

32 医療に関するメディア報道については、岸友紀子「『医療過誤』から『医療事故』に新聞報道はどう変化したか」医療維新（2010年8月17日）〈https://www.m3.com/open/iryoIshin/article/124044/（2021年5月1日最終確認）〉参照。特に刑事事件が過熱報道のきっかけとなっていること、そしてメディアの報道の増加と医療に関する民事事件・刑事事件の増加が相関していることが指摘されていることが重要であろう。

33 たとえば、宮城惠子・伊佐雅子「患者の視点からみた医療不信とコミュニケーション」Kyushu Communication Studies 10巻（2012年）14頁以下など参照。

伴って、患者等が医療を「サービス」(私的財) として利用するという風潮が蔓延していたことも見逃せない。近年では、患者・家族の医療従事者に対する身体的・精神的暴力等も問題になっている[34]。

医療従事者の側からも、過重労働などの医療従事者側の事情が顧みられないこと、医療過誤訴訟においては医療に詳しくない司法関係者が裁き法的責任を追及することなどの不満が聞かれる。そして、医療従事者の中には、救急患者は断るなどの「萎縮医療」や、あまり意味のない検査も含めてあらゆる検査をするなどの「防衛医療」を行う者も多い。このような状況で医療従事者に対する法的責任の追及がなされ、法的責任の追及はさらに相互不信を生んでいるといってよい。

以上のように、現在の医療では、本来、対立すべきではない医療従事者と患者が対立構造に陥っている局面もみられる。その大きな要因は、一見逆説的であるが、日本における「患者の権利」の未確立という点にある。

従来、「患者の権利」の強調は、医療訴訟につながるなど、医療従事者の利益を脅かすものととらえられる場合も多かった。その原因は、「患者の権利」を医療従事者―患者・家族の側面 (私法上の契約関係) でのみで考えてきたため、「患者の権利」が主に「消費者の権利」として捉えられてきたことにあった。したがって、「患者の権利」が拡大すればするほど、ただでさえ人手不足で長時間労働を強いられている医療従事者の診療契約上の義務が増加することになる。

しかし、本来、「患者の権利」とは、憲法上の他の諸権利と同

34　たとえば、全日本病院協会「院内暴力など院内リスク管理体制に関する医療機関実態調査」(2008年4月) によれば、調査対象 (1,106病院) の5割以上の病院が身体的・精神的暴力、セクシャルハラスメント等の院内暴力事例を経験していたが、警察への届出は発生事例の5.8%に留まっていたとされる。

様に、国・自治体が保障すべきものである。本来的には、国・自治体が患者等に関して「患者の権利」を保障しなければならない。しかし、従来、国・自治体は、多くの「医療者規制法[35]」のもとで、これまで医療従事者に多くの負担を押し付けてきた。そのため、国・自治体の公法上の義務が後景に退き、医療従事者の私法上の義務が前面に現れることになった。こうして、本来、対立する関係にない医療従事者等と患者等との「対立関係」が作られてきた。明治以降の歴史を振り返れば、ある意味、人為的、政策的に作られてきたといってもよいかもしれない[36]。

　「患者の権利」を確立することで、「対立させられている」医療従事者と患者との構造的問題を解消し、医療における両者の協同関係を構築し、もって「患者のための医療」を実現することも、医療における適正手続といえる。

　「患者の権利」は、社会権としての「患者の権利」(医療を受ける権利)と、患者の自己決定権などに代表される自由権としての「患者の権利」に区別しうる。以下では、これらの「患者の権利」を実現するための適正手続についてみていこう。

社会権としての「患者の権利」の実現

1「公共財」としての医療

　医療について考える場合、大きく分けて2つの異なる考え方がある 。一つは医療行為が契約行為であることに重きを置き、医療従事者を医療の提供者、患者を医療の消費者とする考え方である。経済学的にいえば、医療は「**私的財**」(いわば「商品」)として位置づけられる。もう一つは医療を、人間が生活する上で

35　米村滋人『医事法講義』(日本評論社、2016年) 31頁。
36　患者の権利オンブズマン編『いのちの格差社会――「医療制度改革」と患者の権利』(明石書店、2009年) 89頁〔小林洋二発言〕も参照。

不可欠な「**公共財**」として位置づける考え方である。ここでは、医療は、誰もが、いつでも、平等に利用可能な社会的インフラとして位置づけられる。そして、社会の構成員が利用する「公共財」としての医療を提供・整備する責任は、第一次的に国・自治体にある。

　日本の医療制度は、明治以来の自由開業制の伝統が強く、現在も民間の医療機関が医療の供給者としてきわめて重要な役割を果たしている。他方、医療保険制度は国自身が有力な保険者となり、保険料と一般財源からの公的資金投入によってその財政が賄われている。こうした、公的財政と私的供給の構造は「日本独自の仕組み[37]」と指摘されている。公的資金が投入されている点で日本の医療は「公共財」的な位置づけをもっているが、他方で、営利を追求せざるを得ない民間の医療機関が医療の供給者であるという、いびつな構造をかかえている。民間の医療機関では、自由競争の中で患者を獲得することが重要な課題となる。そして、医療の「私的財」の性格が強調されればされるほど、医療の「サービス業」としての傾向が強くなる。

　このようないびつな構造のもとで、医療および医療機関が「公共財」という視点を欠くことがあれば、地域住民の「医療を受ける権利」が危険にさらされやすい。近年のコロナ禍は、まさに医療が「公共財」であることを如実に示したといえよう[38]。

　医療法１条の３は「国及び地方公共団体は、前条に規定する理念に基づき、国民に対し良質かつ適切な医療を効率的に提供する体制が確保されるよう努めなければならない」と規定してい

37　笠原英彦『日本の医療行政　その歴史と課題』(慶應義塾大学出版会、1999年)の「はじめに」など参照。

38　コロナ禍における「医療を受ける権利」については、岡田行雄編著『患者と医療従事者の権利保障に基づく医療制度』(現代人文社、2021年) 65頁以下など参照。

る。しかし、現状では、医療体制整備は国・自治体の努力義務にすぎない。「公共財」という視点から医療を考えることによって、日本国憲法13条および25条に根拠をもつ社会権としての「患者の権利」、すなわち「医療を受ける権利」を確立しなければならない。

2 医療従事者の権利保障

社会権としての「患者の権利」の保障は、医療従事者の権利の保障にもつながる。日本においては、明治以来の感染症対策や精神科医療に顕著にみられるように、医療ないし医療従事者が国策に奉仕させられるという構造が続いてきた。そのような「国家に奉仕する医療」のもとでは、医事法も「医療者規制法」としての側面を強く持つことになった[39]。現在も応召義務は患者ではなく、国家に対して医師が負っている公法上の義務であるというのが通説である[40]。しかし、すでにみた特殊日本的な「公的財政と私的供給の構造」の中で、国・自治体が医療従事者に対して十分な医療を実施するための環境整備を行うことがなければ、医療を主に民間病院に依存しているという矛盾は大きく拡大することになる。そして、現にその矛盾は拡大しており、現在の医療は、十分な人的基盤や安定した財政基盤が欠けている中で医療従事者の超人的な働きで支えられている状況にある。

患者の「医療を受ける権利」を保障するためには、国・自治体は、①十分な人的基盤、②安定した財政基盤を整備し、③安全な医薬品・医療機器等を保障しなければならない。そして、この一連のプロセスも医療における適正手続に含まれるといえる。

---

39 岡田・前掲註38書68頁以下など参照。
40 平沼直人『医師法——逐条解説と判例・通達』(民事法研究会、2019年) 121頁以下など参照。

医療従事者が「患者の権利」を擁護し、医療の質を維持するためには、まず医療従事者の権利・利益が十分に保障されていなければならない。このように、社会権としての「患者の権利」の確立は、医療従事者の立場を保障することにもつながる。

3 医療政策への参加権

社会権としての「患者の権利」の保障は、患者等が国・自治体の医療政策の決定プロセスに関与し、自己の権利を主張することを可能にする。これは日本国憲法25条に基づいた権利として位置づけることができる。

医療法30条の4第1項によれば、都道府県は、国の定める基本方針に即して、かつ、「地域の実情に応じて」、医療計画を定めるものとされている。もっとも、2013（平成25）年に厚生労働省医政局が実施した調査によれば、各都道府県の医療計画作成のために設置された153の作業部会のうち、患者を構成員としていたのは41の部会だけであった[41]。国の医療政策を審議する社会保障審議会医療部会、同医療保険部会、中央社会保険医療協議会においても委員となっている当事者はごく少数である。「がん対策基本法」（同法25条）のように、協議会等に患者等の参画を定めている法律等もわずかである[42]。

また、日本医療政策機構が実施した「2019年日本の医療に関する世論調査」によれば、日本の医療および医療制度については

---

41 厚生労働省「医療計画策定に当たっての体制等」、同「医療計画の推進に係る都道府県調査結果（速報）」（平成25年7月31日）参照。第2回 PDCAサイクルを通じた医療計画の実効性の向上のための研究会「資料8−1」「資料8−2」〈https://www.mhlw.go.jp/stf/shingi/other-isei_127275.html（最終確認 2020年12月20日）〉。

42 「ハンセン病問題の解決の促進に関する法律」では、ハンセン病に関する医療施策の策定・実施にあたって「ハンセン病の患者であった者等その他の関係者との協議の場を設ける等これらの者の意見を反映させるために必要な措置を講ずるものとする」（同6条）という規定が設けられている。

総合的に62％が満足しているものの、項目別の満足度をみると、「医療制度を作る過程での国民の声の反映」については33.7％、次いで「医療政策を作る過程の透明性」が33.8％で、最も低かった[43]。

　このように、医療政策の決定プロセスに関与し、意見を表明するという患者の権利を確立する必要性はきわめて大きい。

❹ 自由権としての「患者の権利」の実質化

　社会権としての「患者の権利」の保障は、自由権としての「患者の権利」を実質化することにもつながる。かつてハンセン病強制隔離政策では、多くの患者が社会の差別・偏見によって、自ら療養所に入ることを選んだ。患者の中には家族に迷惑をかけることを理由に自ら入所した者もいた。絶対隔離政策のもとでは、一般医療機関でハンセン病を診療することができなかったため、治療を受けるためには療養所に行くしかなかった。

　このようなハンセン病の教訓から見えることは、「医療を受ける権利」が実質的に保障されていなければ、自己決定権のような自由権としての「患者の権利」も絵に描いた餅となるということである。たしかに、ハンセン病の患者の中には、自ら療養所に行くことを「自己決定」したものも多かったが、このような「自己決定」を自己の意思による真摯な選択と同視することは到底できないだろう。

　同様のことは現在の医療においても妥当する。国民皆保険制度の下で、保険証さえあれば医療機関を自由に選択できるといっても、近隣に医療機関が1つもなければ、又、たった1つ

---

[43]　日本医療政策機構「2019年日本の医療に関する世論調査」（2019年9月）3頁参照〈https://hgpi.org/wp-content/uploads/hc_survey2019_JPN.pdf（最終確認2020年12月20日）〉。

しかなければその「自己決定権」は空洞化しうる。

医療選択の自己決定についても同様のことが妥当する。たとえば、終末期医療において、大きな経済的負担等がかかる場合、家族に対する負担を懸念して、医療を拒否するという「自己決定」を行う場面が多くなるかもしれない。しかし、このような「自己決定」を個人の「自己決定権」にもとづく「尊厳死」という言葉で美化することはできないだろう[44]。

社会権としての「患者の権利」を確立することで、自己決定権等の自由権としての「患者の権利」も実質化されうる。そのことは、従来の「患者の権利」を、患者による患者のための「患者の権利」として再構成することにもつながる。

5 国・自治体の偏見差別除去義務

これまでわたしたちの社会は、ハンセン病、HIVおよび水俣病の患者・家族ならびに精神障害者等に対する多くの偏見・差別を経験してきた。コロナ禍においては、COVID-19の患者・家族やその治療にあたる医療従事者に対する偏見・差別も引き起こされた。このような歴史を振り返ったとき、「医療を受ける権利」は、医療を受けることによって不利益を受けないことまでも含むと理解すべきだろう。その前提として、医療従事者が医療を行うことによって不利益を受けないことも重要である。偏見・差別に起因する「社会的障壁」を取り除き、医療を受ける患者と、医療を行う医療従事者が安心して生活できる社会的な環境を整備することも国・自治体の大きな役割である。

ハンセン病家族訴訟に関する熊本地裁判決[45]は、国の誤った隔離政策等（先行行為）の遂行によって「ハンセン病患者家族に差別

---

44 患者の権利オンブズマン編・前掲註36書88〜89頁〔小林洋二報告〕。

45 熊本地判令1・6・28判時2439号4頁。

被害が生じ、ハンセン病患者家族の憲法13条の保障する社会内において平穏に生活する権利や憲法24条1項の保障する夫婦婚姻生活の自由が侵害されたこと」を認め、その先行行為により、国は「条理上、ハンセン病患者家族に対する偏見差別を除去する義務をハンセン病患者家族との関係でも負わねばならない」とした。この理は、一般の医療においても十分に生かされねばならない。

6 紛争解決の方法の在り方

医療を「公共財」として位置付ければ、医療をめぐる紛争の解決方法も異なる視点が必要となる。法的責任は多くの場合で、私人（法人も含む）の過失責任を追及せざるをえないという根本的な限界がある。過失が認められなければ法的責任は認められない。都市部と地方で「医療水準」が異なるため、後者においては「医療水準」が相対的に低く設定される結果、「被害救済」が狭められるおそれも大きい[46]。絶対的な医師不足と相対的な医師の偏在が問題となっている現在の医療のもとでは、国・自治体による医療提供体制の不備が、その他の医療資源の不足とあいまって、医療従事者の民事・刑事過失の余地を増幅しているとも評価しうる。国・自治体に第一義的な責任があるにもかかわらず、医療従事者が法的責任を個別に追求されるというのは倒錯した医療政策といわざるをえないだろう。

かりに医療事故が起こった場合、被害を受けた患者側にはせめてもの「被害救済」がなされる仕組みを整える一方で、「公共財」としての医療を守り、医療を改善する仕組みを整備すること

---

46 内田博文「医療『構造改革』と患者の権利」・患者の権利オンブズマン編・前掲註36書75頁以下、鈴木博康「産科医療事故に関する一考察——福島県立大野病院事件を素材に」北九州市立大学法政論集40巻4号（2013年）159頁以下参照。

も、医療における適正手続に含まれる。

　たとえば、民事責任に関しては、公的な制度として産科医療補償制度のような無過失補償制度を拡充することも考えられる。両当事者が対立する裁判という枠組みを超えて、「真相を知りたい」という患者側の声にこたえるため、短期間で低費用な医療ADR（Alternative Dispute Resolution；裁判外紛争解決手続）というチャンネルも拡大している。

　医療行為について刑事責任（そして行政責任）を追及することが、「公共財」としての医療になじむかという根本的な見直しも必要となる。とくに刑事責任の場合、刑事罰に至らずとも刑事訴追そのものが大きな影響をもつことに注意しなければならない。たとえば、2004（平成16）年の福島県立大野病院事件によって、福島県における産科に携わる医師が2010（平成22）年までに13％減少し、産科に携わる医師の減少に少し遅れた2007（平成19）年以降は福島県の新生児死亡率が7％増加（対照群比）したという分析もある[47]。

　すでにみたように、①医療には不確実性が伴うため、多かれ少なかれ、想定外の有害事象が発生しうる、②歴史的な経緯もあり、現在の医療では国・自治体の医療提供体制の整備が不十分である、そして③医療は「公共財」である。このような視点から、医療をめぐる紛争解決の在り方を考えていくことが重要である。

47　Hatsuru Morita, *Criminal prosecution and physician supply*, 55 Int. Rev. Law Econ. 1, 7-11(2018). 森田果「医師の刑事訴追がもたらす負の効果──福島県立大野病院事件をめぐって」Medical Tribune（2018年 4 月17日）〈https://medical-tribune.co.jp/news/2018/0417513852/（2021年5月1日最終確認）〉も参照。

自由権としての「患者の権利」の実現

1 インフォームド・コンセント

⑴ インフォームド・コンセントの歴史的展開

インフォームド・コンセント（informed consent、以下「IC」）という概念は、従来の「お任せ医療」から患者中心の医療への転換を象徴する重要な概念として位置づけられてきた[48]。ICの意義については、言葉としてのICと、思想（考え方）としてのICとに区別しうる。のちにも触れるように、ICという言葉自体は、1957年にアメリカの医療過誤訴訟（サルゴ判決）で登場したものである。しかし、ICに実質的に相当する思想（考え方）は、それ以前のナチス・ドイツの教訓を契機として提唱されてきた。

ナチス・ドイツが行った残虐な人体実験の反省を踏まえて策定された1947年のニュルンベルク綱領では「被験者の自発的な同意が絶対に必要である」と規定され、人体実験の文脈において被験者の同意が不可欠であることが明示された。そして、同綱領の影響を受けて、1964年に採択された世界医師会の「ヘルシンキ宣言」では「ヒトにおける臨床研究は、被験者が説明を受けた後の自由な自主的な同意なくして実施してはならない」という原則が定められた。

そのような動きと並行して、アメリカにおいては、1950年代の公民権運動に端を発するさまざまな人権運動が、障害者運動、女性運動、消費者運動、そして医療消費者運動として発展し、医療過誤訴訟において、ICという法理が発展することとなった[49]。1957年のサルゴ判決でICという言葉が登場し、ICの法理は

---

[48] 町野朔「インフォームド・コンセントの誕生と成長」医の倫理の基礎知識2018年版〈https://www.med.or.jp/dl-med/doctor/member/kiso/b02.pdf（2021年5月1日最終確認）〉などを参照。

[49] 林かおり「ヨーロッパにおける患者の権利法」外国の立法227号（2006年）4頁など参照。

以後の判例によってその内容を拡充していったが、その際、1947年のニュルンベルク綱領も参考にされることになった[50]。また、上記のICの法理が認知されていく過程で、タスキギー事件（1930年～72年）等に代表される、アメリカ本国で起こった非倫理的な人体実験の存在が明らかになった。こうして、ICの重要性がさらに広く認識されるようになり、その一つの到達点として、1973年のアメリカ病院協会「患者の権利章典」に結実した。同「権利章典」によれば、「患者は、何かの処置や治療を始めるまえに、インフォームド・コンセントを与えるのに必要な情報を医者から受け取る権利がある」とされた。こうして、従来、臨床研究の文脈で語られていた被験者の同意は、アメリカにおける消費者運動をへて、被験者の権利から患者一般の権利へと展開されることになった。また、1975年の「ヘルシンキ宣言」の改訂（東京改訂）によって、被験者の同意についても、ICという言葉で表現されるようになり、ICは臨床研究における被験者の権利を保護するための原理としても広く認知されることとなった。

　この流れをうける形で、1995年9月に修正されたリスボン宣言では「患者は、自分自身に関わる自由な決定を行うための自己決定の権利を有する。医師は、患者に対してその決定のもたらす結果を知らせるものとする」(3.a.)、「精神的に判断能力のある成人患者は、いかなる診断上の手続きないし治療に対しても、同意を与えるかまたは差し控える権利を有する」(3.b.)と規定された（日本医師会訳を参照、以下同じ）。

(2) インフォームド・コンセントの日本的変容

　日本では、上記の世界的な流れとは異なり、医学研究および臨床において、対象者の同意が必要であるとの契機は希薄で

50　星野一正「インフォームド・コンセントの生い立ちとIRBのあり方」臨床薬理30巻2号（1999年）461頁以下など参照。

あった。大学東校（現・東京大学医学部）の創立からはじまる大学病院における研究至上主義も大きな影響を与えた（なお、現在でも医学研究の分野では法的規律はほとんど存在せず、「学問の自由」が大きな地位を占めている）[51]。加えて、これまで、戦中の人体実験の反省を自覚的に捉える動きも乏しかった。

　一般の医療においても、対象者の同意という観点は希薄であったが、1970（昭和45）年以降、裁判例において、患者の同意なく手術を行った事案に民事責任をみとめるものも現れた[52]。そして、判例上も、法的に医師には患者に対する説明義務があるとされた[53]。もっとも、医療従事者が、どのような情報を、どの程度、どのような方法で患者に対して説明すればよいかは、以降の具体的な事案について個々の裁判例によって明らかにされ、それを受けてガイドラインも整備されてきた。たとえば、がんなどの重大な疾病の告知義務[54]、輸血を拒否するという明確な意思を有している患者に対する説明義務[55]、患者が強い関心を示している治療方法についての説明義務[56]、チーム医療の場合の説明の主体[57]などがそれである。

51　笠原・前掲註37書136頁など参照。

52　札幌高決昭53・11・30判タ374号117頁、東京地判昭46・5・19下民集22巻5・6号626頁など

53　最判昭56・6・19判時1011号54頁など参照。

54　最判平7・4・25民集49巻4号1163頁〔29〕（がんの告知は医師の合理的な裁量の範囲内とする）、最判平14・9・24判時1803号28頁〔30〕（患者本人に告げない場合は家族に対して病名を告知することを検討する必要があるとする）。ガイドラインとして、国立がんセンターの「がん告知マニュアル」(1996年) 参照。

55　最判平12・2・29民集54巻2号582頁〔36〕。ガイドラインとして、宗教的輸血拒否に関する合同委員会「宗教的輸血拒否に関するガイドライン」(2008年2月28日) 参照。

56　最判平13・11・27民集55巻6号1154頁〔31〕。

57　最判平20・4・24民集62巻5号1178頁〔38〕（必ずしもチームの総責任者が自ら説明を実施するのではなく、十分な知識・経験を有する主治医にゆだねることも許される）。

1980年代には、とりわけアメリカの動きに影響を受けて、IC を念頭に置きながら、患者の「自己決定権」等が紹介された[58]。しかし、世界的な動きとは異なり、過去の人体実験の教訓を基礎としたものではなく、主として一般診療におけるICのみが「輸入」されたきらいがある[59]。

　1990（平成11）年になると、日本医師会においても、ようやくICの必要性が自覚的に捉えられたものの、ICとは「医師の患者に対する説明と、患者がその説明を理解・納得した上で、患者が同意すること」（説明と同意、説明と理解）であるとされ[60]、従来の医療パターナリズムの延長線上に、ICという概念が位置付けられた（**医師から見たIC**）。そのため、ICの局面では、本来、相互補完的であるはずの「医師の専門性・判断力」と「患者の人権・自己決定権」とが対立する場合もあるとされた。

　このような「医師からみたIC」という日本的な理解は現在に至るまで有力に展開されている[61]。そのため、現在は、「説明義務」とICは区別されることなく用いられる傾向にあり、それと同時にICの内容も多義化（曖昧化）している現状にある[62]。医療パターナリズムの立場からICが理解されているため、「患者の権利」としてのIC（**患者から見たIC**）はいまだ不十分な状態にある。

⑶ インフォームド・コンセントの要件と医療従事者の説明

　ICの要件として、一般に、①患者本人の**同意能力**、②**医療従**

58　たとえば、患者の権利宣言全国起草委員会「患者の権利宣言案」（1984年10月）など参照。鈴木利廣「患者の権利宣言」ジュリ826号（1984年）など参照。

59　笹栗俊之「臨床研究における生命倫理と臨床薬理学者の役割」臨床薬理41巻4号（2010年）147S頁など参照。

60　日本医師会・第Ⅱ次生命倫理懇談会「『説明と同意』についての報告」（1990年）参照。

61　厚生省「インフォームド・コンセントの在り方に関する検討会報告書──元気の出るインフォームド・コンセントを目指して」（平成7年6月）など参照。

62　米村・前掲註35書128頁も参照。

事者の説明、③**患者の同意**が挙げられる[63]。まず、②の医療従事者の説明から見ていこう。

　ICのために、患者は、医師およびその他の医療従事者から、自己に対する医療行為の目的、方法、危険性、予後、選択しうる他の治療手段、担当する医療従事者の氏名、経歴、自己に対してなされた治療、検査の結果などにつき、十分に理解できるまで説明と報告を受けることができる[64]。

　もっとも、医師は患者に対するすべての情報をあまさずもらさず説明しなければならないわけではない。医師の説明義務の内容について、学説では①患者の承諾を得るための説明、②療養指導としての説明、③顛末報告としての説明などに分類されることもある[65]。

　これらの分類は、主に判例・裁判例から帰納的に導かれたものであり、それゆえ訴訟を前提としたICの整理といえる。たしかに、医療従事者が法的責任を負わないために、判例・裁判例にあらわれた最低限の説明義務の内容について知ることも有益だろう。しかしながら、ICをめぐる真の対立軸は、「医師から見たIC」か、それとも「患者から見たIC」かにあることに注意しなければならない。従来の医師の説明義務に関する枠組みが、医療パターナリズムに立脚している以上、依然として、医師から見た十分な説明内容と患者から見たそれに大きなズレが生じる可

63　丸山英二「インフォームド・コンセントの法的要件」皮膚病診察40巻3号（2018年）234頁以下、甲斐編・前掲註9書32頁以下〔小西知世執筆〕など参照。

64　患者の権利法をつくる会「患者の諸権利を定める法律案要綱」（2004年改訂版）参照。

65　手嶋・前掲註7書254頁など参照。また、米村・前掲註35書128頁以下は、従来の分類の問題性を指摘し、①患者・家族等が十分な情報に基づいて治療法などの医療的決定をなしうるように必要な情報提供を義務付ける義務（家族等への説明も含む）と、②その他の目的を有する義務（たとえば、診療経過や診断に関する情報提供義務など）という分類に再構成する。

能性が高い。

　たとえば、NTTと大学研究室が共同で実施した「医師と患者のコミュニケーションに関する調査[66]」によれば、医師と患者では、以下の【表1】のような認識のズレが明らかになっている。医師と患者間で診療内容に関しての情報提供が阻害されている大きな要因のひとつとして、「診察時間の不足」があるとも指摘されている。全体的に数値が低いことも気にかかる。

■表1　医師と患者のコミュニケーションに関する調査

主な設問	医師側	患者側
①病気の情報を十分に提供している／されている	43.2%	33.1%
②治療方法の情報を十分に提供している／されている	52.0%	34.7%
③治療方法の選択肢の情報を十分に提供している／されている	45.2%	29.8%
④診療時間を充分に設けている／設けられている	43.3%	25.0%

　このように、「患者から見たIC」になっていない以上、医師がいくら説明を「尽くした」としても、患者から見れば説明が「尽くされなかった」という不信感が残りかねない。特に、患者の意思は一様ではなく、時と状況等により一定の「ゆれ」が生じうる。近年、医療の高度化・多様化が進む中で患者を「医療の客体」として扱う風潮が強まったことも指摘されている[67]。

　ICは医療従事者と患者との間に対立の楔を入れるものではない。医療従事者と患者との十分な対話によって、医療における医療従事者と患者の協同関係を構築し、「患者のための医療」を

66　NTTコム　オンライン・マーケティング・ソリューション株式会社／京都大学大学院　吉田純研究室「医師と患者のコミュニケーションに関する調査」〈2018年、直近5年以内に病院等へ診察で通院したことがある1094名が対象の非公開型インターネットアンケート〉〈https://research.nttcoms.com/database/data/002097/（最終確認2021年5月1日）〉。
67　患者の権利オンブズマン編・前掲註36書15頁。

促進するものとしてICを位置づけることが重要である。また、ICの内容も判例を前提とした固定的なものではなく、医療従事者と患者との信頼構築のためにどのような内容が望ましいかという観点から、日々の医療従事者の実践や患者の受診経験等を踏まえて、絶えず豊富化する必要がある[68]。

⑷ 同意能力と患者の同意

次にICの要件として、患者本人の同意能力と患者の同意が必要とされる。もっとも、従来、医療パターナリズムの立場からICが理解されたことを反映してか、現在、同意能力というものが明確に定義されているわけではない。また、医療同意年齢についての法律上の規定は存在しない[69]。単独で意思決定ができない又は困難な場合について明示的に定めた法文も存在しない。実務上の必要性に迫られて一部のガイドラインで規定されているに過ぎない[70]。

この点、たとえば、ノルウェーの患者の権利法（2005年改正法）が、①一般的規則（第4-1条）、②同意要求の形式（第4-2条）、③同意能力を有する者（第4-3条）、④子どものための同意（第4-4条）、⑤同意能力がない青少年のための同意（第4-5条）、⑥同意能力がない成人のための同意（第4-6条）、⑦法的能力がないことが明らかな患者について（第4-7条）、⑧同意能力がなく、かつ最も身近

---

[68]　内田博文『医事法と患者・医療従事者の権利』（みすず書房、2021年）104頁参照。

[69]　判例においては、10歳の患者に対する手術の際には、当該手術の内容及びこれに伴う危険性を「患者又はその法定代理人」に対して説明する義務があるとしたものがある（最判昭56・6・19判時1011号54頁）が具体的な基準が示されたわけではない。

[70]　たとえば、未成年者の同意について、文部科学省・厚生労働省「人を対象とする医学系研究に関する倫理指針」（平成26年12月22日、平成29年2月28日一部改正）、宗教的輸血拒否に関する合同委員会「宗教的輸血拒否に関するガイドライン」（2008年2月28日）など参照。高齢者等の同意については、厚生労働省「人生の最終段階における医療・ケアの決定プロセスに関するガイドライン」（平成30年3月）など参照。

な親族がいない患者について（第4-8条）、⑨特別な状況のもとでの保健援助を拒否する患者の権利（第4-9条）に類型化し、詳細な権利規定を置いていることが注目される[71]。

日本においても、諸外国の規定を参照しつつ、児童福祉法4条の「児童」の定義（18歳）、民法797条の代諾養子および同961条の遺言能力（ともに15歳）等を考慮しながら、医療における同意年齢を定めることが考えられる。

同意は患者本人が行うのが原則であるが、日本においては、伝統的に家族の同意が医療で大きな役割を果たしてきた。この家族の同意については、①患者本人と保護者等との意思が対立する場合はどうするか、また、②社会的な負担を家族に転嫁することがないかどうかが問題となりうる。これらの視点も「患者から見たIC」を再構成し、他方で社会的負担を家族だけに負わせないために重要といえる。

加えて、医療同意の在り方については、①本人による医療同意の登録制度（医療同意登録制度）の創設、②第三者による医療同意代行を法的に認める医療同意代行制度の創設、③それを審査するシステム（医療同意審査システム）の導入も提案されており、注目される[72]。

すでに触れたように、患者には同意能力が乏しい場合もあり、また患者と医療従事者には本質的に専門知識等の圧倒的な格差がある。そのため医療従事者が患者を基準としてICを緩やかに理解し、患者に提供する情報の質や量を小さくすることも考えられる。しかし、それは「患者から見たIC」の形骸化につながる

---

[71] 林・前掲註49論文49頁以下参照。

[72] 星貴子「急がれる医療同意に関する法制度の構築〜身元保証人によらずとも患者の意思を反映できる制度に〜」日本総研Research Focus No.2019-028（2019年11月）など参照。

おそれがある。そのため、訴訟における訴訟代理人や弁護人のように、医療同意をサポートするようなシステムやそのための法整備も今度検討する必要があろう（**医療同意の社会モデル化**）[73]。そのことは医療従事者の負担軽減にもつながるはずである。

② 医療情報の取扱い

(1) 医療情報に関する法

　医療情報とは、医療に関する情報全般をいう[74]。具体的には患者の氏名、住所、病状、検査・治療内容、既往歴、家族関係、職業のほか、診療録（カルテ）、処方箋、レセプトなどを含む。以前より、医療情報の保護は、医療従事者と患者との信頼関係を構築し、治療効果をあげるために重要な原則と考えられてきた。

　この医療情報の保護は、従来、刑法及び医療関係法規において、医療従事者が業務上知りえた「秘密」を漏らした場合は処罰するという形で、刑罰法規をもって保護が図られてきた（**守秘義務**、たとえば刑法134条参照[75]）。

　守秘義務を前提として、医療従事者には民事手続では「職務上知り得た事実で黙秘すべきものについて尋問を受ける場合」には証言拒絶権が定められ（民訴法197条1項2号）、また、刑事手続においては「業務上委託を受けたため、保管し、又は所持する物で他人の秘密に関するもの」については押収拒絶権（刑訴法105条）、「業務上委託を受けたため知り得た事実で他人の秘密に関

73　内田・前掲註68書93頁参照。

74　甲斐編・前掲註9書45頁〔村山淳子執筆〕など参照。

75　その他、保健師助産師看護師法42条の2、診療放射線技師法29条などの業法の規定や、感染症法73条、精神保健福祉法53条1項なども参照。精神科医がある少年事件を取材していたジャーナリストに対し、同事件の精神鑑定にかかる資料を閲覧・謄写させた行為につき秘密漏示罪を認めた事例（最決平24・2・13刑集66巻4号405頁）もあるが、このような事例はまれである。

するもの」については証言拒絶権が定められている（同149条）[76]。

　また、医療従事者の守秘義務は契約上の義務でもあり、患者の医療情報を不正に漏洩した場合には民事責任が生じうる。判例・裁判例では主に患者本人の同意なしに、当該医療情報を第三者に提供した場合などが問題となっており、2000（平成12）年前後にHIVについて重要な裁判例が登場している[77]。

　もっとも、すでにみたように、従来、パターナリズムの観点から「医師から見たIC」が有力だったことにも表れているように、医療従事者には医療情報は自己が作成し、自己が保管しているものであるため、医療情報も自己のものであるという意識がまだまだ強いと指摘されている[78]。

　上記のような医療情報の保護の一方で、医事法の領域では前述の「医療者規制法」のもと、医師等に対して患者の医療情報の届出義務等が課されてきた。たとえば、医師の警察に対する異状死の届出義務（医師法21条）、医師の都道府県知事に対する感染症患者の届出義務（感染症法12条）、精神科病院等の都道府県知事に対する措置入院者・医療保護入院者の症状等の報告義務（精神保健福祉法38条の2）、医師の都道府県知事に対する麻薬中毒者の届出義務（麻薬取締法58条の2）などがそれであり、違反した者は刑事罰や行政罰に処せられる。

　医師の異状死の届出義務が憲法38条1項の自己負罪拒否特権に反するのではないかという点につき、判例は「憲法38条1項に

---

[76]　なお、いずれも、①本人が承諾した場合、②押収・証言の拒絶が被告人のためのみにする権利の濫用と認められる場合（被告人が本人である場合を除く。）、③その他裁判所の規則で定める事由がある場合は除かれる（各但書参照）。

[77]　東京地判平11・2・17判時1697号73頁〔24〕（医療者によるHIV患者情報の第三者提供）、東京地判平15・5・28判タ1136号114頁〔23〕（HIV検査の無断実施と陽性を示した者に対する自主的な辞職勧奨）など。

[78]　内田・前掲註68書96頁。

違反するものではないと解するのが相当[79]」としているが、学説上は批判が強い。また、覚せい剤取締法には医師の届出義務がないものの、医師が患者の治療の際に薬物の陽性反応が出たので、患者本人には無断で警察に通報したという事案に対し、患者本人の犯罪について捜査機関に通報したとしても、「正当行為として許容されるものであって、医師の守秘義務に違反しない」とした判例がある[80]。もっとも、このような「正当行為」については犯罪を通報する医師は「白衣を着た捜査員」にほかならず、本当に患者にとって「良い医師」なのかという疑問が提起されている[81]。

このように、従来の患者の医療情報は、①医療従事者のパターナリズムと②国家が医療従事者に義務を課す「医療者規制法」のもとに置かれてきたといえるだろう。

(2) 医療情報の開示に関するガイドライン

医療情報の開示に関する患者の権利は、医療に関する権利の中でも比較的新しい権利に属する。たとえば、リスボン宣言において、医療情報の開示に関する権利が登場するのは、1995年の第47回世界医師会総会においてであった（なお、同総会における1995年リスボン宣言改訂版の採決にあたって唯一、日本医師会は棄権した）。

日本においては、従来、患者が自己の医療情報の開示を求め

---

[79] 前掲註20・最判平16・4・13刑集58巻4号247頁〔2〕。

[80] 最決平17・7・19刑集59巻6号600頁〔26〕。佐伯仁志「判批」前掲註11書59頁によれば「本決定は、医師による捜査機関への通報の適法性を認めた点で重要な判例であるが、その前提として、公務員であっても医師には通報義務はないと解している（と考えられる）ことも、同様に重要である。守秘義務が医師の職業倫理の根幹であるにもかかわらず、国公立病院に勤務する医師は、従来、公務員には通報義務があると考えて、しかたなく通報を行ってきたのではないだろうか。本決定は、それが誤解に基づくものであることを明らかにし、医師に対し、捜査機関に協力するかどうかを自ら判断することを求めているのである」とする。

[81] 松本俊彦「患者から覚せい剤成分検出で通報・良い医師か？」〈https://www.m3.com/news/open/iryoishin/632413（最終確認2021年11月3日）〉。

ても、医療機関はそれに応じないという状況が続いてきた。1980年代の裁判例においても、医療契約は準委任契約であるため、民法645条により、医師は、本人の請求があるときは、原則として本人に対し、診断の結果、治療の方法、その結果等について説明・報告をしなければならないとする一方で、「診療録の記載内容のすべてを告知する義務があるとまでは解し難く」、その方法も、医師が「それぞれの事案に応じて適切と思料される方法で説明・報告をすればよいと考えられる」としていた[82]。

しかし、1990年代に個人情報保護条例が制定されて徐々にカルテが開示されるようになり、判例でも個人情報保護条例が請求当時に制定されていなくとも、情報公開条例があれば、診療報酬明細書（レセプト）が開示の対象となるとするものが現れた[83]。もっとも、法制化は「医師・患者相互間の信頼関係を醸成するための診療情報の提供は、元来、法的な権利・義務関係、特に法的な強制に馴染むものではない」などとした日本医師会の反対により見送られることとなった[84]。

それ以降、実務レベルでは診療情報（診療の過程で、患者の身体状況、病状、治療等について、医療従事者が知りえた情報）の開示についてガイドラインが大きな役割を果たすことになった。たとえば、1999（平成11）年の日本医師会「診療情報の提供に関する指針」（施行は2000年1月）、同年2月の、「国立大学付属病院における診療記録の提供に関する指針」、「都立病院における診療記録の開示

---

82 東京高判昭61・8・28判時1208号85頁。

83 最判平13・12・18民集55巻7号1603頁（なお、原審の大阪高判平8・9・27が開示対象となると初めて判示した）。原審の大阪高裁平成8年判決が出た翌年、厚生省（当時）は、従来のレセプト不開示の方針を改め、レセプトを開示するよう都道府県知事に通達した（平成9年6月25日厚生省老人保険福祉局長、厚生省保険局長、社会保険庁運営部長「診療報酬明細書等の被保険者への開示について」）。

84 日本医師会診療情報提供に関するガイドライン検討委員会中間報告「診療情報の適切な提供を実践するための指針について」（1999年1月12日）。

に関する指針」、2000 (平成12) 年７月の厚生省「国立病院等における診療情報の提供に関する指針」、2003 (平成15) 年９月の**厚労省「診療情報の提供等に関する指針」**など、本人開示を原則とする診療記録開示のガイドラインがとりまとめられた（なお、これらの指針は、後述の個人情報保護法の制定・改正によってそれぞれ改訂された[85]。さらに、医学研究分野における情報開示等については、別途、複数のガイドラインが存在する[86]。

(3) 個人情報保護法制の成立

個人情報保護法 (2003〔平成15〕年５月公布、2005〔平成17〕年４月から全面施行) は、医療の現場にも大きな変革をもたらした。先述のカルテ開示の問題も同法の成立によりいちおうの解決をみた。個人情報保護法は、高度情報通信社会の進展に伴って個人情報の適正な取扱いを第一義的な目的とするものである。

同法にいう**「個人情報」**とは、①生存する個人に関する情報であって、当該情報に含まれる氏名、生年月日、その他の記述等により特定の個人を識別することができるもの（他の情報と容易に照合することができ、それにより特定の個人を識別することができるものを含む）、又は②個人識別符号が含まれるものをいう。「個人識別符号」とは、当該情報単体から特定の個人を識別できるものとして個人情報の保護に関する法律施行令に定められた文字、番号、記号その他の符号をいう（たとえば、デオキシリボ核酸〔DNA〕を構成する塩基配列、健康保険法に基づく保険者番号や被保険者等記号・番号など）。したがって、医療機関における「個人情報」としては、た

---

85 さらに細かくみるとこれらのガイドラインも異なる内容をもっている。たとえば、愛知県弁護士会「診療情報の開示に関する調査研究報告書」（平成27年３月）など参照。

86 文部科学省・厚生労働省・経済産業省「ヒトゲノム・遺伝子解析研究に関する倫理指針」（平成29年２月28日一部改正）、厚生労働省「遺伝子治療等臨床研究に関する指針」（平成31年２月28日）、文部科学省・厚生労働省「人を対象とする医学系研究に関する倫理指針」（平成29年２月28日一部改正）など参照。

とえば、診療録、処方せん、手術記録、看護記録、エックス線写真、紹介状、保険者番号及び被保険者番号・記号のいずれもが含まれる情報などが該当する。とくに、病歴等の医療に関する「個人情報」は、差別や偏見につながる可能性があるため、取得の際には原則として事前同意が必要な**「要配慮個人情報」**（同法2条3項、17条2項柱書）と位置付けられていることから、適正な情報管理が求められる（なお、第三者提供の際には事前に本人同意を得るオプトイン方式でなければならない。同法23条2項柱書）。

「個人情報取扱事業者」である医療・介護関係事業者には、㋐利用目的の特定・通知等、㋑個人情報の適正な取得、㋒個人データ（個人情報データベース等を構成する個人情報）を正確かつ最新の内容に保つこと、㋓利用する必要がなくなったときは、当該個人データを遅滞なく消去すること、㋔個人データの漏えい、滅失又はき損の防止その他の個人データの安全管理のために必要かつ適切な措置を講じること、㋕個人データの第三者提供等の原則禁止、㋖本人からの請求による保有個人データの開示等の義務が課されている。同法を受け、医療情報に特化したガイドラインも策定されている（詳細は、**厚生労働省「医療・介護関係事業者における個人情報の適切な取扱いのためのガイダンス」**〔平成29年4月14日、令和2年10月一部改正〕参照。以下、単に「厚労省『ガイダンス』」）。

(4)「患者の権利」からみた現行の医療情報法制とその課題

〈「患者の権利」の不在〉

すでにみたように、現在の医療情報にかかる実務上の規律は、従来のいびつな医療情報の保護規定の上に、ガイドラインが制定され、さらに個人情報保護法制（ハードローおよびソフトロー）が新たに作られた。それらの間隙を埋めるかのように、民事判例を中心とした医療情報の取扱いに関する判例が生まれてきた。現在ではハードローを中心とする個人情報保護法制が実務上大

きな役割を果たしている。近年では、医療情報の利活用を目的とした「医療分野の研究開発に資するための匿名加工医療情報に関する法律」（医療ビッグデータ法、平成29年5月12日法律第28号）も成立している。

このように、現在の医療情報に関する規律は複層的で複雑な状態にある。異なる目的のもと、さまざまな視点から医療情報が規律されているが、「患者の権利」という観点は希薄である。しかし、医療従事者の患者に対する医療情報の提供は信頼関係構築に不可欠である。医療に関する情報については、「患者の権利」という観点から、統一的なルールを策定することが求められている。

〈本人請求による開示と不開示事由〉

医療情報の開示の対象者については、各ガイドラインおよび個人情報保護法制も原則、本人である。たとえば、個人情報保護法によれば「本人は、個人情報取扱事業者に対し、当該本人が識別される保有個人データの開示を請求することができる」とされる（同法28条）。開示の理由を告げる必要はない（**開示理由の不告知**[87]）。厚労省「診療情報の提供等に関する指針」では「患者等の自由な申立てを阻害しないため、申立ての理由の記載を要求することは不適切である」としている。個人情報取扱事業者が本人に対して、遅滞なく、個人データを開示することは法的義務である（同29条）。

他方、個人情報保護法および厚労省「ガイダンス」では、本人

---

[87] 個人情報保護法成立以前に制定された日本医師会「診療情報の提供に関する指針」では、「裁判問題」を前提とする場合を適用外とするという一般条項を設けており（付：指針1-1関係）、加えて「診療情報の提供、診療記録等の開示を不適当とする相当な事由が存するとき」にも当該診療情報の全部または一部の開示を拒むことができるとされている（指針3-8）。しかし、このような指針は個人情報保護法施行後、妥当性を失っている。

請求の場合であっても、「患者・利用者自身に……情報を提供することにより、患者・利用者と家族や患者・利用者の関係者との人間関係が悪化するなど、これらの者の利益を害するおそれがある場合」などは当該診療情報の全部または一部を開示しないことができるとされる（28条2項）。

　リスボン宣言では、本人請求の場合の不開示事由に関して、「例外的に、情報が患者自身の生命あるいは健康に著しい危険をもたらす恐れがあると信ずるべき十分な理由がある場合は、その情報を患者に対して与えなくともよい」(7.b.) とのみされている。

〈未成年者等の医療情報の取扱い〉

　未成年者について、個人情報保護法では、本人に意思能力がある限り、請求は可能とされている[88]。他方で、未成年者の「知られたくない権利」や情報提供の方法については規定されていない。

　リスボン宣言では、法的に無能力の場合でも、「患者の能力が許す限り、患者は意思決定に関与しなければならない」とされており、法律上の権限を有する代理人への「情報の開示を禁止する権利」も有するとされている (5.a,b)。また、「情報は、その患者の文化に適した方法で、かつ患者が理解できる方法で与えられなければならない」とされている (7.c.)。

〈死者の医療情報の取扱い〉

　個人情報保護法は「生存する個人」に関する情報のみを対象としているために適用対象外となるが、それを補うため、厚労省「診療情報の提供等に関する指針」では「医療従事者等は、患者

---

[88]　厚労省「診療情報の提供等に関する指針」では、「満15歳以上の未成年者については、疾病の内容によっては患者本人のみの請求を認めることができる」としている。

が死亡した際には遅滞なく、遺族に対して、死亡に至るまでの診療経過、死亡原因等についての診療情報を提供しなければならない」とする一方で、「遺族に対する診療情報の提供に当たっては、患者本人の生前の意思、名誉等を十分に尊重することが必要である」とされている。

リスボン宣言では原則として「患者……すべての情報は、患者の死後も秘密が守られなければならない」とされている（8.a.）。

〈第三者への提供〉

本人が同意すれば、その情報は本人（又は代理人）以外の者、すなわち第三者に提供されうる。もっとも、現在の運用では、「**黙示の同意**」という形で、事前の包括的な本人同意があれば、第三者提供されうる。たとえば、個人情報保護法によれば、個人情報の利用目的の特定と通知を行う必要があるところ、院内掲示等で本人通知を行うとすれば、本人の医療情報が比較的容易に「第三者」に提供される（厚労省「ガイダンス」33頁以下参照）。効率性とその限界をどのように考えるかが問題となる。

また、各ガイドラインおよび個人情報保護法制では、一定の場合に、第三者についても開示が認められているが、その範囲は両者で異なっている。

たとえば、個人情報保護法では、本人の医療情報が次の場合に第三者に提供されうる。すなわち、①法令に基づく場合、②人の生命、身体又は財産の保護のために必要がある場合であって、本人の同意を得ることが困難であるとき、③公衆衛生の向上又は児童の健全な育成の推進のために特に必要がある場合であって、本人の同意を得ることが困難であるとき、④国の機関若しくは地方公共団体又はその委託を受けた者が法令の定める事務を遂行することに対して協力する必要がある場合であって、本人の同意を得ることにより当該事務の遂行に支障を及ぼすお

それがあるとき、がそれである。各要件は不明確な部分もあり、患者の視点からは第三者提供の範囲がただちに確定できない。また、厚労省「ガイダンス」によれば、②の「本人の同意を得ることが困難であるとき」には、「本人同意を求めても同意しない場合……等が含まれる」とされており、本人同意原則と逆行しているようにみえる。

リスボン宣言では、「秘密情報は、患者が明確な同意を与えるか、あるいは法律に明確に規定されている場合に限り開示することができる。情報は、患者が明らかに同意を与えていない場合は、厳密に『知る必要性』に基づいてのみ、他の医療提供者に開示することができる」とされている (8.b.)。

おわりに

本章では医療過誤を端緒として、患者と医療従事者の「対立関係」を解消するためには、「患者の権利」を確立することが重要であることを提示した。従来、医療における「適正手続」は、主に一般診療や医学研究の局面で説かれてきたように思われる。特に一般診療の局面では、患者の私法上の権利が強調されてきた。しかし、医療の前提となる「患者の権利」を確立することも、医療における適正手続といいうる。本章が提示した「患者の権利」なしには適正な医療も実現しえないからである。そして、そのような観点からは、医療における適正手続は、社会権としての「患者の権利」を実現するための適正手続と、自由権としての「患者の権利」を実現するための適正手続に再構成しうる。

「患者の権利」の確立は医療従事者の権利・利益を拡充することにもつながる。「患者の権利」を法的に確立することで、従来、「対立させられる」ことも多かった医療従事者と患者との構造的問題を解消し、医療における両者の信頼関係と協同関係を構築しなければな

らない。

■【本章のふりかえり】

その1▌医療過誤が起こった場合、医療従事者には民事責任、刑事責任および行政責任という法的責任が発生する。

その2▌医療における適正手続には、社会権としての「患者の権利」を実現するための適正手続と、自由権としての「患者の権利」を実現するための適正手続が考えられる。

その3▌「患者の権利」の実現は、医療従事者の権利と対立するものではなく、医療従事者の権利を保障することでもある。

その4▌インフォームド・コンセントと医療情報の取扱いは、患者と医療従事者の対話を充実させ、「患者のための医療」を実現するために生かさなければならない。

医療をめぐるルール

岡本洋一（熊本大学准教授）

はじめに

　本章においては、医療現場で用いられている**ルール**（規範）について扱う。そして本章において読者と共有したいこととは、「表向き上手くいっているように見える、日本の医療のルールの現状は法学的な見方から言えば、なお問題はある」ということである。その例として、本章では、人の誕生と死亡の場面を扱う。たとえば、胎児の生命を人工的に失わせる、**人工妊娠中絶**が許される時期とその実施方法が、**ハード・ロー**と呼ばれる法律ではない、いわゆる**ソフト・ロー**によって定められている実態とその法的な問題、また、そもそも「終末期とはいつのことなのか」がいまだ定まってはいない、**終末期医療**におけるソフト・ローについても扱う。そして、このような医療のルールにおける法的な問題を扱った後に、それは要するに、医療をめぐるルール（規範）の「**共通の尺度**」としての患者と医療従事者の権利とを定める医療基本法が必要であり、その「共通の尺度」に基づく医療提供体制の必要性を説く。

医療におけるルールの現状とあるべき姿

1 ソフト・ロー優先の医療現場とその問題性

　医療現場では、本書PartⅡ Chapter1で指摘されたように、医学的な専門性などを理由に**医療ガイドライン**、**診療指針**など各種ソフト・ローが作成運用される〔→89頁〕。とはいえ、これらソフト・ローが、法的に正当なものと言えるのかについての検討はそれほど多くはない。これは法学者の怠慢と言われても仕方の

ないことかもしれない。たしかに、筆者も、勤務する大学の医学部保健学科で「医事法」という講義を担当したり、本書のテーマがなければ、医療におけるルールについて吟味することは、これまでもなかったし、今後もなかったかもしれない。

このような医療現場への判断の丸投げ状態は、新たな紛争（トラブル）の要因、患者の新たな人権侵害の要因にもなりかねない状態と言える。またソフト・ロー任せということは、現場の判断に柔軟に委ねることができるというメリットの半面、デメリットとして**ハード・ロー**のような画一性や均一性がなく、都道府県、医療機関あるいは医療従事者ごとに、判断が異なりうることも意味しており、場当たり的で不公平な判断の可能性すらある。

たとえば、2020年から蔓延した新型コロナウイルス感染拡大における日本国政府、地方自治体による**自粛要請**は、たしかに法に基づくものだったが、その内容、手続ともに従来の法の支配という観点からは、かなり問題があった。経済的・生活の保証なく（要するに予算出動なしに）、日本社会に残る、**相互監視**と**同調圧力**を政治的に利用したものと言えよう。それは、コロナという感染症への偏見を増大させるものであり、多様な価値観を前提とした近代社会に求められるルールにはほど遠い。本章で医療をめぐるルールを検討する理由である。

2 ハード・ローとソフト・ロー

ここで改めてハード・ローとソフト・ローというルールの分類と特徴を説明する。本書総論の説明のように、「ルールを守ることを、だれが（どの機関）が、どのように保証するか」という視点から、ハード・ローとソフト・ローという分類がある。ハード・ローとは、医療法や医師法のような、国会などの制定権限を有

する国家機関が制定し、最終的には刑罰などの国家による物理的強制力によって、ルール遵守を保証 (担保) するものである。対して、ソフト・ローとは、行政機関や学会などが設定する指針やガイドラインや医師会の倫理規定のような、違反しても強制させる法的制裁はないが、医療従事者などの内心の規範意識に訴え、その行動を事実上拘束するものである[1]。とはいえ、厚生労働省の省令や通達に違反すれば、診療報酬や各種補助金などの不利益はありうるし、学会指針やガイドラインの違反なども医療機関の地域における信頼失墜や研究や病院運営への支障もありうる。日本の社会より数倍、上下関係が厳しく、同調圧力も強い (であろう) 医療従事者の世界においては、職業倫理に訴えるソフト・ローが医療従事者の行動を縛るのに、より有効なものと言えよう。

このように、ハード・ローにも、ソフト・ローにも、法的な拘束力あるいは事実上の拘束力があり、医療従事者や医療機関などの行動を規制する働きはあり、そこに共通性がある。とはいえ、これらの「ロー」、つまり、ルールの存在と正しさには別の検証が必要である。たしかに医療現場などで各種の指針、ガイドラインが存在し、これらはEBM (Evidence Based Medicine)、つまり、医学的証拠に基づく医療や治療の標準化のために作成され、医療現場で周知される。とはいえ、本書PartⅡ Chapter1の指摘のように、ガイドラインが厚生労働省などの特定の政策を

1 　甲斐克則編『医事法事典』(信山社、2018年) 367頁の「■ソフト・ロー」(土屋裕子執筆部分)。医事法を含めた一般論としてのハード・ローとソフト・ローとの関係、ソフト・ローが増大する現代社会で、近代法の理念である法の公平性や透明性をどう確保するのかについての概説として、川﨑政司『法を考えるヒント』(日本加除出版、2019年) 147 ～ 149、331 ～ 334頁。なお、指摘だけに留めるが、そもそもソフト・「ロー」と言いつつ、そこに医療従事者への「倫理」を含ませることは、「理念のない**機能主義**」と言えようか。近代法の概念上では、法と道徳・倫理との区別が大前提だからである。

現場に降ろすためのだけのものであってはならないし、その目的・手段は、患者の権利保障に資するものでなければならない。また医療政策であっても内閣府が推進するようにEBPM（Evidence Based Policy Making）、証拠に基づく政策立案でなければならない[2]。

3 ルールとしてのソフト・ローと患者の人権

また医療におけるルールを考える前提として、**医療従事者の独立性**も必須である。たとえ、医療におけるルールに患者の権利が定められていたとしても、現場の医療従事者や医療機関が、厚生労働省や政府機関から一定の法的な独立、一定の予算的な独立が保障されていなければ、ルールの実現は絵に描いた餅に過ぎない。それはむしろ、ソフト・ローではなく、ハード・ローの役割と指摘される。すなわち、政府や地方自治体への予算拠出への義務付け、ルール設定時の多様な意見のくみ上げなどはハード・ローの方が適切とされる[3]。

そもそも日本の医療界で定めるソフト・ローが、新型コロナウイルス禍のような、医療と政治、医療と世論とが衝突する場面を想定していたのか疑わしいところもある。政治家は、科学や医学的見地よりも、世論や有権者に迎合することも多い。しかし、日本の医療界のソフト・ローは、世論→政治家→法→法秩序

---

2 甲斐・前掲註1書215〜216頁の「■根拠に基づく医療（EBM）」（越後純子執筆部分）、EBPMについては、「内閣府ホームページ」→「情報提供」→「内閣府におけるEBPMへの取組」〈https://www.cao.go.jp/others/kichou/ebpm/ebpm.html（2021年10月21日最終確認）〉。

3 内田博文『医事法と患者・医療従事者の権利』（みすず書房、2021年）21頁、さらにルール設定における公正中立性の確保、利益供与の禁止の確保もハード・ローの方がふさわしい。たとえば、刑法には贈収賄罪（197条以下）があるが、たとえば製薬会社などからの投薬などのガイドライン作成者への利益供与は、特に私立大教員の場合、医療従事者の倫理には反し、職場における不利益はあるかもしれないが、別に犯罪というわけではなく、処罰されることもない。

が正しいことが前提のようである。たとえば、2016年の日本医師会の「医の倫理綱領」5項は、「医師は医療の公共性を重んじ、医療を通じて社会の発展に尽くすとともに、法規範の遵守および法秩序の形成に努める」とある。そこでは、「遵守」すべき「法規範」「法秩序」は間違えることはないという前提がある。

　しかし、それは残念ながら人類の歴史から学ぶ姿勢とは言えない。人類の歴史とは、「過ちの連続」だからである。たとえば、**ハンセン病強制隔離**とその根拠法である**旧らい予防法**のように、「法規範」そのものが人権侵害的で、誤っていたという歴史もあるからである。日本看護協会の「看護者の倫理綱領」（2003年）1項も、「看護者は、人間の生命、人間としての尊厳及び権利を尊重する」とあるが、これもハンセン病強制隔離政策のような「人間の生命、人間としての尊厳及び権利を尊重」しない政策や法令を前に、看護者が、どう振る舞えばいいのかについては触れてはいない。また日本病院会の倫理綱領（2017年）第2項も、「患者の権利と自律性を尊重し、患者の視点に立った医療を行う」とあるが、これも、患者の権利を擁護しない法令と医療政策であった場合の行動指針とはなりえない[4]。

４ 歴史を教訓とする世界の医療倫理

　日本以外の国際的な視点から見よう。たとえば、1981年採択の世界医師会の患者の権利に関する**リスボン宣言**では、医師を含む医療従事者、医療組織に、政府の施策や法律が、患者の自律性と権利を否定する場合に対して異を唱えることまで求めて

4　日本医師会「医の倫理綱領」https://www.med.or.jp/doctor/member/000967.html、公益社団法人日本看護協会ホームページ→「看護実践情報」→「看護倫理」→「看護職の倫理綱領」〈https://www.nurse.or.jp/nursing/practice/rinri/rinri.html〉、「日本病院会倫理綱領」〈https://www.hospital.or.jp/koryo/（以上すべて2021年10月21日最終確認）〉。

いる。このように患者の権利擁護のために政府と闘うことまで求める姿勢は、医療従事者の倫理を定めた1948年の世界医師会の**ジュネーブ宣言**に由来する。この背景には第2次世界大戦中の**ナチス・ドイツ**時代に多くの医療従事者が人体実験、安楽死という名の虐殺や断種政策に加担したという過去からの反省とその教訓を未来に活かそうとする姿勢がある[5]。このような世界的な歴史の教訓から学ぼうとする姿勢は、日本の医療界の大勢とは大きく異なる[6]。これらはソフト・ローにのみ可能な専門家集団の内心に訴える職業倫理の一例と言えよう。ヨーロッパに起源をもつ近代法思想では、国家が関与し、刑罰などの強制力のあるハード・ローでは、人の思想良心に踏み込まず、外形的な行動のみを規制するにとどめるからである。

　とはいえ、日本の医療界ばかり責めるのは公平とは言えない。本書各章でも指摘されるように医師法など医療従事者に関する法令は、刑罰を用いて厚生労働大臣以下と医療従事者を支配・服従関係にさせる。たとえ、厚労省の通達などが医学的知見に基づかず、患者の人権侵害の恐れがあったとしても、通達などに従わなければ最悪の場合、刑罰や国家免許の剥奪すらある。医療従事者にグローバルな医療倫理を求めるなら、グローバル・スタンダードである患者の権利に基づき、従来の支配・服従的な各法令の改正、財政的措置による医療従事者たちの独立性が前提となる。もちろん、医療学界における歴史からの学び、患者の

5　甲斐・前掲註1書281〜282頁の「■ジュネーブ宣言」（甲斐克則執筆部分）、同503頁の「■リスボン宣言」（甲斐執筆部分）、内田・前掲註3書19〜20頁。日本医師会のホームページの「WMAジュネーブ宣言」〈https://med.or.jp/doctor/international/wma/geneva.html〉、「患者の権利に関するWMAリスボン宣言」〈https://www.med.or.jp/doctor/international/wma/lisbon.html（いずれも2021年10月21日最終確認）〉。
6　戦前日本における医学の軍事協力と、戦後における医学界の反省の不徹底さについては、内田・前掲註3書281〜284、290〜291頁。

人権保障への意識改革も必要である。

5 「あるべきルール」としてのソフト・ローとハード・ロー

そもそも一般人にとっては、医療におけるルールも、法すらもはるか遠い存在である。自らの生命を含めた健康状態や医療情報についても関心も、興味もなく、医療施設や医療従事者に**お任せ医療**という状態は続いている。これでは患者の権利の実現にはほど遠い。

とはいえ、ソフト・ローとはいえ、「ロー」として法的な効力あるいは事実上の不利益、行動規制をなす以上、法としての最低限度の基準は求められる。以下の3つが指摘できる。すなわち、第1に、ルールの**目的**が**合理性、医学性**（科学性）そして**人権保障**に合致していること、第2に、この目的を実現する手段としての合理性や科学性、さらに人権保障があり、適用前に**公開**され、**ルールの下の平等**を保障していることである。そして第3に、患者の権利を実現するための**当事者の参加**などの適正な**手続保障**の確保である。たとえば、診療ガイドラインなどソフト・ロー作成時に当事者参加を求める、いくつかの法令はある。たとえば、ハンセン病問題の解決の促進に関する法律（平成20年法律第82号）6条で、国はハンセン病問題に関する施策策定実施に当たり、ハンセン病元患者や関係者との協議を求め、肝炎対策基本法（平成21年法律第97号）の厚生労働大臣による肝炎対策の基本指針の策定（9条）時に意見を聴く協議会委員に、肝炎医療従事者と学識経験者と肝炎患者、家族あるいは遺族代表者（9条3項、20条2項）を求める（医療政策への当事者参加についてはPartⅡChapter5［→182頁］）。

しかし、現実のソフト・ローへの当事者参加は進んではいない。その背景としては、やはり医療における「共通の尺度」の不

在、要するに、患者の権利を保障する基本法がないことが指摘できる。とくに「共通の尺度」は、医療における三つの主な当事者である①政府、とくに厚生労働省・地方自治体、②医療施設・医療従事者、そして③患者・家族という時には利害が対立しうる当事者に共有される必要がある。憲法に定める権利、たとえば、健康な生活を求める幸福追求権（**憲法13条**）、誰でも医療提供体制を受けられるという意味での法の下の平等（**憲法14条**）、健康で文化的な最低限度の生活の保障（**憲法25条**）そして医療関連法令を定められる際の手続保障を定める**憲法31条**から導かれる患者の権利を具体的に保障する基本法が制定されること、そこから医療のルール、つまり、ハード・ローとソフト・ローとが患者の権利を保障するために役割分担をする必要がある。あるべき姿としては、患者の権利に基づく大枠を特別法などのハード・ローで規定し、医療現場や患者の権利という基本理念を政策に反映させ、医学的知見の進歩により変化する現場での判断基準などを、ソフト・ローである指針やガイドラインに委ねることが考えられよう。が、現実はそのようにはなってはいない[7]。

6 ルールにおける医療現場への丸投げ

　以下では、医療におけるハード・ローとソフト・ローとの関係、そしてその法的な問題点を指摘する例として、人の生と死、つまり、**人の始期**と**人の終期**をめぐるルールを例とする[8]。ハード・ローの不在や基本的な理念を明確にしないままソフト・ローだけを充実・蔓延させることは、近代社会、近代国家の前提である法に基づく支配を脅かしかねない。それは要するに、医療現

---

[7]　内田・前掲註3書2〜3、11〜12、22〜23、39頁。

[8]　たとえば、本書Part I Chapter5は精神科医療における身体拘束のあるべきルールを論じる〔→51頁〕。

場への丸投げであり、現場のガンバリズムに依存した、法学や政治などの責任放棄とも言えよう。それは、「現実は、上手くいっている。だから、深く考えるのは止めよう」という日本的、典型的な「理念なき機能主義」とも言えようか。しかし、いずれにしろ、共通の尺度が存在しないことによって、現場には多くの問題が潜在化していることは間違いない。それをどうやって法的に解決するかの知恵が求められている。

医療におけるルールと実際

1 刑法と人工妊娠中絶

　以下では、第1に、医療におけるハード・ローとソフト・ローとの関係そしてその法的な問題点を指摘する具体例として、人の始期における人工妊娠中絶を取り上げる。

　ここで言う人工妊娠中絶は、**母体保護法**（昭和23年法律第156号）2条2項に定められている。すなわち、胎児が、母体外で生命を保続することのできない時期に、人工的に母体外に排出することとされる。同法14条で法的に許される人工妊娠中絶では、指定医師により本人と配偶者の同意を得て、人工妊娠中絶を行うことができる。その要件は、妊娠継続または分娩が、身体的または経済的理由により母体の健康を著しく害するおそれのある場合（14条1号）、いわゆる性暴力による場合（2号）のみが許されている[9]。

---

[9]　なお、母体保護法14条2号の性暴力を原因とした人工妊娠中絶の場合に「性加害者の同意が必要」という法が意図しない事態、被害者（妊婦）にとって非常に残酷な現状が一部にある。出口絢「性暴力による中絶「加害者の同意は不要」厚労省が見解　24年ぶり通達改正も残る課題」弁護士ドットコムニュース2020年10月23日〈https://www.bengo4.com/c_7/n_11890/（2021年10月21日最終確認）〉。要するに、訴訟リスクを恐れる医療現場が、ハード・ローである母体保護法の趣旨と異なり、「レイプ加害者の同意」を求めており、厚労省通達などソフト・ローが徹底されていない事例と言える。

反対から言えば、母体保護法上許される人工妊娠中絶でなければ、同種行為は、医療従事者たちの善意とは関係なく、刑法上の**業務上堕胎罪**（刑法214条）に当たり、要するに犯罪であり、処罰されるべき行為である。とはいえ、実際に処罰された例はほぼない。というのも、上記母体保護法で許される人工妊娠中絶の要件は、指定医によって、かなり緩やかに判断され、**法令行為**（刑法35条）として処罰もされず、捜査対象ともされないからである。

　たしかに、日本における人工妊娠中絶は、かつて「堕胎天国」と批判されたピーク時と比べれば大きく減少してはいる。すなわち、執筆時の最新版である「人口統計資料集2021年版」によれば、ピークであった1955年の117万件から2018年の時点で16万1,741件と87％減となっている。対出生率の国際比較で言えば、2018年で17.6％あり、他の主要国と比べても高くも低くもない。とはいえ、問題がなくなったわけではない。2018年における女性の人口千人当たりの人工妊娠中絶数では、一番多いのは20代前半（20歳から24歳）で13.2件、次が20代後半（25歳から29歳）の10.4件であり、この傾向は1990年代から変わらない[10]。最近では新型コロナウイルス禍の、いわゆるステイ・ホームなどで、若い世代の望まない妊娠は増えているとされ、このような状況は今後もあまり変わらないと考えられる。

　人工妊娠中絶は、たしかに、法的には許される行為ではあるが、倫理的に言えば、生きている人間の都合で、新たな生命を

10　国立社会保障・人口問題研究所の「人口統計資料集2021年版→Ⅳ．出生・家族計画→「表4-20 人工妊娠中絶数および不妊手術数：1949 ～ 2018年」、「表4-21年齢（5歳階級）別人工妊娠中絶実施率：1955 ～ 2018年」、「表4-22主要国の人工妊娠中絶数および率：最新年次」によれば、ドイツ（12.8％）、イタリア（17.3％）、イギリス（22.9 ％）、フランス（26.9 ％）などである〈http://www.ipss.go.jp/syoushika/tohkei/Popular/Popular2021.asp?chap=0（2021年10月22日最終確認）〉。

消去するという事態に変わりはない。ここでのハード・ローとソフト・ローとの関係はどのようになっており、どのような法的な問題点があるのか。

2 「母体保護法」におけるソフト・ローとハード・ロー

　公的機関がその強制力を担保するハード・ローの典型例は、人工妊娠中絶を法的に定めた母体保護法や、それが認められない場合に**堕胎罪**という犯罪として刑罰を発動する条件を定めた刑法である。そしてソフト・ローとしては、後述する旧厚生省事務次官通知が、これに当たると言える。そして人工妊娠中絶におけるハード・ローとソフト・ローとの関係については、人工妊娠中絶を法的に定める母体保護法の補完として、つまり、母体保護法における規定の言葉（文言）の解釈を補うものとして、通達などのソフト・ローが存在していると言える。とはいえ、そこに問題がないわけではない。ここでは字数の関係上、患者（妊婦）の権利との関係で、２点ほど指摘する。第１に、人工妊娠中絶が許される妊娠の時期についてソフト・ローに委ねられていること、そして第２に、「母体保護法」という法律の名称とは異なり、妊婦にとって安全とは言いがたい中絶の実施方法が現在でも採用されていることである。その背景として考えられることは、上記ハード・ローである母体保護法の前法である**旧優生保護法**における**優生思想**という非人道的な思想がなお払拭できていないことも指摘できる。また妊婦の権利保障が不十分な理由として配偶者の同意の問題もある（ただ、ならば、現在の状況を改善せず、妊婦だけで決めていいのかという別の問題もある）[11]。

---

[11]　内田・前掲註３書163〜168、185〜189頁は、母体保護法の前史として、同法の前法である1930年代のナチスの優生思想に触発された国民優生保護法（1940年法律第107号）そして敗戦後に日本国憲法下で女性議員たちを中心に人口抑制をめざして成立された優生保護法（1948年法律第156号）下で、ハンセン病を理由

上記のように、指摘すべき第1の点は、母体保護法2条2項で人工妊娠中絶が許される胎児の時期、つまり、同法の、胎児が**「母体外において生命を保続することのできない時期」**についてソフト・ローに委ねられているという現状である。上記の胎児の状態・時期が争いになった珍しい裁判例が、最決昭63・1・19刑集42巻1号1頁であり、医療施設内で妊婦から同意を得た医師の堕胎手術が、業務上堕胎罪に問われ、有罪となった事件である。

　その第1審によれば、人工妊娠中絶が許される時期は、昭和53年11月21日の厚生事務次官通知（厚生省発衛第252号）で「満23週以前」とされた。この根拠を旧厚生省は、日本産科婦人科学会と社団法人・日本母性保護医協会（後の公益社団法人・日本産婦人科医会）への聞き取りとした。そして裁判所は、満23週以前の人工妊娠中絶が医学的に相当と考えられ、指定医師もその基準に準拠して中絶の可否を判断したとする。そして本件では妊婦の最終月経、子宮底の高さ、子宮前壁の長さなどの認定事実から、本件胎児は、客観的に分娩時はもちろん、初診時にも妊娠満23週を超えていたとの医学的判断が相当とし、旧優生保護法の人工妊娠中絶が許される時期を越えていたとして、有罪判決の大きな理由とした。

　このように母体保護法というハード・ローに定めた人工妊娠中絶が許される時期という犯罪の成否に関わる最も重要な時期の判断は、事務次官通達というソフト・ローに委ねられており、

とする優生手術が多くあり、その後、らい予防法廃止に関する法律（1996年法律第28号）成立後に現在の母体保護法に改正された歴史的な経緯を指摘し、優生思想が払拭されず、十分な情報提供と相談体制、科学的知見の普及もないままで、人工妊娠中絶を女性の自己決定だけに委ねることに疑問を示す。なお、当時の優生手術を（無批判に）淡々と説明する刑法学の著名な教科書として團藤重光『刑法綱要各論［第3版］』（創文社、1992年）445頁註12がある。

それはEBMに基づく、今後の医療の進展によって、さらに短くなる可能性もある。たしかに、このような事態は、日々進歩する医療の専門性という視点からは一定の合理性あるものとなろう。とはいえ、アメリカ・テキサス州のように、人工妊娠中絶が許される時期を、あまりに短くすると妊婦が事実上人工妊娠中絶をできなくさせる事態ともなりかねないし、人工妊娠中絶に関わる医療従事者へのソフト・ローの周知という点においては、近代法の基本原則である法的安定性や行動の予測可能性も脅かしうるという別の問題もある。

　指摘すべき第2の点は、ハード・ローである母体保護法に定められてはいないがゆえに問題となるものであり、人工妊娠中絶の実施方法である。そのことについては、母体保護法にも、その前法である旧優生保護法15条にも定められてはいない。具体的な実施方法は、ソフト・ローに委ねられている状態と言える。この点について、公益財団法人日本産婦人科医会によれば、妊娠初期（12週未満）であれば、子宮内の胎児を掻き出す掻爬法か、器械で吸い出す吸引法が用いられるとされる。これらは同医会女性保健部が、2013（平成25）年作成、2017年改訂の「学校医と養護教諭のための思春期婦人科相談マニュアル」という冊子に掲載されている[12]。しかし、とくに前者の掻爬法については、WHO（世界保健機構）から問題ありとの指摘がある。2012年のWHOの関連文書によれば、この掻爬法は、他の方法と比べて妊婦の安全性へのリスクが高く、時代遅れとまで批判されており、政府など政策立案者たちの責任で吸引法か、薬剤という別の方法・選択

---

[12]　公益財団法人日本産婦人科医会→「人工妊娠中絶について教えてください」〈https://www.jaog.or.jp/qa/confinement/ninsinshusanqa6/（2021年10月22日最終確認）〉。

肢が提供されるべきと言われていた[13]。

　要するに、国際的な医学的知見によれば、現在の人工妊娠中絶の実施方法は、政府の責任により、妊婦にとってより安全な方法に切り替えるべきと指摘されているが、いまだにそうはなってはいない。それはなぜか。その理由としては、いくつか考えられるが、ここではハード・ローである母体保護法における妊婦の権利保障の不十分さが指摘できよう。そもそも母体保護法の目的は、「**母性の生命健康の保護**」（1条）とされるが、それが何のためなのかは明記されてはいない。たとえば、「妊婦個人の生命・身体の安全の確保」とまでは定められてはいない。これは要するに母体保護法の前法である旧優生保護法からの「**理念なき改正**」に由来すると言える。同じ目的規定は、前法の旧優生保護法では「**優生上の見地から**不良な子孫の出生を防止し、母性の生命健康を保護すること」（1条）としていた。そして母体保護法は、上記の優生思想に基づく部分だけを削除したのである。そして、妊婦の権利保障も定めず現在に至った。それゆえに母体保護法が何のために「母性の生命健康の保護」をするのかが、かえって不明確になったと言える。旧優生保護法ならば、それは「優生上の見地」からということになろうが、もちろん日本国憲法（憲法13条、14条、25条）では許されない。要するに、母体保護法は、日本国憲法の思想を反映した人権思想（妊婦の権利保障）に基づく「**理念ある改正**」になっていない。それが、いまだ現場で妊婦の身体的侵襲をより少ないものとする人工妊娠中絶の実施

13　世界保健機構（WHO）「安全な中絶　医療保健システムのための技術及び政策の手引き［第2版］」（2012年）〈https://apps.who.int/iris/bitstream/handle/10665/70914/9789241548434_jpn.pdf.sequence=10（2021年8月22日最終確認）〉。なお、報道によれば、本稿脱稿後の2021年12月23日に人工妊娠中絶のための飲み薬の日本国内での製造販売の承認申請が厚労省にあった。正式に承認されれば、飲み薬としては国内初の人工妊娠中絶薬となる。

方法が提供されない状態の背景にある。

3 「終末期」におけるソフト・ローとハード・ロー

次に、人の終期、終末期におけるハード・ローとソフト・ローとの関係、そしてその法的問題について述べる。とはいえ、すでに指摘されているように、そもそも**「終末期」**という定義が曖昧であり、明確ではないとされる[14]。これは、法学や医学といった学問の第一歩目から踏み誤っており、議論が混乱する要因と言える。議論が混乱するということは、要するに、医療現場への判断の丸投げを意味し、現場判断の不安定さ、混乱の要因となる。

それでも、日本では年間に100万人の単位で人が死に至り、時には死期が迫った患者に医師の**人工呼吸器取り外し**などが起きている。これらは、許された医療行為として刑法の正当業務行為（刑法35条）とされなければ、殺人罪（199条）、あるいは患者の同意があれば同意殺人（刑法202条）という犯罪である。著名な事件として、1998（平成10）年に起きた重病患者の窒息を防ぐ気管内チューブを取り外し、准看護師に指示して筋弛緩剤を投与し殺害した川崎協同病院事件（最決平21・12・7刑集63巻11号1899頁）、2006（平成18）年3月に富山県射水市の医師による複数患者への人工呼吸器取り外し事件がある[15]。

厚生労働省医政局総務課は、これらの事件を受けて、2007（平成19年）5月21日に「終末期医療の決定プロセスに関するガイド

---

[14]　甲斐・前掲註1書274〜275頁の「■終末期医療」（前田正一執筆部分）、内田・前掲註3書248頁以下、とくに253頁。

[15]　甲斐・前掲註1書46頁の「■射水市市民病院事件」（鈴木雄介執筆部分）、ほか、2020年の医師による嘱託（同意）殺人（刑法202条）の事件について、内田・前掲註3書240〜241、424頁の註5、只木誠「医師による薬物投与事件をめぐって」法律時報92巻12号（2020年）1頁。これは後述するように、緩和医療の未整備とも関連のある事件と言える。

ライン」を作成した[16]。これも終末期医療におけるソフト・ローの一種と言えよう。要するに刑事訴追をさけるための予防的措置と言えようか。

　その内容は主に2点からなる。すなわち、第1に、医師等の医療従事者から適切な情報提供と説明がなされた上で、患者が医療従事者と話し合い、患者本人による決定を基本とすること、そして第2に、人生の最終段階における医療及びケアの方針を決定する際には、医師の独断ではなく、医療・ケアチームによって慎重に判断することである。しかし、すでに以下の3つの問題が指摘されていた。すなわち、第1に、やはり、出発点として「終末期とは何か」という定義について、ガンを初め、医学的にさまざまな死に至る病名があり、統一的で、明確な定義が存在しないこと、第2に、患者の意思の確認のできる場合と、できない場合を分けてルールとしている点は妥当とされるが、本人の意思の確認ができない場合に、誰がどのように最終段階における医療とケアを判断するかの問題があること、そして第3に、家族が患者の意思を推定できない場合に、誰が、どのように判断するかの問題も指摘される。また「家族」の範囲はどこまでなのか、たとえば、同居する**同性パートナー**の扱いはどのように考えるべきなのかも、この時点では、不明確なままであった[17]。

４ 「終末期」ガイドラインに求められること

　このような批判を受けて、2018（平成30）年3月に「人生の最終

16　厚生労働省医政局総務課平成19年5月21日「終末期医療の決定プロセスに関するガイドライン」について〈https://www.mhlw.go.jp/shingi/2007/05/s0521-11. html（2021年10月23日最終確認）〉。

17　甲斐・前掲註1 275〜276頁の「■終末期医療の決定プロセスに関するガイドライン」（甲斐克則執筆部分）。

段階における医療・ケアの決定プロセスに関するガイドライン」が新たに改訂された[18]。改訂の主なポイントは、以下の5点である。すなわち、第1に、病院での延命治療への対応のみならず、在宅医療・介護の現場も想定し、医療・ケアチームの対象に介護従事者を含めることを明文化した。第2に、心身の状態の変化等に応じて、本人の意思は変化しうることを前提に、医療・ケアの方針や、どのような生き方を望むか等を日頃から繰り返し話し合うこと（＝ACPの取組み）の重要性を強調した。第3に、本人が自らの意思を伝えられない状態になる前に、本人の意思を推定する者について家族等の信頼できる者を事前に定めておく重要性を記載した。第4に、上記第3の「信頼できる者」の対象を、家族から家族等（親しい友人等）に拡大した。第5に、上記第1から第4について文書に記載し、本人、家族等と医療・ケアチームで共有する重要性について記載した。これらの改訂で、上記2015年のガイドラインから、医療のみならず、福祉関係者も加わることを明記し、患者本人の意思が不明な場合の対応の仕方と、家族以外の同性のパートナーの扱いについても一定の進展を見せた。ソフト・ローにおける患者の医療を受ける権利を考える観点からも一定の評価をすることができよう。

　とはいえ、残された課題はやはり存在する。たとえば、以下の3点である。課題の第1は、いまだ終末期の定義が確定していないこと、たとえば、「終末期」と判断すべき、いくつかの条件や医学的な指標もなく、現場任せになっていることである。これは現場ごとの判断がバラバラになりやすく、全体としての統一性もなく、刑事事件になるか否かも各捜査機関の判断次第

---

18 「人生の最終段階における医療・ケアの決定プロセスに関するガイドライン」平成30年3月14日改訂版〈https://www.mhlw.go.jp/file/04-Houdouhappyou-10802000-Iseikyoku-Shidouka/0000197701.pdf（最終確認2021年10月23日）〉。

ということとなり、医療従事者や患者の家族を法的に不安定な状態に置くことを意味する。課題の第2は、終末期に関与する者に、患者が事前に委託した弁護士や司法書士など法律専門職の参加をどうするのかという問題がある。終末期における判断の一つひとつは、家族にとって日常生活からは隔絶した尋常ではない緊張下にある。日常的に終末期医療に従事している医療従事者との知識・経験などにおける差は大きい。ここに第三者的な助言や選択肢を与えることができる（医療従事者以外の）**専門家の援助**が必要と言える。第3には上記ガイドラインの第5については、推奨されるべき文書の雛形が必要である。とくに法的に見て、患者本人や家族への説明と同意を求めるべき項目とプロセスについて事前に表記された雛形的な文書が必要である。この点も、各現場によってバラバラでよいはずがない。

　以上、終末期におけるガイドラインに求められる項目は多い。患者と家族は、深刻な病気によって「平穏な日常」が突然断ち切られ、将来への不安に苛まれ、患者は耐えがたい苦痛に苦しみ怯えることも多い。ここに患者の権利として「**痛みを緩和する医療**」におけるトータルな視点も強調されるべきである。すでに先進的な病院においては、ターミナル・セデーション（終末期鎮静）という試みもある。そこでは、除去されるべき患者や家族などの「痛み」を、医学的なものだけに限定せず、「痛み」の多面性に着目し、各種専門家との連携を重視する体制を整えようとしている。日本病院会の倫理綱領第5項でも、緩和医療の推進は唱えられてはいる。とはいえ、そのようなソフト・ローを実現できる医療体制は不十分なままである。たとえば、特定非営利活動法人日本緩和医療学会における認定研修施設は、2019年で504施設とされるが、その数は、医療法（1条の5）が定める「病院」（20人以上の入院患者を受け入れる医療施設）の数が8,372施設であること

と比べても、10％にも満たない。さらに最近では新型コロナウイルス禍における**緩和ケア**の質の低下も指摘されている[19]。

　また、緩和ケアは、終末期医療のみならず、出生時における無痛分娩のような場面でもその重要性が唱えられている。しかし、麻酔医など専門家の不足などから整備は進んでいない[20]。また、無痛分娩については、真に母親の福祉・生活の質を考えるならば、今後もより浸透させる必要はあろうが、現在でもなお、それほど普及しているものとは言いがたい[21]。

おわりに

　最後に、本章において読者にお伝えしたいことを述べるならば、以下の3点となる。

　すなわち、第1に、医療に限らず、ハード・ローであれ、ソフト・ローであれ**ルール万能主義**に陥ってはならないということである。それはハンセン病強制隔離、強制不妊手術などの過去の凄惨な歴史からの教訓である。「ルールの存在は、常にルールの正しさを意味するわけではない」。そしてルール万能主義に陥らないためには、第1に、本章で指摘したように、ガイドラインなどであっても、ルールの目的や手段の合理性、医学性（科学性）そして最も重要な人権保障の観点からの検証と、ルール作成時の当事者参加などの手続保障の3つを最低条件として求めるべきである。また第2に、ルー

19　特定非営利活動法人日本緩和医療学会→専門医認定制度Q&A〈https://www.jspm.ne.jp/nintei/ni_qa.html（最終確認2021年10月24日）〉。NHKニュース2021年10月3日「がん『緩和ケア病棟』備える医療機関　1割超で病棟閉鎖や休止」、時事ドットコムニュース「7割超『緩和ケアの質低下』病院回答、コロナ影響で」。

20　内田・前掲註3書253～255頁。

21　たとえば、公益社団法人日本産婦人科医会 医療安全部会「分娩に関する調査2017」〈http://www.jaog.or.jp/wp/wp-content/uploads/2017/12/20171213_2.pdf（最終確認2021年10月14日）〉。

ルがルールとして効果的かつ人権保障的に発揮されるためには、制度や人員そして予算措置などの実施体制が必要不可欠であるということ（本書Part II Chapter3 [→121頁] とChapter8 [→244頁] も参照）、つまり、「ルールはそれを動かす担い手があって初めて意味がある」という当たり前のことを繰り返し確認することである。そして最後に、第3として、ルール万能主義に陥らないためにも現在の日本の医療を、医療従事者と患者の権利保障を基本理念とする医事法という観点から絶えず検証、改善される必要があるということである。

■【本章のふりかえり】

その1 ┃ 医療における過去の悲惨な歴史から、ルール万能主義に陥らない検証が必要。

その2 ┃ 権利保障に基づくルールの運用になるために、予算、担い手の独立性の確保が必要。

その3 ┃ 日本の医療におけるルールを、患者と医療従事者の権利に基づく再検証が必要。

Chapter 7

医学教育

森尾 亮（久留米大学教授）

はじめに

　本章では、医師（医療従事者）の養成過程を取り扱う。医師（医療従事者）が人の生命を救ったり、病気や怪我の痛みを和らげたりすることにより社会の人々から尊敬の念を抱かれてきたことは、今も昔も変わりない。かつて（風俗や宗教との関係から）医師（医療従事者）の社会的地位が決して高くない時代や地域もあったが、そうした時代であっても医療行為が人間の社会生活において欠くことのできない重要なものであることは十分に認められていた。他方において、歴史上、医学・医療の名のもとに凄惨ともいえるさまざまな被害が生み出されてきた。多くの国の医学教育が、医療的な知識や技術を、それ単体としてではなく歴史や政治・経済などを含めた複合的な関係性の中で学ぶように方向づけられているのは、そのことと密接に関連している。それは決して過去の歴史において克服された問題などではなく、今まさに私たちの眼前に存在する問題である。

　本章で考えてほしいことは、第1に医師の養成、殊に「プロフェッショナルとしての医師」の養成における複合的な学びの重要性であり、第2に現在の日本の医療政策に内在する医学教育の「危うさ」である。

医療行為の基盤となる思想とその背景

　医学概論等の教科書では医療の根底にある思想は「**人道主義**」や「**人権**」であるとされる[1]。

　人道主義とは、「ヒューマニズム（人間尊重主義）の一形態であり、博愛・平等、人権の尊重に平和・無抵抗主義などを特徴とし、人間愛の立場から人々の福祉を図ろうとする思想態度」をいい、そうした精神はすでに古代ギリシャ時代の「ヒポクラテスの誓い」のなかに、「患者の利益のために能力を使う」「あらゆる勝手な戯れや堕落の行いを避ける」「男と女、自由人と奴隷の違いを考慮しない」といった形で見ることができる[2]。

　人権とは、「すべての人々が生命と自由を確保し、それぞれの幸福を追求する権利」あるいは「人間か人間らしく生きる権利で、生まれながらにもっている権利」をいう。18世紀末に欧米で生まれ、米国の独立宣言や憲法、フランスの人権宣言などにその歴史的端緒を見ることができる「人権」思想が、当時は植民地の人々や、人種の異なる人々、奴隷などは含まれておらず、女性や子どもも成人男性と同じ人権をもっているとは考えられてはいなかった。人権が「すべての人民とすべての国とが達成すべき共通の基準」として明確に示されたのは、第二次世界大戦後の**世界人権宣言**（1948年）においてであり、その前文は「人類社会のすべての構成員の固有の尊厳と平等で譲ることのできない権利

1　たとえば、小橋元＝近藤克則＝黒田研二＝千代豪昭編『学生のための医療概論[第4版]』（医学書院、2020年）2頁。
2　「ヒポクラテスの誓い」については、大槻マミ太郎訳「誓い」、小川鼎三編『ヒポクラテス全集 第1巻』（エンタプライズ、1985年）580頁以下。今なお医師の心構えを示した伝説的存在として語り継がれている「ヒポクラテスの誓い」であるが、そこには医療とは医師が行うものであり、患者は医師に言われるままにそれを受け入れるだけの存在であるといった、いわゆるパターナリズムの考えが色濃く現れている。医学・医療の歴史を見ると、そうした考えが後世において多くの人権侵害を生んだ背景とも考えられることから、現在ではこれをそのまま受け入れることはできないとの批判が強い。

とを承認することは、世界における自由、正義及び平和の基礎である」とし、「加盟国は、国際連合と協力して、人権及び基本的自由の普遍的な尊重及び遵守の促進を達成することを誓約」している。日本国憲法（1946年）もこれに通底するもので、同25条１項（「すべて国民は、健康で文化的な最低限度の生活を営む権利を有する」）は、戦後の日本において医療行為の正当性やあり方を基礎づける規定と位置付けられている。

　しかし、医学・医療に纏わる歴史を紐解けば、そこには教科書的な知識としての人道主義や人権思想を語るだけでは済まされない、より深い陰影が刻まれていることがわかる。それは、**人体実験**（臨床研究・臨床試験を含む）という影である。人体実験とは「新たな科学的知識を獲得するために試みられる身体的・精神的干渉」のことをいう。医学・医療の進歩は古くから人体実験と不可分の関係にあり、それを一概に否定することはできない[3]。しかし、それが医学・医療の名のもとに多くの被害をもたらしたこともまた疑いようのない事実である。第二次世界大戦でナチス・ドイツが数多くの人体実験を行ったことはことよく知られている。そこでは、低気圧実験、超低温実験、マラリア実験、毒ガス実験、毒物実験、サルファ剤治療実験、骨・筋肉・神経の再生実験および骨移植実験、海水飲用実験、断種実験、焼夷弾治療実験など、現在では考えられないような行為が行われた[4]。これらは戦後のニュルンベルク裁判で厳しく裁かれたが、被告人23

3　甲斐克則によれば、人体実験は、①軍事的・政策的人体実験、②研究本位的人体実験・臨床研究、③治療的実践・臨床試験という３つのカテゴリーに分けられ、①には正当化の余地はないが、②③に関しては入念な検討に基づいて正当化できるものがあるとされる（甲斐勝則編『ブリッジブック医事法［第２版］』〔信山社、2018年〕65頁以下）。

4　旧日本軍が行った731部隊が行った毒ガス実験や細菌投入事件などもこれに類する行為である。戦争関連事件だけではなく、本書Part I で見たように、歴史的に問題となってきた医療関連事件の検証結果さえも、医学教育の現場で正しく伝えられていないのではないかという懸念も指摘されている。

名のうち20名が医師であった（有罪16名のうち死刑７名、終身刑５名。死刑判決を受けた者のうち４人は医師）。

この裁判で示された綱領は、その後の人体実験に関する普遍的な倫理基準となった（いわゆる「**ニュルンベルク綱領**」）。その後1964年に世界医師会は「ヒトを対象とする医学研究の倫理的原則」（いわゆる「**ヘルシンキ宣言**」）を作成（その後2013年まで数回にわたって改定）している。

また、世界医師会（World Medical Association：WMA）が第２回総会で医療従事者の人道主義的な基本姿勢を「**ジュネーブ宣言**」として規定（1948年：その後1968年、1984年、1994年、2005年、2006年、2017年に改定）[5]、さらに世界保健機関（WHO）が「**患者の権利に関するリスボン宣言**」を採択（1981年：その後1995年、2005年、2015年に改定）し、良質な医療を受ける権利、選択の自由の権利、自己決定の権利、情報や秘密保持に対する権利、健康教育を受ける権利、尊厳に対する権利を明示するに至った。

このようにして、現在、私たちは、医療行為に関する世界規模での原則や倫理規定を目にすることができるようになった。こうした原則や倫理規定の存在は、（他章でも確認されたように）日本国憲法25条１項とともに医療従事者の医療行為にとって原点となるものである。そのためには、医師（医療従事者）が日々の医療行為において、それに向けて行動することが必要であり、社会もまたそうした医師（医療従事者）の在り方を支援することが必要である。

では、現在の日本における医療政策・医学教育は、それらの精神を具体化する方向に位置付けられ、運用されているのであろ

5　2017年版では、患者の自主尊重原則、自己決定権（patient autonomy）が規定され、患者中心の医療の視点が明示されるとともに、最高水準のケアを提供するために「自身の健康、well-being、およびその能力に注意を払う」という姿勢も示された。

うか。答えは「否」である。個々の医師（医療従事者）として高い志を持つ人は少なくないであろう。しかし、医療を「公共財」と位置付け、国家が医療政策・医学教育を積極的に推進してきたとは決していえない[6]。（「医療を受ける権利」の詳細は本書PartⅡ Chapter3参照［→121頁］）。ここに日本医療の問題点がある。

日本における医師の養成

1 日本における医師不足の背景

　日本の医師不足が指摘されて久しい。その背景は、1973年に**無医大県解消（一県一医大）構想**が閣議決定され、1985年までに人口10万人当たり医師150人を確保することを目指されたものの、80年には目標値を達成し、その後は（財政構造改革の関係から）医師の養成が抑制方向に転換されたことが大きく影響している（本書PartⅡ Chapter3参照［→131頁］）。1982年には大学医学部の定員削減が開始され、ほぼ一律に各校の定員を削減された（近年も勤務医不足に伴う僻地の医師不足や診療科による医師の偏在などの問題が顕在化したため、2008年に「地域枠」制度の導入により医師数の増員を企図された。ただし、医学部の新設ではなく各校の定員増で対応している）。

　一方で、大学での医学教育の在り方は、文科省が主導的に決めた枠組みと目標に対して、各大学が「自己努力」することが求められ、それが一般的になっていく。

6　長浜正彦『Tomorrow──明日へ向かって　アメリカ研修医生活奮戦記』（篠原出版新社、2009年）277頁は、「日本の医療はヒト、モノ、カネの投資、配分が悪いのにも関わらず、システムや方針を見直すことなく現場の努力でどうにか凌ごうとして究極に効率が悪い。将来を見据えた広い視野が欠如しており、目の前のことに場当たり的な対応しかできない。個々を見れば『頑張り屋さん』なのに、正当な評価や報酬を受けられないので、誰もがリスクや責任を負うことを避けてしまう。だから、自分の信念も情熱も薄れて活気がなく、対外的に勝負できる人材もいない。これは果たして『医療』に限った問題なのだろうか。これらは『日本』の問題なのだと私は思う」と評している。

1991年	大学設置基準改正され、授業科目の開設や教育課程の編成が自由化
2001年	文科省が医学教育モデル・コア・カリキュラム提示（各大学でカリキュラム改革）
2002年	モデル・コア・カリキュラムの到達目標に準拠した臨床実習開始前の全国共通の標準評価試験である共用試験（CBT及びOSCE）を試行（⇒2005年から正式実施）
2004年	卒後の臨床研修必修化（新人医師が大学病院を離れて一般病院で臨床研修）
2011年	日本学術会議（基礎医学委員会・臨床医学委員会 合同医学教育分科会） 提言「我が国の医学教育はいかにあるべきか」（2011年7月28日）
2012年	文科省モデル・コア・カリキュラム改訂 ・基礎的診療能力の確実な修得 ・地域医療を担う意欲・使命感の向上 ・基礎と臨床の有機的連携による研究マインドの涵養 ・社会的ニーズへの対応（医師として求められる資質、医療安全、患者中心のチーム医療）
2018年	文科省モデル・コア・カリキュラム改訂

2 文科省「医学教育モデル・コア・カリキュラム」

　2001年に掲げられた「**医学教育モデル・コア・カリキュラム**」は臨床医の養成を促進するものであったが、2度の改訂を経て、最新版である2018年版の「基本理念」は「多様なニーズに対応できる医師の養成」とされている。そこでは「医師として求められる基本的な資質・能力」として以下のような項目が掲げられている。

上記に掲げられる内容はそれぞれ重要で、価値のあるものであり、形式的には何ら否定されるべきものではない。問題は、現在の医師養成システムが、先に見たような世界的な医療原則や倫理規定を現実的に具体化するような内容になっているかという点である。

1. プロフェッショナリズム
   人の命に深く関わり健康を守るという医師の職責を十分に自覚し、患者中心の医療を実践しながら、医師としての道（みち）を究めていく。
2. 医学知識と問題対応能力
   発展し続ける医学の中で必要な知識を身に付け、根拠に基づいた医療〈EBM〉を基盤に、経験も踏まえながら、幅広い症候・病態・疾患に対応する。
3. 診療技能と患者ケア
   臨床技能を磨くとともにそれらを用い、また患者の苦痛や不安感に配慮しながら、診療を実践する。
4. コミュニケーション能力
   患者の心理・社会的背景を踏まえながら、患者及びその家族と良好な関係性を築き、意思決定を支援する。
5. チーム医療の実践
   保健・医療・福祉・介護及び患者に関わるすべての人々の役割を理解し、連携する。
6. 医療の質と安全の管理
   患者及び医療者にとって、良質で安全な医療を提供する。
7. 社会における医療の実践
   医療人として求められる社会的役割を担い、地域社会と国際社会に貢献する。

⑧　科学的探究

医学・医療の発展のための医学研究の必要性を十分に理解し、批判的思考も身に付けながら、学術・研究活動に関与する。

⑨　生涯にわたってともに学ぶ姿勢

医療の質の向上のために絶えず省察し、他の医師・医療者と共に研鑽しながら、生涯にわたって自律的に学び続ける。

3 医師になるための試験

現在の日本では、医師になるため（医師になって以降も専門医となるとため）の一般的なルートとして、以下のようなハードルをクリアーする必要がある。

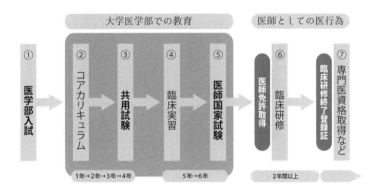

①　医学部入学のため大学入試に合格する。

②　医学部入学後、基本的に大学が設計したカリキュラムに沿って教育を受ける。各大学は、文科省が医学部で履修すべき教育内容を示した「医学教育モデル・コア・カリキュラム」を参考にするが、具体的な授業科目の設定や履

修の順序は大学の裁量である。各大学は、カリキュラムのうちおよそ3分の2をモデル・コア・カリキュラムの履修にあて、残り3分の1は大学独自にカリキュラムを開発している。

③　主に5・6年次に実施される臨床実習参加のため、共用試験に合格する。共用試験にはコンピューターで知識を問うCBT（Computer Based Testing）と、模擬患者等の協力によって技能・態度を評価するOSCE（Objective Structured Clinical Examination）がある。各大学が独自に実施しており、問題・課題は共通のものを利用しているが、合格基準は大学により異なる。

④　共用試験に合格すると、臨床実習に参加できる。文科省によれば、臨床実習の目的は、医師としての職業的な知識・思考法・技能・態度の基本的な内容を学ぶことであり、そのためには見学や模擬診療にとどまらない診療参加型の臨床実習が必要となる。

⑤　臨床実習後、医師としての知識と技能を確認する医師国家試験を受験し、医師免許を取得する必要がある。医師法9条によれば、医師国家試験は医師として臨床に出るにあたって必要なレベルの（医学及び公衆衛生に関する）知識・技能を問うものである。具体的な出題範囲は厚労省が公表している「医師国家試験出題基準」に準拠するものとされている。

⑥　医師国家試験に合格し、医師免許を取得すると医行為を行うことができる。基本的な診療能力を身につけるための2年以上の臨床研修が必修化されており、原則、内科で6カ月以上、救急で3カ月以上、地域医療で1カ月以上研修を受ける。臨床研修を修了すると、厚生労働省か

ら臨床研修修了登録証が交付される。

⑦　臨床研修を修了後も、医師は生涯にわたって知識を広げ、技能を磨く必要がある。方法として、学会が運営する専門医制度や、医師会が主体的に運営する生涯教育制度で、幅広い症候や地域医療、保健活動、医療安全等を学ぶ。専門医制度の在り方について厚生労働省「専門医の在り方に関する検討会」において報告書がまとめられ、学会が独自に運用している専門医制度を中立的に認定する第三者機関（日本専門医機構）が設立している。

4 2023年問題

これまで日本の医学部卒業生であればそれだけで可能であったが、2023年より、ECFMG（米国医師国家試験受験資格審査NGO団体）に米国で医師になるための申請をする際の条件として、アメリカ医科大学協会または世界医学教育連盟の基準による認証を受けた医学部を卒業していることが必要になった。2011年に全国医学部長病院長会議は「医学教育の質保証検討委員会」を発足させ、2015年には国内の全医学部が正会員となって一般社団法人日本医学教育評価機構（JACME）が発足した。2017年にWHOの関連機関である医学教育NGO世界医学教育連盟（World Federation for Medical Education: WFME）から国際評価機関としての認証を受けた。漸次各大学（医学部）ごとに受審し、国際認証を受けている。

日本の医学教育現場が抱える問題

現在の日本の医学教育が抱える問題はさまざま指摘されているが、総じて言うならば、上記のような国際基準を掲げながら「自立したプロとしての医師」を求めてトップ・ダウン型で号令

を出す文科省（厚労省）の思惑と、医学生をそうした「自立したプロとしての医師」へと促すことが思うようにいかない医学教育現場とのギャップにあるといえる。日本においては他国に比べて医師が不足しているとの指摘が以前からなされながら、それに対する積極的な増員政策は採られてこなかった。一方で、詳細なカリキュラムを組み立て、基本的には入学した医学生のすべてを医師にするという建前が採られているが、それが必ずしも上手くいっているとはいえない。そこにはいくつかの要因がある。

　1つめは、大学側・教員側の問題である。まず、大学での医学教育が学生にとって興味の薄い授業であることが挙げられる。現在の医学教育の現場では、教員が日常的に研究・教育の両面に忙殺される一方で、近年のカリキュラム会改革により取り組むべき課題は増え、その実質化が求められている。にもかかわらず、授業の多くは依然として昔ながらの（膨大な知識を提示する形での）系統的講義であるとされ、授業に対する学生の興味関心は高いとはいえない。むろん実践的なプロフェッショナル教育を行っている大学もあるが、それはなおわずかな数にとどまっている[7]。他方で、医師国家試験を念頭に置いた受験勉強が重視されざるを得ない状況にある大学が依然として多いのが現実である。

　2つめは、学生側の問題である。そもそも医学部は1単位でも落とせば留年になり、就学中はテストと実習が繰り返されるハードな学習環境にある。医師を養成する職業訓練校という色彩が強いこともあり、念願の医学部入学を果たしても、現在のカリキュラムで求められているレベルについていけず、留年す

7　浅田義和「アクティブ・ラーニング」『医学教育白書（2018年版）』171頁以下参照。

る学生が増えている。全国医学部長病院長会議の調査[8]によると、集計された全53大学の１年生の留年者数は2016年度で293人であり、2008年度からの医学部定員数増加の影響を控除した補正留年増加率でみても定員増前の1.81倍になっている。背景としては、「臨床科目や実習が前倒しになって、入学後すぐに猛勉強をしなければならなくなった」ことや「少子化にもかかわらず、この十年で医学部の定員が拡大されたため、全体の学生のレベルは若干落ちている」ことなどが挙げられている[9]。また、初等・中等教育と同様に「教師・生徒関係」の延長として大学での医学教育が捉えられ（いわゆる「おまかせ教育」）、多くの学生に受動的・消極的態度や何をするにも効率的で無駄を嫌う態度が見られるようになっているといった指摘もなされている[10]。

　なかには、より深刻な事態もある。それは患者の診療に係わらせると現実的に支障があると思われる学生が存在するということである（いわゆる「**アンプロフェッショナル学生**」問題）。患者への配慮、教育機関としての責任という観点から、大学医学部はそうした学生に対する評価をこれまで以上に厳格に行うようになっている[11]。

8　「医学生の学力に関するアンケート調査結果（平成30年１月集計時点）」〈https://www.ajmc.jp/pdf/180305_2.pdf（最終確認2021年12月12日）〉。
9　「高偏差値『医学生』の留年が急増している理由　日本中の優秀な頭脳が集まったはずなのに」東洋オンライン2017年６月５日付〈https://toyokeizai.net/articles/-/174678（最終確認2021年12月12日）〉。
10　藤崎和彦「近年の医学教育の動向と保険医療行動科学」日本保健医療行動科学雑誌32-1（2017年）47頁以下。
11　例として、京都大学医学部学務委員会臨床実習倫理評価小委員会「アンプロフェッショナルな学生の評価」〈http://cme.med.kyoto-u.ac.jp/sd/unprofessional.pdf参照（最終確認2021年12月12日）〉。そこでは、「診療参加型臨床実習において、学生の行動を臨床現場で観察していて、特に医療安全の面から、このままでは将来患者の診療に関わらせることができないと考えられる学生」をアンプロフェッショナルな学生と定義し、いくつかの具体例を紹介している。また従来実際の医療現場では、患者との交流も多く経験豊富な看護師らによる若手医師への教育効果が指摘されてきた。チーム医療の重要性はガイドラインにも挙げられる

３つめは、臨床研修の理念と現実である。医局員（インターン）の時代に比べて2004年から実施されている臨床研修医制度のもとでは労働・教育環境ともに一定の改善をみたといわれているが、それはあまりにも過酷であった従来の状況が改善されたにすぎず、より高次の目標である「プロフェッショナルとしての医師」の養成に繋がっているかといえば、必ずしもそうとは言えない。

　たとえば、研修内容とその後の進路のギャップが挙げられる。臨床研修の内容については2004年に７科目必修（内科・外科・救急・小児科・産婦人科・精神科・地域保健医療）で始まり、2010年から３科目必修（内科・救急・地域保健）＋２科目選択必修（外科・麻酔科・小児科・産婦人科・精神科のうち２つ）に変更された。これは研修プログラムの弾力化を図る目的であったが、調査により必修から外れた領域に関連する項目の習得度の低下が明らかになったため、初期２年間は幅広く研修することが全国の医師の臨床能力の底上げにつながるのではという問題提起を踏まえ、2018年の文科省**モデル・コア・カリキュラム**改訂に伴い、2020年４月から再度７科目必修に変更されることとなった[12]。

　しかし、厚生労働省「2017 年医療経済実態調査報告」を基に執筆された記事においては以下のように指摘される。「2018年にスタートした『新専門医制度』の研修医人数の領域別割合をみると、メジャー科の外科や内科の割合が減少して、眼科や麻酔科の割合が増加しているということがわかります。専門医になるための研修をスタートする若手医師たちの間では、長時間労働

重要項目であるが、そこでは医師が中心的役割を担うとされていることから、患者や看護師の声がチーム医療に反映されにくいという問題も挙げられている。
12　「臨床研修の到達目標・評価はどう変わるのか」週刊医学会新聞3276号（2018年６月11日付）〈https://www.igaku-shoin.co.jp/paper/archive/y2018/PA03276_01（最終確認2021年12月12日）〉。

に拘束されず、ブラックな職場環境に左右されず、年功序列に縛られないマイナー科に人気が集まっています。特に人気が高いのが、眼科や精神科、そして整形外科です。なかでも眼科は残業時間も労働基準法の上限である月45時間以下に収まっていることもあり、若手や女性を中心に人気があります。約4割は女医であると言われているのです。一方で人気のないのが小児科や産婦人科です。小児科は夜間救急が多く、医師に暴言を吐くようなモンスターペアレンツも多いため、挫折する人が少なくないといいます」[13]。要するに、患者とのトラブルが少ないということやワークライフバランスなどを理由に、臨床研修以降に「楽な診療科」が好んで選ばれる傾向は増しているとの指摘である。

　医師（医療従事者）の労働・教育環境の改善は、国民の「適切な医療を受ける権利」を保障するためにも、ぜひとも解決されるべき重要な課題である。専門化医療も総合診療もいずれも重要であることに疑いはない。しかし、「プロフェッショナルとしての医師」の養成とは、各医師の専門的技術が「たこつぼ」的に高くなることではなく、医師が「医療人として求められる社会的役割を担い、地域社会と国際社会に貢献する」ことを含むものである（前掲2018年コアカリキュラム7）。現在のような形で「楽な診療科」を目指す医師が結果的に増えるという状況は、国際的基準から見ても、国民の視点から見ても決して望ましいものではないといえよう。

13　藤城健作「診療科別開業医の利益『最も稼げる・最も稼げない』のは何科？」幻冬舎GOLDONLINE 2019年3月6日付〈https://gentosha-go.com/articles/-/20162（最終確認2021年12月12日）〉。

新型コロナウィルス感染症（COVID-19）の流行により見られた事情

　日本の医師養成制度がこうした問題を抱えた中で、2020年、COVID-19が流行し、日本社会は混乱の渦に飲み込まれた。

1 ICT（Information and Communication Technology）化の拡大

　COVID-19が大学での医学部教育に与えた影響で最も大きかったことは、**ICT化**の推進である。臨床実習や定期試験で延期や中止を余儀なくされたことから、オンラインでの臨床実習や定期試験が否応なく実施され、これまで進まなかった医学教育のICT化への機運が高まった。教育現場だけではなく医療現場においても若い世代を中心に今後の継続的発展が見込まれている[14]。ただし、臨床実習等における限界はあり、多くの医学生が抱える将来、医療現場において期待される医療行為ができるかという不安はなお払拭されていない。

2 COVID-19患者への対応と医療従事者のキャリアプラン

　何よりも多く指摘されたのは、COVID-19患者の対応にあたっている現場での圧倒的な医療従事者（医師・看護師）不足、医療労働現場の過酷さである[15]。さらには医療従事者やその家族への社会的差別という問題も生じた。他方で、ある局面ではCOVID-19への感染を恐れて一般病院での診察や入院をも控えるという現象が起こり、そうした病院の医師は医療行為を行うことができ

14　「コロナで変わる医学教育、実習もオンラインで」日経メディカル2020年7月30日〈https://medical.nikkeibp.co.jp/leaf/mem/pub/report/t350/202007/566529.html（最終確認2021年12月12日）〉。

15　たとえば、全国保険医新聞（2020年6月5日号）など〈https://hodanren.doc-net.or.jp/news/iryounews/200605_sisk3_cvd_doc.html（最終確認2021年12月12日）〉。

ておらず、経営悪化から病院の廃業や統合が生じる動きも起こっている。こうした現象の背景に、（すでに指摘したように）民間病院を中心とした医療体制に依存し、医療・医学を「**公共財**」という視点から捉えた政策や体制を構築してこなかったという問題が改めて確認される必要がある（本書PartⅡ Chapter5参照［→180頁］）。

COVID-19の専門病院に指定された最前線の現場で医療従事者の離職が相次ぐという事態も生じた。背景には、医師・看護師のキャリアプランという事情があったとされる。

　　専門病院化は、各診療科で腕を磨こうとする医師のキャリアプランにも影を落とした。専門化が決まってすぐ、若手研究医が他の医療機関に移ったのを皮切りに、医師の退職が相次いだ。Ｎ院長は「若い人はどうしても『手術をして腕を磨きたい』『内視鏡の技術を身につけたい』といった気持ちがある。同期が別の病院で活躍しているのを見て、焦る気持ちもあるんでしょう」と心中を思いやる。感染者の治療チームには眼科や外科など、感染症とは縁遠い分野の人も加わっている。若手のみならずベテランの医師からも不満の声が上がる。「せっかく20年、30年かけて技術を磨いてきたのに、それを発揮できない。それなら別の病院に行こうかと。そういう気持ちも分かります」。同じ医師だからこそ、Ｎ院長の悩みは深い。専門分野に携わることができない苦悩は看護師も共通だ。周産期医療に力を入れてきた十三市民病院は、母乳育児を中心とした新生児ケアで、世界保健機関（WHO）などから「赤ちゃんにやさしい病院」の認定を受けている。産婦人科には市内外から妊婦が訪れ、そのケアに携わることにやりがいを感じる看護師も多いが、

休止状態が続いて辞める人も出た。M看護部長によると、看護師の中には家族から「あなたが望んだ看護ができないなら、よそに移った方がいいんじゃないか」と言われた人もいたという[16]。

　そもそも感染症が蔓延する社会状況での医師（医療従事者）の育成は困難なものであること、今回のCOVID-19の流行が予想外のものであることなどを考慮したとしても、上記の記事に見られるような医療従事者の離職の背景にも民間病院中心である日本の医療制度、医療従事者の労働環境の不公平さといった従来から指摘されている問題が改善されないまま横たわっており、それを前提に医療従事者の養成が行われていることが垣間見える。

おわりに

　これまで見てきたように、現状の日本の医療政策・医学教育では、医学生を世界基準での「プロとして自立した医師」になるように号令をかけられてはいるが、それが思惑通りスムーズに進んでいるとはいえない状況にある。少なくとも現状の医学部教育や臨床研修にただ乗っているだけでは、できる限り無駄なく医師免許を得ることが優先され、危険が少なく楽に収入の得られる「楽な診療科」の医師になることを選ぶという状況に流れてしまう可能性が高い。また「楽な診療科」の医師になるという志向性を持っていなかったとしても、COVID-19患者の対応にあたった医師（看護師）のように過酷な状況に追い込まれると、自らのキャリアを公平に支援してもらえるような体制がないことに失望し、何とかそこからの脱出を図りた

16 「医師・看護師30人、次々離職　苦渋の決断、コロナ専門病院の『副作用』」47NEWS ©株式会社全国新聞ネット2020年12月18日付〈https://www.47news.jp/47reporters/5620439.html（最終確認2021年12月12日）〉。

いという思いだけが募ってしまう。こうした事情は、個々の医療従事者の側でなく、制度の側に問題があることの現れといえよう。

COVID-19の流行は、医療従事者やその家族に向けられた心無い誹謗・中傷や差別、パンデミック状況における**チーム医療**の不可欠性や医療従事者（その家族を含めた）の労働環境の保護がいかに重要かを私たちに知らしめた。医療従事者の側にも、感染者として差別されることの恐怖を実感させ、単に専門家の尺度で他者に臨むのではなく、より広く他者との共通認識を深めながら医療行為を進めていく必要性を改めて知らしめたように思う。これを踏まえ、より「公共財」に相応しい医療体制や医療従事者の養成システムを構築していくことが、今の日本には必要である[17]。現在の医事法は、**ハード・ロー**と**ソフト・ロー**が複雑に絡み合った状況にあり、医学教育の一環として医事法を学ぶことは、医療従事者にとって、患者や家族との共通理解を深める一助となるであろう。

■【本章のふりかえり】

その1▎医療の知識や技術をそれ単体として学ぶ医学教育は視野を狭くする危険性がある。

その2▎日本の医学教育・医療現場は個々の献身的な努力・負担により維持されてきた面が強い。

その3▎「患者の権利」を中核とした「公共財」に相応しい医療体制や医療従事者の養成システムを構築していくことが必要である。

---

17 「座談会『医学教育における職業教育の視点』」において、福島統医師はロバート・ギーガン（ハーバード大学教育学大学院教授）の研究を基に、環境順型知性（周りを見ながら自分はその集団で何をしたらいいのかを知る）、自己主導型知性（この集団で自分は何をすべきかを考える）、自己変容型知性（対立意見を含めた様々な人の意見を聞きながら自分の考えが本当にそれでいいのか、他者の経験を自己に取り入れようとする）という3つの発達段階を例にとり、自己変容型知性の素地を育んでおくことが専門教育の前に必要であり、それは人文社会科学によるところが大きいとしている。医学教育50巻4号327頁（2019年）。

医療崩壊を防ぐ
法の在り方

岡田行雄(熊本大学教授)

はじめに

　人口の少ない地域を中心とした、公立・公的病院の削減が進められている。これは、その地域の患者にとっては医療が受けられなくなる問題を生じさせる。加えて、公立・公的病院の削減はその地域の衰退をも招く。他方、残された病院に患者が殺到すれば、医療機関はたちまちパンクしてしまう。コロナ禍において、医療機関が患者を受け入れられないという医療崩壊があちこちで生じた。コロナ禍においては、公立・公的病院がない人口の少ない地域ほど、COVID-19の感染を疑われれば、周囲からの差別を恐れる個人病院から締め出されることも起こりうる。たとえ通常の風邪に過ぎなかったにしても、それへの対症療法すら受けることができず、病に苦しみ続けることになり、最悪の場合は、思いもよらぬ死に至ることにもなりかねない。

　このような医療崩壊を防ぐために、法はどのような役割を果たすべきであろうか？　この問いに答えるために、本章では、日本における地域医療の問題構造を歴史的に振り返った上で、医療崩壊と言える現象がどのようにして生じるのかを、まず確認する。その上で、**医師法**、**医療法**、さらには憲法上の**生存権**に基づいて医療崩壊を防止するには限界があり、医療崩壊を防ぐには**患者の権利**を定めた**医療基本法**の立法によって既存の法律の解釈などを改める必要があることを明らかにする。本章を通じて、日本において医療崩壊が生じ

る法的構造と**患者の権利**を定めた法律を制定する必要性を学んでほしい。

地域医療の問題構造

① 国策としての無医村解消

　まず、地域医療がそもそもどのような問題構造を抱えてきたのかを概観することにしたい。

　笠原英彦によれば、もともと江戸時代以来、医師は**自由開業制**の伝統があり、農村部ほど医療より祈祷が重視されるという事情もあいまって、結核が流行する農村部ほど医師がいないという状況にあった。それにもかかわらず、そうした無医村においても、農民が安価に医療を受けられる制度作りに対して、医師会は冷淡であった[1]。これに対して、世界恐慌後の日本は健康な兵士と銃後を護る国民の育成を通した戦時体制の強化に向けて、内務省から厚生省を分離するとともに、国民体力の向上、結核の撲滅などと並んで、無医村の解消を目指し、医療の公営化を推し進めた[2]。

　つまり、個人開業医に委ねられていた医療を公営化し、国のコントロール下で医師不在の地域を作らないようにするという国主導の地域医療であって、無医村解消も、あくまで戦時体制の強化という、国家目標と関連付けられて目指されたものに過ぎなかったのである。

　それでは、第二次世界大戦における敗戦を経た日本国憲法下での地域医療は、このような構造を大きく転換したものだった

1　笠原は、「寒村を中心に医療体制を整備しようとする動きに対して医師会は冷淡であった」と指摘している。笠原英彦『日本の医療行政』(慶応義塾大学出版会、1999年) 90頁参照。

2　こうした日本政府の動きについては、笠原・前掲注1書94頁以下参照。

のであろうか？　答えは否と言わざるをえない。というのも、相変わらず医療は国家の都合によって患者に与えられるものでしかなかったからである。加えて、次に見るように、人口が少ないへき地医療の担い手は、あいかわらず個人病院であって、決して公立病院ではなかった。法的に見た場合、日本国憲法25条に定められた**生存権**は最高裁の解釈によって骨抜きにされ[3]、あらゆる地域に住む患者に権利として適切な医療を保障するという体制は構築されなかったからである。

2 へき地医療問題

日本の医療は、江戸時代以降の伝統もあいまって、大都市に偏り、とりわけへき地には医療機関の空白が生じる傾向があった。これは、戦時中に国による医療の公営化が目指されてもなお変わらなかった。前出の笠原は、その背景を次のように指摘している。

　　江戸時代以来の自由開業医制は、昭和になっても存続していたから、医療は営利優先となり、医療施設は都市部に集中する傾向がみられた。国公立病院が明治以来低迷していたことは、こうした傾向に追い打ちをかけ、地域医療は事実上空洞化した。その結果、戦時体制が発足する昭和十年代半ばには全国の町村のおよそ三分の一が無医村という有り様となった。そうしたなかで、診療所も病院もともに

3　最高裁判所は、いわゆる堀木訴訟において、国民に健康で文化的な最低限度の生活を営む権利を保障している憲法25条1項を、国民が健康で文化的な最低限度の生活を営みうるよう国政を運営すべきことを国の責務として宣言したもの過ぎず、国が個々の国民に対して健康で文化的な最低限度の生活を営めるようにする義務を有することを規定したものではないと解した（最判昭57・7・7民集36巻7号1235頁）。

民間による経営が九五パーセント以上を占めるといった状
　　況は大きな問題であった[4]。

　敗戦後、医療の公営化にはGHQから待ったがかかる形になっ
た上、GHQによるアメリカ型の医療を根付かせようとする取組
みも頓挫し、高度経済成長に伴い病院数は増えたものの、相変
わらず民間病院ばかりが急増するというものであった[5]。その結
果、「多く先進諸国では公的医療機関が中心であるのに対し、日
本では民間病院の占める割合が異常に高い」[6]状況が生じるに
至った。このような状況では、たとえ日本国憲法下で、憲法25
条に基づき国民皆保険が実現しても、民間病院は需要が高い都
市部に開設される傾向があるため、いわゆるへき地では実際に
受診できる病院が必ずしも患者の近くにあるとは限らないこと
になる。つまり、この無医村問題は戦後の日本国憲法下であっ
ても、戦時中までと変わることはなかったのである。
　この状況は、いわゆるバブル景気の最中である1990年９月に
実施された地域医療振興協会による調査からも浮かび上がって
くる。この調査は、離島振興法、山村振興法、過疎地域活性化
特別措置法に基づく市町村内の指定地区に所在する医療機関に
ついて、各役場の担当に調査票を送る形で実施された。この調
査表は、本調査でへき地と定義された地域を有する1,762の市町

4　笠原・前掲註１書121頁。

5　その背景には、医療法改正により医療法人制度が創設され、この医療法人に
税制優遇が適用されるなど、戦後の教育や社会福祉と同じ構造が持ち込まれたこ
とに加えて、医療機関への低利融資が始まったこと、国民皆保険による医療需要
の増大、そして公的医療機関の増設抑制が挙げられている。笠原・前掲註１書128
頁参照。

6　笠原・前掲註１書129頁。なお、笠原は、その理由として、「五十五年体制下
に長期政権を維持してきた自民党が有力な圧力団体である日本医師会の支持を
とりつけ、その主張を政策に反映してきたからにほかならない」と指摘している。

村に送付され、884市町村から有効な回答があった[7]。

　その回答からは、へき地における病院は476あり、そのうち196が公立の自治体病院で残る280は民間病院だが、全体の病床数21,220のうち、公立の病床数は11,100に対して民間の病床数は10,120と、病床数で見ると公立の割合が高まる。このことは常勤医師数にも当てはまり、全体では1,195名のうち、公立が631名、民間が564名となっている。加えて、回答のあった地域ではへき地病院が、北海道に71、長崎に31、岩手、宮城にそれぞれ20と偏在しており、神奈川、大阪、滋賀、富山、千葉などには回答のあったへき地病院はない。公立病院に限ると北海道に36、長崎に26と２カ所に圧倒的に多いことが明らかとなっている[8]。次いで、へき地における診療所は2,081あり、そのうち772が公立で1,309が民間によるもので、北海道に179、鹿児島に117と、やはり偏在しており、公立のものに限ると北海道が72、愛媛45の順となり、やはり北海道に多い。そして、へき地診療所の医師の平均年齢は58.4歳で、現在の勤務地での平均勤務年数が19.2年ということから、高齢の医師が長期にわたってへき地診療所で地域の医療を担ってきたことがうかがえる。非常勤の医師で運営されているへき地診療所は422で、このうち118については、すぐにでも常勤医師が必要な状況にある。加えて、公立のへき地診療所ですでに定年を過ぎた65歳以上の医師が勤務しているものが164あり、このうち後任の確保ができるのは20に過ぎない。民間のへき地診療所でも65歳以上の医師が勤務しているところが548あり、後任が確保されているのは87に過ぎず、いずれも後

7　地域医療振興協会＝自治医科大学地域医学研究会『今日と明日のへき地医療』（講談社、1991年）156頁以下参照。

8　地域医療振興協会＝自治医科大学地域医学研究会・前掲註７書158頁以下参照。

任の確保率は２割に満たない状況であって、後継者確保が困難であることもうかがえる。この後継者確保が困難であることが、調査までの５年間で休診・廃院となった188のへき地診療所において、もっとも多い休診・廃院の原因であったと指摘されている[9]。

　以上の調査は、無医村の状況を示すものではないが、へき地病院やへき地診療所にスポットライトを当てて、それが偏在しており、日本全体で見れば少ないはずの公立病院や公立診療所が、へき地という人口が少ない地域では、その地域の医療を支えていたことを鮮やかに示していると言えよう。しかも、へき地診療所は後継者確保が困難という大問題を抱えていることも示されている。

　全体としては、民間に依存するために病院は大都市に偏在し、へき地たる田舎では公立病院がその偏在をカバーしてきたという地域医療は、バブル景気崩壊後、同様に崩壊への道を歩まされることになる。以下では、その構造を見ることにしよう。

地方と大都市における医療崩壊

1 地方公立病院における医療崩壊とその背景

　以上の概観を通して、人口の少ない地方の医療を公立病院が担ってきたことが明らかとなったが、この地方の公立病院において、21世紀に入ってから医師不足による医療崩壊が進んでいることが明らかにされるようになった。

　松原要一は、山形県庄内地方南部で地区の唯一の急性期医療の基幹病院としての鶴岡市立荘内病院を例に、次のように指摘する。

9　以上の、へき地診療所に関するデータは、地域医療振興協会＝自治医科大学地域医学研究会・前掲註７書174頁参照。

医療崩壊が地方の病院で進んでいる。これは医師不足により医師確保が困難で、かつ勤務医が過重労働で病院を辞め、残った医師に負担が増えて更に医師が辞める悪循環による。なかなか改善されない医療制度の欠陥と医療費抑制政策など医療行政に大きな問題がある[10]。

　しかし、松原は、その抜本的な改善・改革は今後も当分の間期待できないとした上で、カルテの電子化、日直・当直の効率化など、個々の病院の努力による他ないという[11]。

　この鶴岡市立荘内病院も、新潟大学と山形大学からそれぞれ医師の派遣を受けており、それが医療内容にしては足りない常勤医師70人を支えていた。このように、大学の医学部から派遣される医師によって、地方の公立病院の運営は成り立っている実情がある。

　この大学の医学部から地方の公立病院への医師の派遣制度が、「地域医療崩壊」と言われる現象の引き金となったことは、他の地域の公立病院をめぐる動きからも見ることができる。千葉県では、東京湾に面する西部に医療機関が集中し、太平洋に面する九十九里沿岸部では医療機関が少ない中、この地域にある千葉県立東金病院では、2004年の新医師臨床研修制度が導入されたことによって、多くの医師は都市部の専門医の下での研修を志向し、大学病院の医局に入局しなくなったため、千葉大学附属病院から派遣されていた医師たちが引上げられ、専門医が不

10　松原要一「当院［鶴岡市立荘内病院］の取り組み──地域医療の中核病院を目指す市立病院の立場から」新潟医学会雑誌 122巻1号（2008年）25頁。
11　松原・前掲註10論文27頁以下参照。

在となってしまう現象が生じたのである[12]。地域医療を担う公立病院が、その医療の中心的担い手である医師を大学病院に依存していたことから、生じた事態と言えよう。

このような状況は、地方の公立病院のみならず、地方都市そのものを巻き込む形でも生じている。舞鶴市の例がその一つと言えよう。舞鶴市で生じた「地域医療崩壊」について検討を加えた小林甲一と市川勝によれば、次のようにまとめられる。もともと、「舞鶴市は、人口：約10万人に対して４つの総合病院が医療サービスを提供する、全国的にもみてもきわめて恵まれた医療提供体制を誇る地域として、隣接市町村よりの流入患者を含めると15万〜20万人の診療人口に対して医療を提供する京都府北部の地域医療の要所とされてきた。しかし、それぞれの病院に勤務する医師の供給は、近隣の大学病院（京都府立医科大学や京都大学など）に属する医局からの派遣に依存してきたことから、いくら総合病院が４つあるとはいえ、継続して医療提供体制を維持していくという点では、大学病院や医局との関係しだいでは医師不足に陥るという大きな課題を抱えてきた[13]」。その４つある総合病院の一つである「舞鶴市民病院では、2004年に病院運営をめぐる意見の対立から副院長をトップとする内科医の集団退職が発生した。これには、同じ年に始まった新たな臨床研修医制度の影響から大学病院側が自分たちの病院での医師不足を懸念して派遣医師を引き揚げようとしたことも作用したと考えられる。結果的には、これによって舞鶴市民病院は必要な医

12　平井愛山「過疎地域で深刻化する医師不足問題の本質を探る——千葉県九十九里沿岸部をモデルに」『医師不足と地域医療の崩壊〔Vol.2〕現場からの「提言」医療再生へのビジョン』（日本医療企画、2008年）33頁参照。

13　小林甲一＝市川勝「舞鶴市における地域医療提供体制の再構築——公的病院のあり方と地域連携の課題」名古屋学院大学論集社会科学篇53巻４号（2017年）33頁。

師数が確保できなくなり、経営規模を大幅に縮小して運営せざるをえなくなり、2006（平成18）年6月には入院患者2人／日・外来患者16人／日の状況に陥ったのである。これにより、舞鶴市民病院には大幅な赤字（2006年度経営支援補助金：15.1億円）が発生した[14]。この「内科医師の確保困難による舞鶴市民病院の機能縮小は、市民病院内では内科医不在による他の診療科医師への負担増、そもそも医師不足に悩む他の公的病院には医療サービス提供の混乱、地域では病院に収まり切れない患者が市内の開業医に溢れる、など多くのさまざまな悪影響を及ぼした。これらにより、地域の医療提供体制が一時的にマヒしたように見えたため、『地域医療の崩壊』と叫ばれたのである。病床数だけみるとむしろ過剰とも言えるほどの地域の提供体制が1つの病院の一診療科である内科の破綻をきっかけにこのような状況に陥ったのは、前述したように、舞鶴市の医療提供体制には同じような機能をもった、公的な総合病院しか存在せず、そのため民間が排除され、それらを補完できる民間の病院も十分には設置されておらず、しかも公的4病院のあいだで機能分化や連携がほとんど進んでいなかったからにほかならない。このことは、舞鶴市にかぎらず、当時の全国各地の地域における医療提供体制の脆弱性を物語っていたのである[15]」。

　このように、一見充実しているように見える地方都市の公的病院も、そこで勤務する医師を大学病院からの派遣に依存していたことが引き金になり、「地域医療の崩壊」と呼ばれる事態が生じたのである。

　以上で見てきた地方における医療崩壊と呼ばれる現象の背景には、人口の少ない地方に行けばいくほど、公立病院によって

14　小林＝市川・前掲註13論文36頁。

15　小林＝市川・前掲註13論文37頁。

医療が支えられており、その公立病院における医療が大学病院等から派遣される医師に依存していたことがある。その結果、大学病院が研修制度の変更を契機に派遣していた医師を引き上げると、千葉県房総地域のように公的な医療機関が乏しい地域のみならず、舞鶴市のように公的医療機関に恵まれているかのように見える地域であっても、「医療崩壊」と言われる現象が生じることが明らかとなったのである。

2 地域医療崩壊の悪影響

　以上で見たように、人口の少ない地域の医療を支えてきた公的医療機関が医師不足によって機能不全に陥り、そうした人口の少ない地域では経営が成り立たないことを理由に数少ない個人病院だけでは、患者を診ることができなくなるという意味での地域医療崩壊が、へき地だけでなく、ある程度の人口規模のある地方都市においても生じるとすれば、それによってどのような影響が生じるのであろうか。

　たとえば、今後、財政難を理由に、公立病院が統廃合されれば、廃止された公立病院に通院していた患者からすれば、それまでの通院には公共交通機関で比較的短い時間で済んだのに、住居から遠く離れた別の病院への通院に長時間を要することになり、適時に適切な医療が受けられなくなる。持病についての定期的な診察と投薬を受けるためだけでも、交通費を含めた負担が患者に重くのしかかることになる。まして、救急医療が必要な場合に、遠く離れた病院に運ばれて治療を受けなければならないのであるから、生命が危うくなる可能性に加えて、近くに病院があれば生じずに済んだ後遺症に苦しめられる可能性も高まる。このように、医療崩壊が生じれば、廃止された病院や、専門医がいなくなった病院の近くに住む患者にとっても、日本

国憲法25条で保障されるはずの、健康で文化的な最低限度の生活などへの悪影響は否定できないのである。

　加えて、公立病院が廃止されて、その地域からなくなることの悪影響は、それを利用してきた患者だけに止まるものではない。ある公立病院が廃止されれば、患者がその地域に来なくなるだけでなく、そこに勤務していた医師のみならず、看護師、臨床検査技師などの医療従事者も、その地域からいなくなる、あるいは、その地域に通勤しなくなることを帰結する。つまり、公立病院の統廃合は、地域経済にも悪影響を及ぼさざるをえない。したがって、「とりわけ、病床削減率の高い県においては、地域医療のみならず地域経済の一層の疲弊を招くことにつながります」[16]との指摘も大げさとは言えないのである。

3 大都市でも生じる医療崩壊

　自由開業制の下、病院は人口の多い大都市に集中する傾向があるので、大都市においては、たとえコロナ禍であっても医療崩壊はありえないようにも見える。しかし、すでに報じられているように、コロナ禍は大都市にも医療崩壊をもたらしている。

　その背景としては、**医療法**30条の４によって都道府県が定めるものとされる**医療計画**がある。この医療計画は1985年の医療法改正によって創設されたもので、民間の医療機関をも対象とする医療資源の効率的活用と医療供給体制のシステム化を目的として、各都道府県が病床数等の整備等の計画を策定するものであった[17]。その真の狙いは、効率化というところからも明らか

16　「第９回地域医療を守る運動全国学習交流集会　基調報告」〈https://shahokyo.jp/wp/wp-content/uploads/2019/02/f33eb550047362551b454fd4d58d9feb.pdf（最終確認2021年12月６日）〉。

17　米村滋人『医事法講義』（日本評論社、2016年）83頁参照。

なように、**自由開業制**の下、医療機関や医療費の増大にストップをかける点にある。この計画策定を義務付けられた各都道府県は地域ごとに必要病床数を設定し、実際の病床数がこれを上回る地域を病床過剰地域とみなして、病院の開設や増床に制限をかける形となっている[18]。こうして、各都道府県に医療計画通りに、病床増大にストップをかける競争が強いられる構造が生まれ、それが感染症病床を減らす方向で継続されてきた。このような事情があった上でのコロナ禍である。しかし、コロナ禍においても、この方向性は変更されることはない。そこで、大都市にも医療崩壊が生じているのである。医療費抑制に向けて医療の効率化が大都市においても進められてきたため、大都市であっても医療機関にコロナ禍に対応できるだけの十分な余裕はない。しかも、その対応に向けて、準備をするだけの時間的余裕は1年半もあったにもかかわらず、国は、その準備すら十分に行ったとは言えない。その結果が、PCR検査で陽性判定を受けても、入院することさえままならず、症状悪化の不安におびえながら、「自宅療養」を強いられるCOVID-19の患者なのである。

　コロナ禍において、COVID-19の患者を積極的に受け入れようとしない民間病院が槍玉に挙げられ、毎日新聞西部本社版2021年4月8日の記事では、「病床確保を焦った行政が、民間の受け入れ率の低さに安易に原因を求めたことで、医療界に大きな分断を生んでしまった」との指摘もなされるに至った。他方で、COVID-19の患者が入院できるように、医療従事者の割り振りや病床等の準備を進めることが、他の患者の治療を後回しにさせることももたらされている。そうすると、傷病に苦しむ患者の

18　元永拓郎『関係行政論』（遠見書房、2018年）68頁参照。

間でも分断が生じさせられることになろう。

　コロナ禍を契機に、地方だけでなく、大都市も含めた日本全体に医療崩壊が拡大していく状況にあると言わなければならない。それでは、日本国憲法25条を始めとする現行の諸法律に基づく裁判というチャンネルを通して、こうした意味での医療崩壊を防止することはできるのであろうか？

医師法・医療法・生存権アプローチとその限界

1 医療崩壊を防ぐための裁判

　冒頭に取り上げた地方の公立病院の統廃合は、すでに進められている。そのような中で、2012年4月に広島県府中市が府中市立府中北市民病院（以下、「元病院」）と府中総合病院とを経営統合し、地方独立行政法人に経営形態を変更することを内容とする府中市地域医療再生計画に基づき府中市病院機構の設立認可申請を広島県知事に行い、元病院を廃止し、病床数が40床、常勤の外科医を置かないことによって常勤医師数が1名減少する新府中北病院（以下、「新病院」）に継承させた。これに対して、この病院を利用していた府中市等の住民が原告となって、広島県知事などを被告として、広島県知事が府中市に対して2012年3月9日付でした地方独立行政法人府中市病院機構設立認可処分を取り消すことなどを求めた行政訴訟が広島地裁に提起された[19]。つまり、行政が地方公立病院を廃止することを、その利用者たちが裁判所の力で止めさせようとする動きが起こったのである。

　まず、第1審の広島地方裁判所では、被告の広島県知事や府中市長は、原告の請求を棄却するように求め、争われた。その

19　この訴訟については、広島県弁護士会所属の増田義憲弁護士にさまざまなご教示を賜った。記して謝意を表したい。

結果、広島地方裁判所は2014年7月16日に原告、つまり住民の請求に係る訴えを却下する判決を言い渡した。判決によれば、以下のような理由が挙げられた[20]。

広島県知事による府中市に対する認可は、直接国民の権利義務を形成し又はその範囲を確定する効果を有するものではない。

原告は、府中市の整備条例が廃止される結果、原告ら主張にかかる医療圏に居住する者らが有するとされる、医師法19条1項、医療法1条、同法1条の2第2項及び同法1条の3の規定から導かれうる診療を受ける医療機関を選択すること、又は選択した医療機関において診療を受け、診療を継続的に受けるという権利または利益、あるいは身近な医療を受ける権利・利益が侵害される旨主張する。しかし、こうした権利又は利益は、いずれも抽象的であって具体的な権利又は法的利益というに足りない。そもそも本件整備条例は特定の者に対してのみ適用される条例ではない。

本件整備条例制定行為による元病院の廃止は、診療主体の変更をもたらすという意味で直接の影響を及ぼすものと見る余地がある。しかし、新病院は診療科目を減らすことなくそのまま存続して診療を継続しており、元病院で診療を受けていた者との関係で直接具体的に不利益となる影響が及ぼされたとは認められない。

原告らは、新病院では、病床数、常勤医数が元病院から減じられている点を指摘する。しかし、病床数、常勤医数が減じられたことによる影響は、新病院を利用する潜在的可能性のある新病院の付近住民が等しく受ける影響であって、それが限られた特定の者に対する関係でのみ、その権利又は法的利益に影響

---

20 広島地判平26・7・16（判例集等未登載）。

するものではないから、その点を捉えても、やはり特定の者の具体的権利又は法的地位に対する影響があるものと解することもできない。

　予備的請求に係る義務付けの訴えは、原告らが求めていることがいずれも、行政機関間で行われる行為と同様に、行政行為として外部に効力を有するものではなく、また、これらによって直接国民の権利義務を形成し又はその範囲を確定する効果を伴うものではないから、行政事件訴訟法3条6項1号の「処分」には当たらないので、いずれも処分の義務付けを求めるものではなく、不適法であって、却下を免れない。

　このように広島地方裁判所は、本件訴訟で原告が求めていた、元病院の存続につながる、その廃止の取消しや当該病院に代わる医療供給体制を持続的に確保するために必要な措置をとるべきことを命ずることの妥当性ないし相当性の判断に立ち入ることなく、その判断の前提となる行政事件訴訟法上の要件がないとして、いわば門前払いに等しい判断を行ったのである。

　この広島地方裁判所の判決を不服とした原告は、この判決を取消し、第1審でなされた原告の主位的請求ないし予備的請求を認めることを求めて、広島高等裁判所に控訴し、控訴審の判決が2016年1月20日に言い渡されたが、第1審と同じく、原告の請求、すなわち控訴を棄却するものであった。その理由は以下の通りである[21]。

　被控訴人府中市が、元病院が有していた機能を維持することを行政の優先課題としていたとはいえないが、少なくとも、控訴人らが主張するように、特定の第三者を利す目的あるいは元病院の経営責任を放棄することのみを目的として、上記取組

21　広島高判平28・1・20（判例集等未登載）。

みをしたとまで認められない。本件基本条例が、控訴人ら住民に、将来にわたる医療保障権を与えたものとは解されないし、本件認可が、控訴人ら住民の権利を侵害したり、その範囲を確定したりするものではない。明らかに裁量権を逸脱して許されない行為であることから当該行為に処分性が認められるとの法的根拠はないし、広島県知事が、明らかに裁量権を逸脱して本件病院機構を設立することを許可したとも、地域住民にとっての必要最低限度の医療さえままならない状況を生じさせたともいえないことは明らかである。したがって、本件認可は、行政庁の処分には当たらないから、訴えは不適法である。

　また、控訴人らは本件病院が廃止された結果、本件病院の常勤医師数は、常勤外科医不在の4名から3名へ、病床数は110から60へと減少し、医療圏に居住する者らが有する、現在および将来にわたって診療を受ける医療機関を選択するなどの権利又は利益が直接侵害される旨主張する。しかし、本権整備条例制定行為の効果を受ける対象を医療圏に居住する者と特定したとしても、その行為を行政処分と解することができるほどに、その行為の法的効果の適用を受ける者が特定されているとまではいえない。

　さらに、控訴人らが主張する権利又は利益は、これらの者が有する具体的な権利又は法的利益というに足りないものであり、元病院が廃止されることによって、具体的な権利又は法的利益が直接侵害されたとはいえない。

　控訴人らは医師法19条1項の義務は個別の患者を保護する義務を医師のみならず病院にも認めたものであること、元病院の周辺地域に居住する住民らは、元病院の廃止により生命・健康の安全を守っていた医療の供給が失われたのは事実であるから、抽象的な事象ではない旨主張する。しかし、同項が定める個別

の患者に対する診療義務は、患者が診療契約の申込みをした場合に、医師がこれを正当な事由無くして拒否できない公法上の義務を定めたものであり、これを根拠に元病院で、その廃止前に受けていた診療を現在および将来にわたって受ける権利又は法的地位にあることを導き出すことはできない。

　控訴人らが求める、行政庁が住民に必要な医療提供体制を持続的に確保するために必要な措置をとるべきことを命ずることは、いずれも行政機関が地方独立行政法人に対してすることであり、これらは行政機関間で行われる行為と同様に、行政行為として外部に効力を有するものではなく、また、これらによって直接国民の権利義務を形成し又はその範囲を確定する効果を伴うものではないから、いずれも行政事件訴訟法3条6項1号の「処分」に当たるものとは解されない。

　さらに、控訴人らは、医療法64条に基づく都道府県知事の措置命令との類似を主張して、行政処分性がある旨主張するが、医療法に基づく措置命令が私人たる医療法人に対してするものであるのに対し、控訴人らが求める措置命令は地方独立行政法人たる本件病院機構に対するものであるから、「類似」とはいえず、上記判断を覆すに足りない。

　原告適格についても、必要な医療を将来にわたって本件病院機構から受ける具体的な権利又は法的地位があり、これを侵害され、その回復を求めることができる具体的な権利又は法的地位が必要であるところ、控訴人らにこのような具体的な権利又は法的地位があるとは認められない。

　以上のように、第2審の広島高等裁判所も、第1審の広島地方裁判所と同様に、行政事件訴訟法における行政訴訟の前提である要件が満たされないことを理由に、やはり事実上門前払いの判断をしたのである。

この控訴審判決に対して、原告は最高裁判所に上告した。しかし、最高裁判所は2016年９月13日に、原告は違憲及び理由の不備・食違いをいうが、その実質は事実誤認又は単なる法令違反を主張するものに過ぎず、上告理由に当たらないなど、ごく簡単な理由づけで、上告棄却及び上告不受理の決定を行い、訴訟は終結した[22]。

　結局、本件訴訟では、地方の公立病院廃止という行政機関の判断を不当として、それを撤回させ、当該病院の近隣に居住し、その病院での診察や治療等を望む市民への医療サービス提供体制を行政機関に義務付けることの妥当性・相当性についての判断に裁判所は立ち入ることはなかったのである。

2 医師法・医療法に基づくアプローチの限界

　以上で概観した訴訟においては、地方都市に住む市民が、公立病院の廃止、撤退という、医療崩壊を止めようとして、**医師法・医療法**に基づき裁判というチャンネルを用いた。**医師法**とは、医師の要件や義務などを定めるものであり、本件訴訟では、医師法19条１項の「診療に従事する医師は、診察治療の求があつた場合には、正当な事由がなければ、これを拒んではならない」という規定から導かれる、医師の**応召義務**が戦いの根拠とされた。次いで、医療法とは、病院等に要件について定めるものであり、本件訴訟では、医療法１条、１条の２、１条の３に挙げられる、医療が、生命の尊重と個人の尊厳の保持を旨とし、医療の担い手と医療を受ける者との信頼関係に基づき行われる良質かつ適切なものでなければならないなどとする義務が戦いの根拠とされた。

22　最決平28・9・13（判例集等未登載）。

しかし、これらの医師法・医療法の規定は、病院を利用する患者の権利を直接的に認めるものではなく、結果的に、行政機関による公的病院の設置・廃止行為の行政処分性や訴訟の原告適格が否定されたことからも、現行の医師法・医療法に基づいて裁判所を動かし、医療崩壊を止める手立てとすることに限界がある。そもそも、医師法における**応召義務**も、あくまで国家が医師等を規制するために定められたものであって、その義務は医師が国家に対して負っている公法上の義務と一般に解されており、医療法における医療体制整備も国・自治体の努力義務に過ぎないからである。

　なお、医師の地域偏在の解消を目的とする、医療法・医師法の改正（2018年）が行われた。それによれば、新たに導入する「医師偏在指標」を踏まえて、都道府県に医師確保計画の策定を義務付け、医師確保計画には、確保する医師数の目標や達成に向けた施策を示すことになっており、都道府県は医師偏在指標に基づき「医師少数区域」と「医師多数区域」を指定し、「医師少数区域」の医師確保のため重点的に対策を進め、「医師少数区域」などで一定期間勤務した医師を厚生労働省が認定し、その認定がなされると、地域医療支援病院などの院長になるための要件の一つを満たすことができるとされている。

　ただし、この新たな医師偏在解消対策においても「地域医療構想との整合性」をふまえることとされ、地域医療支援センターによる医師の派遣も「整合的に行うことが必要」とされるため、病床の減る地域や、身近に必要な医療体制がないため医療ニーズがレセプトに反映されず医療需要がカウントされない地域などでは、医師不足は固定化される可能性も指摘されている[23]。した

23　「第9回地域医療を守る運動全国学習交流集会　基調報告」前掲註16ウェブサイト参照。

がって、医療法・医師法の改正も、行政機関に裁量を認めるものであって、人口が少ない地域の医療崩壊を止める「特効薬」としては期待薄のものと言わざるをえない。

③ 生存権に基づくアプローチの限界

それでは、日本国憲法25条は、裁判所を動かし、地域における医療崩壊の歯止めとなりうるであろうか？

日本国憲法25条の文言だけで見れば、国民にあまねく健康で文化的な最低限度の生活を保障しており、地域における医療崩壊の歯止めとなりうるように思われる。

しかし、裁判所は、**朝日訴訟**[24]などを通じて、日本国憲法25条は、行政機関や立法機関に大幅に裁量を認めたものであると判示してきた。したがって、こうした裁判所が示した先例を前提とする限り、日本国憲法憲法25条に基づいて、裁判を通して、行政機関に対して個別の患者に医療を提供する義務付けをさせることは極めて困難と言わざるをえない。つまり、日本国憲法25条だけで、裁判所を動かし、地域における医療崩壊に歯止めをかけえないのである。

患者の権利保障を中心とする医療基本法の重要性

① 注目される医療基本法

すでに見たように、コロナ禍の中で、人口の多寡を問わず、日本中のあちこちで、医療崩壊と言うべき現象は生じている。

---

24 朝日訴訟とは、厚生大臣が定める生活保護基準が日本国憲法25条に反するか否かが争われた裁判で、第1審では、憲法25条違反が認められたものの、第2審で破棄され、原告の朝日氏の死亡を理由とする訴訟の打ち切りを最高裁は容認した（最判昭42・5・24民集21巻5号1043頁）。その際に、傍論としてではあるが、憲法25条1項は、国の責務を宣言したにとどまり具体的な権利を付与したものではないと判示した。

しかし、国に多くの裁量を委ねる形となっている、医師法・医療法、そして、国の裁量に委ね切った形の解釈が裁判所で定着してしまっている憲法25条では、行政が引き起こしていると言うべき医療崩壊を裁判所の力で止めることは期待できない。国任せの**医療計画**によって病床削減等が進められていく限り、コロナ禍の下で、適切な治療を受けられないままの患者が多数放置されてしまうことは明らかであろう。

そこで、注目されるのは、**患者の権利**保障を定めた**医療基本法**制定の動きである。もっとも、医師が制定すべきとする案と、患者とそれを支援する法律家が制定すべきとする案との間の距離は小さくはない[25]。しかし、いずれも医療を、公共性を持つものとして位置づけた上で、患者の権利を認め、それを保障しようという点では一致している。

そして2019年には超党派による、医療基本法制定に向けての議員連盟も発足し、2020年11月16日には、40の団体が連名で、この議員連盟に対して、医療基本法において憲法13条及び25条と医療制度との関係を明示すべきこと、良質かつ適切な医療を受ける権利が国民の基本的人権の一つであることをその基本理念として明示すべきことなどを内容とする提言もなされてい

---

[25]　たとえば、日本医師会医事法関係検討委員会がまとめた「『医療基本法』の制定に向けた具体的提言（最終報告）」（2014年3月）に示された医療基本法（仮称）案では、3条の基本理念の冒頭で医療提供者と医療を受ける者との相互の信頼関係に基づいて医療はおこなわれねばならないことが掲げられ、患者の権利は18条以下に定められるに過ぎない。これに対して、患者の権利法をつくる会などの59団体が提案している医療基本法要綱案フォーラム版においては、目的、基本理念に続いて、患者の権利が定められている。前者については、下記のURLを参照〈https://www.med.or.jp/dl-med/teireikaiken/20140409_5.pdf（最終確認2021年12月6日）〉。後者については、下記のURLを参照〈http://www.iryo-kihonho.net/_p/acre/11769/documents/%E5%8C%BB%E7%99%82%E5%9F%BA%E6%9C%AC%E6%B3%95%E8%A6%81%E7%B6%B1%E6%A1%88_%E5%8C%BB%E7%99%82%E5%9F%BA%E6%9C%AC%E6%B3%95%E3%83%95%E3%82%A9%E3%83%BC%E3%83%A9%E3%83%A0%E7%89%88_%E5%85%A8%E6%96%87.pdf（最終確認2021年12月6日）〉。

る[26]。

2 患者の権利保障を定めた法を根拠とした医療崩壊防止

こうした患者の権利を基本に据えた医療基本法が制定されることで、上で見たような医療崩壊を防止することにつながることが期待できる。

たとえば、患者が良質かつ適切な医療を受けることが権利として保障されるとすれば、それは国家を始め自治体に、医療機関が患者に良質かつ適切な医療を提供できるようにする義務が生じることになる。そのための財政出動もなされねばならないし、医療従事者の質・量を高めることも求められる。さらに、効率化という観点から、病床数削減に向けて医療計画を策定させることは、この患者の権利保障に反することになるので、必然的に医療法に、この患者の権利保障が反映する法改正が求められることになり、少なくとも、解釈論のレベルでも医療計画の趣旨には上の意味での患者の権利保障が反映されねばならないことになる。このように、医療に関する行政の在り方を根本から変えることが期待されるのである。

また、行政のみならず裁判所に対しても、医療基本法が制定され患者の権利が保障されることは影響がある。すでに見たように、自治体相手の裁判において門前払いの判決が下された大きな原因は、身近な医療機関を選択する等の権利又は利益はいずれも抽象的であって具体的な権利ではないとされたことにあ

---

26 この提言には、「医療基本法に関するわたしたちの意見」との標題が付されている。これについては、下記のURLを参照〈http://www.iryo-kihonho.net/_p/acre/11769/documents/%E5%8C%BB%E7%99%82%E5%9F%BA%E6%9C%AC%E6%B3%95%E3%81%AB%E9%96%A2%E3%81%99%E3%82%8B%E3%82%8F%E3%81%9F%E3%81%97%E3%81%9F%E3%81%A1%E3%81%AE%E6%84%8F%E8%A6%8B20201116.pdf（2021年12月6日最終確認）〉。

ると言えるが、患者が良質かつ適切な医療を受ける権利が保障されれば、このような裁判所による判断は許されなくなるからである。

さらに、門前払いを乗り越えたときに、問われるのは、幅広い行政の裁量である。憲法25条が骨抜きにされているのも、この幅広い裁量が前提とされているところが大きい。しかし、医療基本法で患者の権利保障が明文で定められることによって、この幅広い裁量にもメスが入り、より裁量の幅が小さくなり、逆に行政の義務がより明確となることも期待される。もちろん、医師法19条に基づく**応召義務**の理解も患者の権利保障に即したものとならねばならず、これも医療崩壊を食い止めるための重要な裁判上の手掛かりとなりうる。

このように、医療基本法において患者の権利保障が定められることで、国や地方公共団体の義務が強められ、たとえ過疎地域であっても適切な質と量の病院の設置・維持がなされねばならなくなることが期待され、行政がその義務を履行しない場合には、裁判所の力で強制される可能性も拓ける。

このことは、病院で働く医療従事者にも義務を課すようにも見える。しかし、それだけではない。患者の権利を保障するためには、医師や看護師を始めとする医療従事者の労働者として適切な休養を取りつつ、適切な時間帯で働き、十分な賃金を受け取ることも保障されねばならないのである。医療従事者の過重労働（本書PartⅡ Chapter3参照［→121頁］）では患者の権利を保障することはできないからである。このように、患者の権利と医療従事者の権利はどちらも保障されねばならない、車の両輪なのである。

　以上の検討を通して、医療崩壊は、日本の医療が、もっぱら国の裁量によって医師や医療を規制されながらも、他方で、あらゆる患者が受診できる公共性があるものとしては法的に捉えられてこなかったことに、その背景を持つことが明らかになった。

　したがって、医療崩壊を防ぐには、患者の権利を中核に据えた医療基本法の制定が必要となるのである。しかし、医療基本法が制定されるとしても、その後の課題がある。医療基本法を医療従事者に根付かせる教育のみならず、それは市民にも根付かせることがそれである。市民は、国家や行政に隷従する者ではない。しかし、同時に医療従事者に無理難題を要求する、わがまま勝手な「孤人」では、医療基本法は活かされない。医療基本法を活かすには市民による「不断の努力」もまた必要なのである。医療基本法についての啓発が必要なゆえんである。

■【本章のふりかえり】

その1 医療崩壊現象は、自由開業制の下、日本の医療が公共性あるものと法的に捉えられてこなかったことにその背景の一つがある。

その2 現行の日本国憲法25条の生存権解釈に基づく、医師法・医療法では、医療崩壊現象を防ぐことは期待できない。

その3 医療崩壊現象を防ぐには、患者の権利保障を定めた医療基本法の立法が必要である。

PartⅢでは、PartⅡの各所で言及されているる、患者の権利保障を中核とした医療基本法を制定する意義と、その制定をめぐる論点について詳述する。重要な点は、患者の権利保障が、歴史的に、そして、欧米諸国と比べてみたときに、日本の医療従事者が直面している諸課題を克服するためにも求められている点である。医療基本法の制定が、患者と医療従事者との間にある相互不信を克服する第一歩であることを学んでいただければありがたい。

Part Ⅲ
医療基本法
に向けて

患者の権利保障の歴史的意義と必要不可欠性

岡田行雄（熊本大学教授）

はじめに

　本書の至るところで、患者の権利を定めた医療基本法の制定の必要性が説かれている。PART Ⅲでは、この意味での医療基本法が、どのような歴史的経緯をたどって、その立法の必要性が説かれるようになったのか、そして、現在、この医療基本法をめぐって、どのような対抗軸が形成されているのか、さらに、立法に関連してどのような課題が残っているのかを検討することにしたい。

　そこで、本章では、患者の権利を定めた医療基本法を立法する必要性が、どのような歴史的経緯をたどって説かれるようになったのかを示すことを通して、その歴史的意義を明らかにする。本章を通して、医療基本法立法の必要性が説かれるようになった歴史的背景に係る事実をしっかりと認識し、患者の権利を定めた医療基本法がなぜ一刻も早く立法されねばならないのかについて学んでほしい。

海外における患者の権利保障の動き

　患者の権利と言う場合、まず最初に挙げられるのは、患者が、医師から患者自身の疾病とその治療法についての十分な情報を得て、医師から提案された治療法に同意をした上で治療がなされねばならないという意味での**インフォームド・コンセント**であろう。

　このインフォームド・コンセントは、世界医師会（World

Medical Association: WMA）**1**が、1964年に採択した「人間を対象とする医学研究の倫理的原則」（ヘルシンキ宣言）において確立されたと指摘されている**2**。このヘルシンキ宣言は、医学研究の被験者として、インフォームド・コンセントを与える能力がある者に、医学研究に関するすべての面について十分に説明されなければならないなどと詳細な定めを置いている**3**。

　この世界医師会は、1981年の第34回総会で、「患者の権利に関する世界医師会リスボン宣言」（リスボン宣言）を採択した。これは、その後、1995年9月にインドネシアのバリ島で開催された第47回総会で修正され、2005年10月にチリのサンティアゴで開催された世界医師会第171回理事会で編集上の修正を受け、2015年4月にノルウェーのオスロで開催された第200回理事会で再確認され、現在に至っている。

　その序文では、次のように謳われている。

　　医師、患者およびより広い意味での社会との関係は、近年著しく変化してきた。医師は、常に自らの良心に従い、

1　世界医師会とは、1947年9月17日、パリにおいて27カ国からの医師が一堂に会し、第1回総会を開催したことを契機として設立された団体であって、115カ国の医師会が加盟したNGOの国際的連合体である旨が、日本医師会のウェブサイトで紹介されている〈https://www.med.or.jp/doctor/international/wma/003453.html（最終確認2021年12月6日）〉。

2　このヘルシンキ宣言の先駆けとなったものとしては、ナチスの戦争犯罪を裁いたニュルンベルク裁判の判決文の中で示された「許可できる医学実験」であり、これがニュルンベルク・コードとなった。これは、人間を被験者とする研究に関する倫理原則であって、その要点は、被験者の自発的な同意は絶対に必要である等というものであった。内田博文『医事法と患者・医療従事者の権利』（みすず書房、2021年）79頁参照。

3　ヘルシンキ宣言の内容については、日本医師会訳に依った。ヘルシンキ宣言の英文と和文は日本医師会のウェブサイトで参照できる〈https://www.med.or.jp/doctor/international/wma/helsinki.html（最終確認2021年12月6日）〉。なお、ヘルシンキ宣言は、その後何度も修正が繰り返され、2000年にエディンバラで開催された世界医師会第52回総会で大幅に改訂され、2013年に最新の修正がなされている。内田・前掲註2書80頁参照。

また常に患者の最善の利益のために行動すべきであると同時に、それと同等の努力を患者の自律性と正義を保証するために払わねばならない。以下に掲げる宣言は、医師が是認し推進する患者の主要な権利のいくつかを述べたものである。医師および医療従事者、または医療組織は、この権利を認識し、擁護していくうえで共同の責任を担っている。法律、政府の措置、あるいは他のいかなる行政や慣例であろうとも、患者の権利を否定する場合には、医師はこの権利を保障ないし回復させる適切な手段を講じるべきである[4]。

その上で、リスボン宣言では、良質の医療を受ける権利、選択の自由の権利、自己決定の権利、情報に対する権利、守秘義務に対する権利、健康教育を受ける権利、尊厳に対する権利、宗教的支援に対する権利などが保障されるべき患者の権利として挙げられている。

それから10数年経過した1994年には、アムステルダムで世界保健機関（WHO）のヨーロッパ事務所が「患者の権利に関するヨーロッパ会議」を開催した。そこでは、リスボン宣言の趣旨を発展させた「ヨーロッパにおける患者の権利の促進に関する宣言」が採択された。この宣言は、人間として尊重される権利、自己決定の権利、身体及び精神の不可侵性の権利及び身体の安全を保障される権利、プライバシーを尊重される権利、道徳的及び文化的価値、並びに宗教的及び思想的信条を尊重される権利、疾病の予防及び保健医療に対する適切な措置によって健康を保

4　リスボン宣言の序文は日本医師会のウェブサイトに掲載されている訳文に依った〈https://www.med.or.jp/doctor/international/wma/lisbon.html（最終確認2021年12月7日）〉。

持される権利及び達成可能な最高水準の健康を追求する機会を持つ権利等を、主要な患者の権利として挙げている[5]。

　その前後から、ヨーロッパでは、とりわけ北欧を中心に、患者の権利法を始めとする関連法が相次いで成立し、患者の権利の法的整備が著しく進展した。2006年までの、ヨーロッパにおける患者の権利を定めた法制の動向をまとめた林かおりによれば、患者の権利の法制化については、5つのパターンに分類できるという[6]。

　第1が、患者の権利を単独法として包括的に立法するものであり、1992年に、患者の地位・権利法を立法したフィンランドを始めとする北欧諸国のほか、オランダ、ベルギーなどでも包括的な独立した患者の権利法が成立している。第2が、法律の中に、患者の権利に関する包括的な条項を置くものであり、主なものとして、スペイン、ギリシア、オーストリアなどの個別法の中にある包括的な患者の権利条項が紹介されている。第3が、患者の権利を新たな諸法律の中に分割して立法するものであり、スウェーデンやイギリスの例が挙げられている。第4が、既存の法律を改正して患者の権利についての条項を置くものであり、憲法、刑法、民法などの既存の法律が改正されて、医療を受ける権利、インフォームド・コンセントなどの規定が置かれている、イタリア、ドイツ、ポルトガルなどの立法例が挙げられている。第5が、議会の審議を経ずに定められる権利章典で患者の権利を定めるというものであり、アイルランドの例が紹介されている。しかし、患者の権利章典という形を取ることで、短期間に制定できるという利点はあるものの、法的拘束力が弱

5　内田・前掲註2書84頁参照。

6　林かおり「ヨーロッパにおける患者の権利法」外国の立法227号（2006年）5頁以下参照。

く、裁判での根拠法とはなりえないという問題点も指摘されている[7]。

　他方、アメリカにおける患者の権利保障の動向を見てみると、患者の権利運動は1960年代から盛んになり、アメリカの人種差別反対運動、女性解放運動、消費者運動といった各種の社会運動の一環として広まったと指摘されている[8]。また、インフォームド・コンセントは、患者に対する説明と患者からの同意という意味で、1957年のサルゴ判決で用いられ、同判決では、医師にはインフォームド・コンセントに必要な全ての事実について情報を開示する義務があるという原則が示された。そして、1972年の**カンタベリー判決**において、医師には、提案した治療について、患者の立場にある合理的な者が、治療を受けるか受けないかを決定するために重要であると考える全ての情報を提供することが求められることが示され、この基準が1970年代末までに多くのアメリカの裁判所で用いられることとなった[9]。

　このようなアメリカの判例の動きを受けて、1972年には、ボストンにある、ベス・イスラエル病院が、医療施設として最初の患者の権利宣言である、「患者としてのあなたの権利」を定めた[10]。さらに、全米の病院、医療提供組織、関係する個人等によって組織されている全米有数の医療関係団体であるアメリカ病院協会が1973年に患者の権利章典を制定した。この権利章典は、尊敬をもって処遇される権利、診断や予後に関するすべての情報を提供される権利、治療を拒否する権利、プライバシーと秘密を保持される権利、医療提供の要求に合理的な対応を受ける

7　林・前掲註6論文6頁参照。

8　林・前掲註6論文4頁参照。

9　内田・前掲註2書81〜82頁参照。

10　林・前掲註6論文4頁参照。

権利など、多くの基本的な患者の権利の概念を含んでいた[11]。

こうして、1970年代のアメリカでは、ミネソタ州を皮切りに多くの州で患者の権利が州法に取り入れられるようになっていった[12]。そして、1996年頃から連邦議会に提出され続けてきた患者の権利法案は、2001年に連邦上院及び下院において可決された[13]。もっとも、裁判所が判例に重きを置くアメリカにおいては、患者の権利について社会的認知も高く、判例法としても確立したが、他方で医療過誤事件が頻発し、事故防止に対する患者の権利保障の実効性に疑問が生じたことなどから、患者の権利の強調から、患者と医療提供者のパートナーシップの強調へと変化したとの指摘もある[14]。

以上で見てきたように、海外においては、医学実験の被験者としての患者のインフォームド・コンセントの保障から始まり、患者の権利を定めた法律の制定が1990年代から2000年代にかけて急速に進んだ。それでは、日本における患者の権利保障に向けた動きはどのようなものであったのだろうか？

日本における患者の権利保障と 医療基本法制定に向けた動き

日本においても、以上で見た海外の動きを受けて、民事裁判においては、十分なインフォームド・コンセントに基づかない医療行為が民事上の責任を発生させ得ることが認められた[15]。

11　患者の権利章典の内容については、ジョージ・Ｊ・アナス（谷田憲俊監訳）『患者の権利　患者本位で安全な医療の実現のために』（明石書店、2007年）38～41頁参照。

12　林・前掲註６論文４頁参照。

13　林・前掲註６論文23頁参照。

14　内田・前掲註２書82頁参照。

15　もっとも、刑事裁判においては、インフォームド・コンセントが医療行為の適法性の要件の一つとされているために主な争点にはなり得るものの、実際に

まず、1981年に、最高裁判所は、頭蓋骨陥没骨折の傷害を受けた患者の開頭手術を行うに際して、医師は手術の内容とこれに伴う危険性を患者またはその法定代理人に対して説明する義務があると判示した[16]。さらに、2000年には、最高裁は、「エホバの証人」の信者による輸血拒否事件について、医師の説明義務違反を人格権の侵害と判示した[17]。

　その間に、患者の権利についても、世界医師会のリスボン宣言などの影響を受けて、1989年1月に全国保険医団体連合会が4年間の討議を経て「開業医宣言」を採択した[18]。そこでは、医師は、患者の心身の状態、家族、生活環境にも気を配る全人的医療に努力し、患者の立場を尊重した対話によって、患者自らが最良の選択を行えるよう、患者に必要な情報や専門的知識、技術を提供することなどが宣言された。さらに、1991年5月には、日本生活協同組合連合会医療部会総会が「患者の権利章典」を日本の医療機関として初めて正式に採択し、2004年の日本医師会「医師の職業倫理指針」（倫理指針）などでも患者の権利が取り上げられた[19]。

　ただし、患者の権利について詳しく定めたものと言われる倫理指針であっても、それが医師の患者に対する責務という観点から定められているために、世界医師会のリスボン宣言との間には重要な相違があると指摘されている[20]。たとえば、倫理指針においては、「医師は患者の利益を第一とし、患者の権利を尊重

は、争点となることは稀であると指摘されている。内田・前掲註2書87頁参照。

16　最判昭56・6・19判時1011号54頁以下参照。

17　最判平12・2・29民集54巻2号582頁以下参照。

18　この宣言の内容については、全国保険医団体連合会のウェブサイトで参照可能である〈https://hodanren.doc-net.or.jp/nyuukai/kaigyoui.htm（最終確認2021年12月11日）〉。

19　これらの動きについては、内田・前掲註2書362頁参照。

20　内田・前掲註2書362頁参照。

し、これを擁護するよう努めなければならない」[21]との定めはあるものの、リスボン宣言に見られる、「全ての人は差別なしに適切な医療を受ける権利を有する」といった規定は、倫理指針には見当たらない。他方、倫理指針には、リスボン宣言には見られない、「患者の責務に対する働きかけ」という項目が置かれている。それには、「医療は医師と患者の共同行為であり、医師が患者の意思を尊重しなければならないことは当然であるが、患者も相応の責任を果たさなければならない。たとえば、患者は医師に対して自らの病状や希望を正しく説明し、同意した療法上の指示を守る責務がある」[22]と定められている。また、医師の責任ないし責務の位置づけも、リスボン宣言と倫理指針では大きく異なっており、リスボン宣言では医師及びその他の医療従事者の共同責任も患者の権利という観点から導き出されているのに対し、倫理指針では医師の責務の根拠はつまびらかではないと指摘されている[23]。

　ところで、日本においては、現在に至るも、患者の権利を正面から体系的に定めた法律は見当たらない。その半面で、医療従事者の責務については、医療法や医師法などで詳細に規定されているが、いずれも患者の権利の擁護という観点から導き出されたものではなく、あくまで国の医療行政を円滑に進めるための医療施設や医療従事者に対する行政取締法規という性格が強いと指摘されている[24]。

　こうした状況下で、患者の権利を正面から定める医療基本法

21　日本医師会『医師の職業倫理指針［第3版］』（日本医師会、2016年）3頁参照。なお、これは以下のURLからダウンロードできる〈https://www.med.or.jp/doctor/rinri/i_rinri/000250.html（最終確認2021年12月12日）〉。

22　日本医師会・前掲註21書22頁参照。

23　内田・前掲註2書362頁参照。

24　内田・前掲註2書369頁参照。

についての議論が進められてきた。そこで、この医療基本法制定に向けた動きを概観することにしよう。

一家綱邦によると、医療基本法制定に向けた動きは、1970年前後の第1期、1990年前後の第2期、2010年前後の第3期の三期に画期されている[25]。

第1期では、1968年に日本医師会、1972年に社会党などの野党3党、同年に厚生省がそれぞれ医療基本法立法に向けた提案を行ったことが特記される。この期の医療基本法に関する議論では、医療の量的供給体制を定めることに重きが置かれ、私立医療機関を重視した日本医師会案と医療の社会化を目指す野党案とが最も鋭く対立するが、いずれの案も基本的に医師や医療担当者を対象とするものでしかなかった[26]。

これに対して、第2期になって、すでに紹介した、1991年の全国保険医団体連合会の「開業医宣言」など、医療者側が患者の権利を取り上げる提案が見られるようになった。他方で、患者の主張を代弁する弁護士を中心とする患者の権利運動から生まれた、患者の権利法をつくる会準備会も1991年に、患者の権利法要綱案を発表するなど、患者側からの提案もなされるようになった。前者では、医療提供は医師から患者への恩恵であって、患者の権利の存在は認めるものの、それを法的な権利とすることを回避したいという意識が強いと評されている。それに対して後者では、患者が医療を受けることは恩恵ではなく法的な権利であるという意識が強いと評されている[27]。

そして、第3期では、いずれの医療基本法案にも、2009年に

25　一家綱邦「医療基本法論の現在地」医療基本法会議編『医療基本法』(エイデル研究所、2017年) 60頁参照。

26　一家・前掲註25論文62〜65頁参照。

27　一家・前掲註25論文66〜71頁参照。

発表された、**ハンセン病問題再発防止検討会報告書**が大きな影響を与えていると評されている[28]。この報告書は、ハンセン病問題に関する検証会議が、医療政策による人権侵害の再発防止策として、患者、被験者の権利の法制化を提言したことを受けて、患者の権利擁護を中核とした医療基本法の法制化提言を内容とするものであって、同年3月に厚生労働大臣に提出された[29]。そして、2009年6月には、内閣総理大臣が有識者の参集を求めて開催された「安心社会実現会議」が、患者の自己決定権、最善の医療を受ける権利を規定する基本法の制定を2年を目途に推進すべきであるとの最終報告書を内閣総理大臣に提出し[30]、患者の権利を定めた医療基本法制定に向けた動きが本格化するはずであったが、現在もなお立法には至っていない。

　以上、日本の医療基本法立法に向けた動きを概観した限りでは、医療基本法は、もともと患者の権利をベースにしたものではなく、医師を始めとする医療従事者にとってのものであったと言えよう。しかし、第2期にあたる1980年代以降、患者の声を背景にした弁護士を中心として、患者の法的な権利をベースにした医療基本法制定に向けた動きが生まれ、それが、第3期に「らい予防法」違憲国賠訴訟の原告勝訴を契機に、ハンセン病問題再発防止検討会報告書における患者の権利擁護を中核とした医療基本法の法制化提言に結実したのである。

28　一家・前掲註25論文76頁参照。なお、第3期の医療基本法案の概要とそれぞれの特徴については、一家・前掲註25論文79〜87頁参照。

29　内田・前掲註2書371〜372頁参照。

30　内田・前掲註2書374頁参照。

患者と医療従事者の相互不信などの諸問題を克服する処方箋

　日本には、いまだに患者の権利を定めた法が存在しない状況にある。内田博文は、医師法24条の２が定める、厚生労働大臣が医師に対して医療等に関し必要な指示をすることができるという規定と、リスボン宣言が、「すべての患者は、いかなる外部干渉も受けずに自由に臨床上および倫理上の判断を行うことを認識している医師から治療を受ける権利を有する」と定めていることとを対比した上で、次のように、日本の問題状況を指摘している。

　　現行法には行政取締法規としての細かな法規定が置かれているのに反して、「患者の権利」の擁護という観点から見て、重要な法規定を欠くという逆立ちした構成になっている。医療従事者が患者の権利擁護のために講じるべき手段について具体的に定めたような法規定も当然ながら欠けている。医療事故への対応などについての法規定も見当たらない。

　　行政取締法規ということから、医療従事者の責務については処罰型の担保方法が採用されている。

　　医療施設や医療従事者に対する国の取締まり権限については詳細な法規定が見られるのに反して、医療施設などを整備する国や自治体の責任について定めた法規定は見当たらない。医療保障制度を充実するための、あるいは医療被害を救済回復させるための、さらには、病気や障害による差別を撤廃させるための国や自治体の義務などについての法規定も置かれていない。

　　これでは、患者と医療従事者との間に相互不信が拡大し

ているのもやむをえない。この相互不信が医療訴訟の増加をもたらし、この医療訴訟の増加がまた医師不足などを招くという悪循環が見られる[31]。

　この国の医療に関する法規は、国を頂点とする公権力に、さまざまな権限と裁量ばかりを与えていて、医師を始めとする医療従事者は公権力の監督下に置かれている。したがって、医療従事者は、限られたマンパワーで、監督官庁である厚生労働省の顔色を絶えずうかがいながら患者の診療にあたらねばならない。

　他方、患者は、民事裁判となれば、インフォームド・コンセントがなかったことが違法とはされるものの、国などによる支配の客体に過ぎない医療従事者に事実上医療をお任せしなければならず、疾病だけでなくその治療についてもさまざまな不安に直面させられる。もちろん、患者ないし元患者が医師ないし医療機関を相手に民事訴訟を提起すること自体、極めてハードルが高く、容易なことではない。

　こうして、患者と医療従事者がお互いに疑心暗鬼となることは、日本国憲法13条に基づく幸福追求権保障に悖る状況とも言わねばならない。

　内田は、上で指摘した悪循環をなくすためにも、「患者の権利」と並んで「医療従事者の権利」を保障する法規定を整備し、併せて、「医療従事者の責務」や「国・自治体の責務」についての法規定を「患者の権利」の擁護という観点から位置づけ直し、規定の整備を図ることを喫緊の課題として挙げている[32]。

　もちろん、患者の権利を法的な権利として法律に定めた場合、

31　内田・前掲註２書370頁。
32　内田・前掲註２書370頁参照。

マンパワーや医療のリソースが欠けたままの状況では、患者の無理な要求に医療従事者が応えられず、訴訟が頻発するのではないかとの懸念もありうる。

　しかし、患者の人権保障は医療従事者のガンバリズムを強要したうえで成り立つものであってはならない。むしろ、患者の人権保障が実質化するためには、医療従事者の労働者としての各種の人権ももちろん保障されねばならない（Part Ⅱ Chapter3参照 [→121頁]）。十分なマンパワーと医療器材、医薬品等が医療機関に供給されるだけでなく、医療従事者がその働きに対する適切な賃金を得て、十分な休養を取り、万全の状態で患者への治療に当たれてこそ、初めて患者の人権保障もまっとうされる。したがって、患者の人権保障こそ医療従事者、ひいては良質な医療の守り手となるのである[33]。

　また、患者の人権救済制度が訴訟手続に限られてはならない。ヨーロッパ諸国ですでに制定されている患者の権利法などでは、患者に苦情申立ての権利を認める一方、苦情処理のルールを明確にし、患者オンブズマン制度や損害補償方法を明示することにより、訴訟以外の手段で問題解決をする道を開くことも可能にしている[34]。

　近時の国際人権法は、処罰型の担保方法で人権救済を図ることは限界があるとして、1993年に国連総会で採択された「国内機構の地位に関する原則」(**パリ原則**)[35]に基づく理解促進型の救済方法を重視する傾向にあり、医療の特性に鑑みると、患者の権利の救済は、患者と医療従事者の理解を促進する型の手続によ

---

[33]　岡田行雄編『患者と医療従事者の権利保障に基づく医療制度』(現代人文社、2021年) 202頁参照。

[34]　林・前掲註6論文17頁参照。

[35]　同原則については、内田博文『求められる人権救済法制の論点』(解放出版社、2006年) 巻末資料参照。

る必要性が高い[36]。

　なお、患者と医療従事者との関係の信頼及び秘密の保持に貢献しなければならないことをも求められる患者の権利法が定められた北欧諸国においては、患者の権利の法制化が患者と医療従事者との信頼関係を促進するとともに、医療紛争は減少したとの指摘もなされている[37]。そうすると、患者の権利保障を中核とする医療基本法こそが、患者と医療従事者の相互不信拡大などがもたらす悪循環から脱するなど、日本の医療が直面している諸問題を克服する処方箋と言えよう。

　日本においても、このような動きに学んで、患者と医療従事者の権利を保障する医療基本法の制定がただちになされねばならないのである。

おわりに

　以上、医学実験の被験者に対するインフォームド・コンセントから始まった患者の権利保障に向けた内外の動きを概観した。

　本書の至る所で明らかになった医療をめぐる諸問題に手当てするためにも、患者の権利を定める医療基本法の制定は待ったなしの状態であることはご理解いただけるのではなかろうか。

　しかも、それこそが、医師を始めとする医療従事者の権利を保障し、患者と医療従事者との新たな信頼関係作りのためにも必要不可欠なのである。

■【本章のふりかえり】

その1 患者の権利を定めた医療基本法立法の必要性が日本で説かれるようになったのは、患者の声を背景にした弁護士たちの働きが

36　内田・前掲註2書373 〜 374頁参照。
37　内田・前掲註2書363頁参照。

その契機であって、それがハンセン病問題再発防止検討会報告書における法制化提言と結びついたからであること。

その2▎患者の権利保証は、患者と医療従事者の相互不信拡大などがもたらす悪循環から脱するためのものでもあって、それゆえに医療従事者の権利保障とセットで実現されねばならないこと。

医療基本法案に向けた課題

岡田行雄(熊本大学教授)

岡田行雄(熊本大学教授)

はじめに

　前章で確認したように、患者の権利を定めた医療基本法の立法は喫緊の課題である。ところが、現時点では、医療基本法をめぐって、患者サイドからの提案と医師サイドからの提案がなされており、その基本的内容が異なる。

　そこで、本章では、医療基本法に関する2つの具体的な立法提案を比較し、それぞれの特徴を把握した上で、この2つの立法提案の間にある対抗軸を明らかにする。その上で、医療基本法立法にあたっての諸課題だけでなく、立法後も残る課題を提示する。

　本章を通して、医療基本法をめぐる対抗軸を学び、どのような立法こそ日本国憲法に合致するものであるかを考え、患者の権利を定めた医療基本法に関連する諸課題をしっかりと認識し、日本の医療が直面している真の問題に取り組める力を身に付けてほしい。

日本医師会「医療基本法(仮称)案」

　2014年3月に、日本医師会医事法関係検討委員会が、諮問を受けた当時の日本医師会会長に答申する形で公表したものが、「『医療基本法』の制定に向けた具体的提言(最終報告)」である[1]。

1　これは、日本医師会のウェブサイトで参照し、ダウンロードすることができる〈https://www.med.or.jp/dl-med/teireikaiken/20140409_5.pdf(最終確認2021年12月14日)〉。

これに含まれている、「医療基本法（仮称）案」（医師会案）が、医師サイドからの提案として、まとまった新しいものであるので、以下で紹介し、検討することにしたい。

　この医師会案は、「医療崩壊」に象徴される社会的要因によって希薄になった医師・患者間の信頼関係修復が強く求められる中で2010年に上記委員会が医療基本法の制定が必要であるとの提言を行い、その後示した医療基本法草案についての意見交換、シンポジウム等の幅広い議論を踏まえてまとめられたものと言える[2]。その具体的内容は以下の通りである。

【医療基本法（仮称）案】

第1章総則

　第1条（目的）

　　この法律は、医療が国民の生命と健康を守る重要な役割を担うことにかんがみ、すべての国民が、安心、安全な医療を等しく受ける権利を享受し、医療提供者と患者等の信頼関係にもとづいた医療が実現されるために、医療の基本理念及び原則を定めるとともに、国、地方公共団体等の責務及び医療に関する施策の基本的事項、並びに医療を提供する者、医療を受ける者をはじめとする国民の役割を明らかにすることを目的とする。

　第2条（定義）

　　この法律において、以下に掲げる用語はそれぞれ次の定義によることとする。

　①医療

　　個人の健康の保持、増進及び機能の維持、回復を目的に、人の身体、精神に関する疾病の治療、予防につき、医学的知見に依拠して社会的に

2　医師会案がまとめられた経緯については、日本医師会医事法関係検討委員会「『医療基本法』の制定に向けた具体的提言（最終報告）」2～14頁参照。

おこなわれる役務。

②医療提供者

医師、歯科医師、薬剤師、看護師、その他、医学・医療に関する専門的な知識、技能を用いて、人の疾病の治療、予防等の業務に従事する者。

③医療提供施設

病院、診療所、介護老人保健施設、並びに調剤を実施する薬局その他の医療を提供する施設。

④患者等

患者、治験等の被験者を含む、医療の提供を受ける者。

第3条（基本理念)

① 医療は、人間の尊厳と生命の尊重を旨とし、個人の人権に配慮しつつ、医療を提供する者と医療を受ける者との相互の信頼関係にもとづいておこなわれなければならない。

② 医療は、それを必要とするすべての人が平等に機会を享受できるよう、公共性をもって提供されるとともに、営利を目的とするものであってはならない。

③ 医療は、患者本位におこなわれなけﾟればならない。

④ 医療に関する施策は、憲法で保障された国民の生存権を担保し、それぞれの国民 を個人として尊重するとともに、国民の相互扶助と連帯の精神にのっとり、公共の福祉にかなうものでなければならない。

第4条（国の責務)

国は前条の基本理念（以下、基本理念という）にのっとり、医療に関する施策を総合的に策定し、実施する責務を有する。

第5条（地方公共団体の責務)

地方公共団体は基本理念にのっとり、医療に関する施策について、国との連携を図りつつ、その地域の特性に応じた施策を策定し、実施する責務を有する。

第6条（医療提供者の責務)

① 医療提供者は基本理念にのっとり、医療の提供にあたり、患者の利益を優先し、その意思決定を尊重しつつ、疾病の治癒、健康の保持、増進または生命の質の向上に努めなければならない。

② 医療提供者並びにこれらの者が構成する専門職能団体は、患者、国民の権利、利益を擁護するために、国、地方公共団体等に対して必要な提言及び活動をおこなうものとする。

第7条（医療提供施設の責務）

医療提供施設の開設者及び管理者は基本理念にのっとり、医療の安全を確保するための指針を定め、当該施設において、良質かつ適切な医療を提供するための措置を講じなければならない。

第8条（国民の責務）

① 国民は、常に自らの健康に関心をもつとともに、国民全体の社会的連帯の考え方を理解し、医療施策に関する相応の負担と適切な受療に努めなければならない。

② すべての国民は、医療が国民共通の社会的資産であることを理解し、具体的状況に応じて適切な方法で医療を受けるよう努めなければならない。

第2章　医療提供体制を確保するための施策

第9条（施策の策定）

国が策定する医療に関する施策は、以下に掲げる各事項に配慮された、調和のとれたものでなければならない。

一　すべての国民に一定水準の医療を受ける機会が等しく保障されること

二　提供される医療の質と安全が十分に確保されること

三　医学研究並びに技術開発の健全な発展が保障され、その成果が医療に適切に活用されること

四　医療提供者の育成に努めること

五　医療提供者及びその専門職能団体による自律が十分に尊重されること

六　医療提供者の適切な労務環境が保障されていること

七　すべての国民が相応の負担のもとに健全に運営される医療保険制度へ加入する機会が保障されていること

第10条（国の財源確保義務）

　国は、前条にもとづいて策定した施策を実施するために十分な財源を確保するよう努めなければならない。

第11条（地域における医療行政施策）

　地方公共団体が策定する医療に関する施策は、地域の特性、及び地域住民の意向と医療提供者の専門的助言を踏まえ、かつ国による施策とも調和のとれたものでなければならない。

第3章　医療提供者等の権利と義務

第12条（説明と同意）

　医療提供者は、医療の提供に際して患者が自ら判断し決定することができるよう、十分な説明をおこない>患者の理解と同意を得たうえで、医療を提供しなければならない。

第13条（守秘義務、個人情報の取扱い）

①　医療提供者は、医療の提供に際して知り得た患者に関する情報を、正当な事由なく他人に漏らしてはならない。

②　医療提供者、その他患者に関する清報を取り扱う者は、患者に関する情報が漏えいすることのないよう、細心の注意を払わなければならない。

③　患者本人及びその正当な代理権を有する者から患者本人に関する診療情報の開示を求められた場合には、医療提供者は、原則としてこれに応じるものとする。

第14条（適切な医療の提供）

① 医療提供者は、患者のために医療水準に応じた適切な医療を提供するとともに、必要に応じて他の医療提供者と.の連携のもとに患者が希望する医療を受けられるよう努めなければならない。

② 医療提供者は、患者に対して精神的、身体的に有害な結果を発生させることのないように努めなければならない。

第15条（医療提供者の裁量）

医療提供者は、合理的な判断にもとづき、適切な医療を実施することができる。

第16条（研鑽義務）

医療提供者は、常に最新の医学・医療に関する知識と技能を習得するよう研鑽するとともに、自らの職業の尊厳と責任を自覚して、教養を深め、人格の陶冶に努め なければならない。

第17条（医療提供施設管理者の義務）

① 医療提供施設の開設者及び管理者は、医療の安全を確保し、良質かつ適切な医療を提供するため当該施設の管理をしなければならない。

② 医療提供施設の開設者及び管理者は、医療の質向上のため、多職種の医療提供者の協働を推進し、医療技術継承のため、指導体制の整備に努めなければならない。

③ 医療提供施設の開設者及び管理者は、国及び地方公共団体が講ずる医療政策に協力し、国民の医療向上に寄与しなければならない。

第4章　患者の権利と義務

第18条（自己決定の権利）

① 患者は自らが受ける医療に関して、医療提供者からの十分な説明を受けたうえで、自ら主体的に判断し決定する権利を有する。

② 患者は前項の判断をする際に、必要に応じて、医療提供者もしくは他の医療提供者からの助言、意見を求めることができる。

第19条（診療情報の提供を受ける権利）

① 患者は、医療を受ける際には、自らの健康状態、治療内容等について、医療提供者から理解しやすい方法で十分な説明を受けることができる。

② 患者は、原則として自らが受けた医療に関して作成された診療記録等の開示を受けることができる。

第20条（秘密及びプライバシーの保護）

　患者は、自らが受ける医療の内容について、医療提供者その他の関係者の適切な配慮によって、みだりに他人に知られないよう保護される権利を有する。

第21条（診療に協力する義務）

① 患者及びその家族は、医療提供者が良質、安全かつ適切な医療を提供できるように協力しなければならない。

② 患者は、医療を受ける際には、医療提供者に対して、過去の病歴、薬歴、入院歴、家族の病歴、その他現在の健康状態に関係するすべての事項を含む十分な情報を提供するよう努めなければならない。

③ 患者は、医療を受ける際には、医師、医療提供者の療養上の指導に従い、治療効果が高まるよう協力するとともに、受診時や療養生活全般、対価の支払い等に ついて医療機関が定める諸規則を遵守し、他の患者の療養の妨げとなることのないよう努めなければならない。

医療基本法要綱案（医療基本法フォーラム版）

　次に、患者の側からまとめられたものであり、最も新しい内容を持つものと言える、医療基本法要綱案（医療基本法フォーラム版：要綱案）を見ることにしよう。

　この要綱案は、患者の権利法をつくる会が、その創立20周年にあたる2011年10月に発表した医療基本法要綱案世話人会案を

源流に、2013年9月に公表された、同会の医療基本法要綱案[3]を経て、2019年2月に結成された「医療基本法制定に向けた議員連盟」によるヒアリングで意見を述べた団体を中心に議論を重ねて策定されたものである。

この要綱案は、2021年7月13日に厚生労働大臣などに提案がなされ、公表された。なお、2021年11月13日時点で提案する団体は59に上っている[4]。その具体的内容は以下の通りである。

【医療基本法要綱案】

前文

この法律はハンセン病問題、薬害、優生保護法に基づく強制不妊・強制堕胎手術及び非合法下における強制不妊・強制堕胎手術、医療事故、医療従事者の過労死など負の歴史を反省し、医療を受ける者の権利保障を理念とし、医療制度にかかわる関係者の信頼関係を土台にした医療制度を構築するために、関係者の意見を聴取しながら立案されたものである。

我が国における医学医術の水準の向上並びに医療提供体制及び公的医療保険制度の整備を通じた国民の医療を受ける機会の確保は、健康長寿社会の実現に向けた社会全体の取組において大きな役割を果たしてきたが、その一方で、医療政策によって国民の基本的人権が侵害される事例があったことも忘れてはならない。

医療については、疾病構造の変化、社会経済情勢の変化等に対応しつつ、患者にとって質の高い医療があまねく提供されるよう充実を図っていくことが求められており、また、医療が複雑化し、及び高度化する中、その役

---

3 これについては、患者の権利法をつくる会「患者の権利法をつくる会世話人会　医療基本法要綱案」(2013年) 7頁以下参照。以下のURLからダウンロードできる ⟨http://kenriho.org/legislative/medicalbasicactcommentary.pdf (最終確認2021年12月15日)⟩。

4 患者の権利法をつくる会のウェブサイトを参照⟨http://www.iryo-kihonho.net/ (最終確認2021年12月15日)⟩。

割を十分に果たし、病気になっても病気と向き合って生きていくことのできる社会を、国民が力を合わせて実現していく上で、医療に関する施策の方向性を改めて国民に示すことが必要とされている。

ここに、医療に関する施策について、憲法13条の保障する幸福追求権と25条の保障する生存権を具現化するものとして、高い公益性・公共性を踏まえた医療の基本理念を明らかにするとともに、これを総合的かつ計画的に推進するため、この法律を制定する。

第1　総則
　1　目的
　　この法律は、医療に関する施策について、基本的人権の尊重を中心とする理念を定め、並びに国、地方公共団体、医療提供施設、医療従事者、医療関係団体、医療事業者、医療保険者及び国民の各責務を明らかにするとともに、医療に関する施策の基本となる事項を定めることにより、医療に関する施策を総合的かつ計画的に推進し、もって国民の健康の保持・向上に寄与することを目的とすること。
　2　基本理念
　　医療に関する施策は、次に掲げる事項を基本として行われなければならないこと。
　①　すべて人は、人種、宗教、政治的信念又は経済的若しくは社会的条件によって差別されることなく到達しうる最高水準の健康を享受する権利を有するものであり、医療制度はその保障を目的とするものであること。そこでいう健康とは、単に病気でないことを意味するものではなく、肉体的、精神的及び社会的に良好な状態を意味するものであること。
　②　すべて人は、病気や障がいを理由に差別されないこと
　③　医療を受ける者の権利には、良質かつ適切な医療を受けること及び医療を受ける者が自らの医療情報を知ることができること、また、

医療情報が適切に扱われること、必要性や危険性、費用並びに選択しうる他の方法の提示等の必要な情報を得ながら医療内容を決定することができることを踏まえて尊重するとともに、権利が侵害された場合には迅速かつ適切に回復が図られるようにすること。

④ 生命の尊重と個人の尊厳の保持を旨として、治療はもとより疾病の予防のための措置及びリハビリテーションを含む良質かつ適切な医療が、医療従事者と医療を受ける者との信頼関係に基づき、及び医療を受ける者の心身と生活の状況に応じて行われるようにすること。

⑤ 医療に関する施策は、国民が参加し、医療関係団体との相互信頼に基づき合意形成が行われ、医療を継続的、総合的に評価改善していく推進体制のもとに実施されるようにすること。

⑥ 医療従事者及び医療提供施設の開設者並びに管理者は、国民の医療に関する権利の擁護をする立場として位置付けられること。

⑦ 医療が国民の健康を支える基礎であることを鑑みて、医療を効率的に提供する体制を確保し、医療を受ける者に適切な選択を支援することによって国民の医療を受ける権利が等しく確保されるようにすること。

⑧ 医療は、高度に専門的な役務であるとともに、医療を受ける者ごとに疾病の態様、体質、生活環境等が異なること等により結果に不確実性があることを踏まえつつ、医療従事者及び医療を受ける者が医療の目的の達成に向かって共に取り組むことができるようにすること。

3 国の責務

(1) 国は、2の基本理念（以下「基本理念」という。）にのっとり、医療に関する施策を総合的に策定し、及び実施する責務を有すること。

(2) 前項の施策の策定及び実施を通じて、国民の医療に関する権利保障の充実を図ること。

(3) 国は、地方公共団体と協力して施策を実施する責務を有すること。

4 地方公共団体の責務

地方公共団体は、基本理念にのっとり、医療に関する施策について、当該地域の状況に応じた施策を策定し、国と協力して実施する責務を有すること。

5 医療提供施設・医療従事者の責務

(1) 医療従事者は、国民の医療に関する権利を擁護する立場から、国及び地方公共団体が講ずる医療に関する施策の策定及び実施に協力するとともに、相互に連携協力しつつ、基本理念にのっとった医療の提供をしなければならないこと。

(2) 医療提供施設の開設者及び管理者は、国民の医療に関する権利を擁護する立場から、国及び地方公共団体が講ずる医療に関する施策の策定及び実施に協力するとともに、当該医療提供施設において、(1)の医療が提供され、及び医療に関連する他のサービスを提供する者と連携協力しなければならないこと。

(3) 医療関係団体は、医療従事者の資質の向上その他の(1)の医療の提供に資する活動に努めなければならないこと。

6 医療事業者の責務

医療事業者（医薬品及び医療機器等を提供する事業者）は、基本理念に基づく医療の実現に協力しなければならないこと。

7 医療保険者の責務

医療保険者は、国民の医療に関する権利を擁護する立場から、医療の適切な実施のために協力しなければならないこと。

8 国民の責務

国民は、医療を受ける者の権利について理解を深めるとともに、基本理念に基づく医療に関する施策の推進に協力すること。

9 意見の反映

国及び地方公共団体は、医療に関する施策の策定及び実施に当たっては、広く国民の意見を反映させるため、医療を受ける者を含む国民と医療従

事者等が医療に関する施策の策定過程からの参画を推進する仕組みを整備、活用しなければならないこと。

10　法制上の措置等

　政府は、この法律の目的を達成するため、医療に関する法令の見直しを行うとともに、必要な法制上又は財政上の措置その他の措置を講じなければならないこと。

第2　医療基本計画及び医療計画推進協議会

(1)　政府は、医療に関する施策の総合的かつ計画的な推進を図るため、医療に関する施策に関する基本的な計画（以下「医療基本計画」という。）を定めなければならないこと。

(2)　医療基本計画は、次に掲げる事項について定めるものとすること。

　　①　医療に関する施策についての基本的な方針

　　②　医療に関する施策に関し、政府が総合的かつ計画的に講ずべき施策

　　③　①及び②に掲げるもののほか、医療に関する施策を総合的かつ計画的に推進するために必要な事項

(3)　厚生労働省に、医療政策推進協議会を設置すること。

(4)　医療政策推進協議会は、医療基本計画について意見を述べ、その実施状況を監視すること。

(5)　厚生労働大臣は、医療基本計画の策定、変更にあたっては、医療政策推進協議会の意見を聴くものとすること。

(6)　医療政策推進協議会の委員は、医療を受ける者及びその家族または遺族を代表する者、医療に従事する者並びに学識経験を有する者のうちから、厚生労働大臣が任命すること。

(7)　医療政策推進協議会の委員の地位は国家公務員に準ずるものとし、任期は2年とすること。但し、再任を妨げない。

(8)　厚生労働大臣は、医療基本計画の実施状況及びその効果の評価を踏

まえ、少なくとも6年ごとに、計画を見直さなければならないこと。

(9) 都道府県は、医療基本計画及び当該都道府県における医療の提供の状況を踏まえて、都道府県医療基本計画を定めるべきこと。本項の(3)ないし(8)は、機関に関する文言を都道府県に適合するよう読み替えてこれを都道府県基本計画に関する事項に準用する。

第3 基本的施策

国及び地方公共団体は、次に掲げる施策を講ずるものとすること。

① 国民がその居住する地域にかかわらず必要な医療を受けることができるようにするための施策（地域における医療提供施設の整備及び医療提供施設相互間の連携の確保、医療提供施設に関する情報の提供、医療従事者の確保等）

② 国民がその経済的事情にかかわらず必要な医療を受けることができるようにするための施策（公的医療保険制度の維持・充実等）

③ 医療を受ける者に対する十分な説明が行われ、及び当該者自らの決定に基づいて行われる医療の推進に関する施策

④ 診療記録の適切な開示の推進及び医療に関する秘密の保護に関する施策

⑤ 医療における安全の確保に関する施策（医療提供施設における体制の整備、医薬品、医療機器等に係る安全性の確保、医療事故調査制度の充実及び活用の普及等）

⑥ 健康を維持するために必要な福祉相談援助が、医療と協働して提供されるための施策

⑦ 精神科医療について、その他の医療制度と同様の位置づけにするための関連法令の見直しの検討をはじめとする必要な施策

⑧ 伝統医療について、医療制度における位置づけを明確にする施策

⑨ 医師等医療専門職養成課程における人権教育等良質かつ適切な医療の提供の担い手としての医療従事者の育成及び資質の向上を図るための施策

⑩　医療従事者の労働環境の整備に関する施策

⑪　医療に係る研究開発の促進、被験者の保護及びその研究開発の成果の普及に関する施策

⑫　医療の提供に伴い健康被害が生じた場合等国民の医療に関する権利が侵害された場合に、迅速かつ適切に対応する体制を整備するための施策

⑬　病気や障がいを理由とする差別を解消するための施策

患者の権利を定めた医療基本法をめぐる対抗軸と立法に向けての課題

　以上の医療基本法にかかる医師会案と要綱案という２つの立法提案を見ると、とりわけ患者の権利の位置づけが大きく異なることが明らかである。前者では、患者の権利は後景に退き、後者では、その基本理念で、まず、健康を享受する権利をあらゆる人に認めた上で、差別なく医療を受ける権利を保障することが掲げられ、そこから国などの責務が導かれている。ここから、医療基本法においては、患者の権利をどう位置付けるかが決定的な対抗軸と理解することができよう。

　ところで、内田博文は、医療基本法の制定までには多くの課題が残されており、とりわけ、医療従事者側と患者側との間に見られる開きをどう埋めていくのかもその一つであると指摘し、具体的には、医師会案に見られるような患者の義務規定を、その開きが大きい点として挙げている[5]。もっとも、内田によれば、歩み寄りは不可能なわけではないという。「義務」規定ではなく、「責務」規定として、その運用にあたっては、患者・家族側に規定の遵守を求める半面で医療従事者側にも患者側との関係が指

5　内田博文『医事法と患者・医療従事者の権利』（みすず書房、2021年）377頁参照。

示命令の関係に陥らないように努めることを求めることがその方法として挙げられている。また、医療基本法に患者の権利を規定するとしても、その程度と意義づけをめぐってもさらに大きな開きがあると指摘されている。医師会案では、自己決定の権利、診療情報の提供を受ける権利、秘密及びプライバシーの保護を受ける権利しか挙げられておらず、医療における差別を受けない権利なども挙げる要綱案と大きく異なるからである。しかし、これも医療従事者の権利の正当化根拠を患者の権利を擁護し実現することにあって、患者の権利の内容が希薄化すれば、それに比例して、医療従事者の権利も希薄化し、共倒れになる。そこで、むしろ患者の権利を詳しく定めるだけでなく、医療従事者の権利の正当化根拠の規定も置き、あわせて、患者と医療従事者の相互理解と信頼関係の構築を促進することも医療基本法の目的である旨の規定を設けることで、この大きな開きを埋める処方箋も提示されている[6]。

　もっとも、医療基本法制定に向けては他にも大きな3つの壁がある。

　1つ目の壁は国の壁である。医師会案にせよ要綱案にせよ、患者の権利をまがりなりにも医療基本法で明確に定めた場合に、国にとっては、患者の権利を保障する医療を提供するための予算措置などが義務付けられることになる。しかし、昨今のひっ迫した財政事情では予算措置の義務付けは何としても避けたいというのが国の本音であろう。さらに言えば、患者の権利保障が国を義務付けるということは、国の裁量ないし権限が縮小するということをも意味する。これも国が何としても避けたいものの一つと言えよう。こうした帰結を避けようとする国が、患

6　内田・前掲註5書377〜378頁参照。

者の権利を定める医療基本法立法に向けての最大の壁となろう。

2つ目の壁は医師の壁である。医療従事者の中でも頂点として長年君臨し続けてきた医師の中には、患者は医師の治療や指示に従う義務があるという感覚が温存されている。それが、医師会案で、患者の権利ではなく、医療者の権限と責務に分類される規定が多いことに端的に表れているとの指摘もある[7]。このような医師会案に窺われる医師のパターナリズムは、患者の権利保障に対する強い抵抗となって、患者の権利を定める医療基本法立法に向けての壁となりうる。

3つ目の壁は「市民」の壁である。医師を始めとする医療従事者の指示に従うことに満足を覚えさせられてきた多数の「市民」の中には、患者が自ら考えて、場合によっては医師などと対峙することへの嫌悪感を持つ者がむしろ多数を占めるように思われる。そうした「市民」にとっては、患者の権利など必要なく、医師にお任せのどこに問題があるのかということになる。これも、数では圧倒的に勝るだけに、患者の権利を定める医療基本法立法に向けての厚い壁となりうる。

これらの壁を突破することも、大きな課題と言えよう。

おわりに

患者の権利を定めた医療基本法の立法に向けては、すでに挙げられている諸課題を克服するのみならず、上で挙げた壁を突破するために、さまざまな取り組みがなされなければならない。

しかし、そうした医療基本法が制定された後も、取り組まれなければならない諸課題がある。内田が挙げるものがそれである。

まず、日本国憲法13条の「個人の尊重」や25条の「生存権の保障」

7　一家綱邦「医療基本法論の現在地」医療基本法会議編『医療基本法』（エイデル研究所、2017年）81頁参照。

などを内実化するために、医療基本法を羅針盤にして、既存の医師法や医療法などの医療関連法規を見直すことがある。これに関連して、医療基本法のなかでは「患者の権利」が「医療の基本理念」という形で規定されるために、患者の権利を網羅的に盛り込むことは無理があり、総則的なものの表示にとどまらざるをえないので、医療基本法とは別に「患者の権利法」を制定し、そこで患者の権利について網羅的に規定すること等も課題となる[8]。

　次に、本書でも既に触れられているように（本書PartⅡ Chapter4参照［→141頁］）、医療従事者という専門家集団の時の権力からの自立という観点などから、医師法のみならず、その他の医療専門職に関する個別法において、その専門家自治を確保するための改正を検討することが挙げられる[9]。

　最後に、医療従事者の卵である学生及び市民への教育が挙げられる[10]。本書でもすでに指摘されているように（本書PartⅡ Chapter7参照［→226頁］）、医療基本法に基づく医学教育の改革がなされなければならない。担い手の養成なしに、患者の人権が保障されるはずはないからである。同時に、医療基本法は市民にも教育を通して根付かせられねばならない。市民が医療従事者に無理難題を要求する、わがまま勝手な「孤人」では、医療基本法は活かされないからである。医療基本法を活かすには市民による「不断の努力」も求められる[11]。

8　他に、母体保護法、精神保健福祉法、及び心神喪失者等医療観察法等の医療基本法と大きく矛盾し、憲法違反の疑いが強く、国際的な動向からも大きく乖離している諸法律の抜本的見直し。疾病に起因する差別を禁止する法律、医療提供体制の確保に関する法律、医療の安全に関する法律の制定。医療行政における脱「法治主義」の見直しなども課題として挙げられている。内田・前掲註5書379～380頁参照。

9　加えて、医療従事者の過重労働などの問題（本書PartⅡ Chapter3参照［→133頁］）を解消するために、医療従事者の労働条件の改善および労働環境の整備など、医療分野に特化した個別法の制定も課題として挙げられる。内田・前掲注5書381頁参照。

10　内田・前掲註5書382頁参照。

11　岡田行雄編『患者と医療従事者の権利保障に基づく医療制度』（現代人文社、

こうして、患者の権利を定めた医療基本法の下、誰しもが患者となるときに、医療従事者と信頼関係を構築できるようになり、そうした信頼関係に基づいて、患者が希望する適切な医療が提供されることこそ究極の目標である。

　しかし、患者が医療の専門家たる医師を始めとする医療従事者と対等に議論することにはどうしても困難が伴う。そこで、医療についての専門的知識を持つ第三者が患者の意向を代弁し、医師を始めとする医療従事者とやりとりできる、患者のオンブズマン制度も、創設される必要がある。日本の一部地域では先進的な取り組みがなされているが[12]、これを全国のそれぞれの地域の状況に合致した形で拡大していくことも大きな課題である。

■【本章のふりかえり】

その1｜医療基本法に患者の権利を定めるとしても、その内容と位置づけ次第で、医療従事者の責務の方向性がまったく異なるなどの大きな違いが生じることから、患者の権利をどう位置づけるかが決定的な対向軸であること。

その2｜患者の権利を定めた医療基本法制定に向けては、国、医師のパターナリズム、医師に従属する「市民」の壁があるが、それらを突破した上で、医療基本法に沿って、医師法・医療法などの関連法規を改正する必要もあること。

2021年) 204 〜 205頁参照。

12　福岡市では1999年に医療訴訟を担ってきた弁護士らによって、NPO法人患者の権利オンブズマンが設立されて以来、各地で、研究を受けたボランティアが患者等からの対面相談や電話相談を受けたり、患者等と医療機関との対話に同席するなどの活動がなされてきたが、近年はボランティアのなり手がおらず、寄付も減少して運営が難しくなったため、東京のみでそうした活動が継続されている。内田・前掲註5書368頁参照。

INDEX

さ

た

な

判例・裁判例

編著者

内田博文（執筆：Part I Chapter1、Chapter6、Part II Chapter1）

うちだ・ひろふみ。1946年大阪府生まれ。京都大学大学院法学研究科修士課程修了。九州大学名誉教授。専門は歴史研究を通じた刑事法学研究。ハンセン病市民学会共同代表、熊本県ハンセン病問題啓発推進委員会委員長、全国精神医療審査会連絡協議会理事などを務める。患者の権利擁護を中心とする医療基本法や差別禁止法の法制化の問題のほか、子どもの権利問題にも取り組んでいる。国のハンセン病問題検証会議の副座長を務めた。昨年7月から国立ハンセン病資料館館長に就任。近著に『医事法と患者・医療従事者の権利』（みすず書房、2021年）、『感染症と人権』（解放出版社、2021年）など。

岡田行雄（執筆：Part I Chapter2、Part II Chapter8、Part III）

おかだ・ゆきお。熊本大学大学院社会文化科学研究部（法学系）教授。1969年長崎市生まれ。1991年九州大学法学部卒業。1996年九州大学大学院法学研究科博士課程単位取得退学。1996年九州大学法学部助手を皮切りに、聖カタリナ女子大学社会福祉学部専任講師、九州国際大学法学部助教授、熊本大学法学部准教授、同教授を経て、2017年4月から現職。主著『少年司法における科学主義』（日本評論社、2012年）、編著『患者と医療従事者の権利保障に基づく医療制度』（現代人文社、2021年）、『非行少年のためにつながろう！』（現代人文社、2017年）など。

著者

内山真由美 (執筆：Part I Chapter5、Part II Chapter2)

うちやま・まゆみ。佐賀大学経済学部准教授。1982年生まれ、福岡県出身。2010年九州大学大学院法学府博士後期課程単位取得退学／修士（法学）、九州大学大学院法学研究院助教を経て2013年4月から現職。主要業績として、「医療観察法と精神医療」内田博文ほか編『〈市民〉と刑事法［第4版］』所収（日本評論社、2016年）など。

大場史朗 (執筆：Part II Chapter5)

おおば・しろう。大阪経済法科大学法学部教授（刑事法）。1983年生まれ、福岡県出身。主要業績として、「現代警察活動とわたしたち」内田博文ほか編『〈市民〉と刑事法［第4版］』所収（日本評論社、2016年）など。

大薮志保子 (執筆：Part II Chapter4)

おおやぶ・しほこ。久留米大学法学部教授。1969年生まれ、福岡県出身。1999年九州大学大学院法学研究科博士後期課程単位取得退学／修士（法学）。九州大学法学部助手を経て、2004年4月から久留米大学法学部助教授。2021年4月から現職。主要業績として、「薬物依存と刑罰」内田博文ほか編『〈市民〉と刑事法［第4版］』所収（日本評論社、2016年）など。

岡本洋一 (執筆：Part I Chapter4、Part II Chapter6)

おかもと・よういち。熊本大学准教授。1972年生まれ、神奈川県出身。2002年関東学院大学大学院法学研究科博士課程修了／博士（法学）。主要業績として、『近代国家と組織犯罪』（成文堂、2017年）など。なお、熊本大学の職を得るまでの経歴については、「オーバードクター12年」を参照のこと。

櫻庭 総 (執筆：Part I Chapter3、Part II Chapter3)

さくらば・おさむ。山口大学経済学部教授（刑事法）。1980年生まれ、弘前市出身。博士（法学）。主要業績として、『ドイツにおける民衆扇動罪と過去の克服』（福村出版、2012年）、『ヘイトスピーチ規制の最前

線と法理の考察』（共著、法律文化社、2021年）など。

森尾亮 （執筆：PartⅡ Chapter7)

　もりお・あきら。久留米大学法学部教授。1967年生まれ、長崎県出身。
1995年九州大学大学院法学研究科後期課程単位取得退学／修士（法学）。
九州大学法学部助手、福岡教育大学非常勤講師等を経て、2001年4月
から久留米大学法学部助教授。 2013年4月から現職。主要業績として、
共編著『人間回復の刑事法学』（日本評論社、2010年）、「刑事法の国際化
」内田博文ほか編『〈市民〉と刑事法［第4版］』所収（日本評論社、2016
年）など。

現代人文社の関係書籍

患者と医療従事者の権利保障に基づく医療制度
新型コロナウイルス禍を契機として考える

岡田行雄［編著］

内山真由美、大場史朗、大藪志保子、岡本洋一、櫻庭 総、森尾 亮［著］

◎2500円+税　　ISBN：978-4-87798-777-0

目次

日本の医療を切りひらく医事法

歴史から「あるべき医療」を考える

2022年2月28日　第1版第1刷発行

編　著	内田 博文、岡田 行雄
著　者	内山 真由美、大場 史朗、大薮 志保子、岡本 洋一、櫻庭 総、森尾 亮
発行人	成澤 壽信
編集人	齋藤 拓哉
発行所	株式会社 現代人文社
	〒160-0004　東京都新宿区四谷2-10八ッ橋ビル7階
	振替　00130-3-52366
	電話　03-5379-0307（代表）／FAX　03-5379-5388
	E-Mail　henshu@genjin.jp（代表）／hanbai@genjin.jp（販売）
	Web　http://www.genjin.jp
発売所	株式会社 大学図書
印刷所	シナノ書籍印刷 株式会社
装　画	OVER ALLs〈http://www.overalls.jp/〉
ブックデザイン	Malpu Design（宮崎 萌美）

検印省略　PRINTED IN JAPAN　ISBN 978-4-87798-800-5　C3036
　　　　　©2022　UCHIDA Hirofumi, OKADA Yukio
　　　　　　　　UCHIYAMA Mayumi, OBA Shirou, OYABU Shihoko,
　　　　　　　　OKAMOTO Yoichi, SAKURABA Osamu, MORIO Akira